Hörflächenskalierung – Grundlagen und Anwendung
der kategorialen Lautheitsskalierung
für Hördiagnostik und Hörgeräte-Versorgung

Hörflächenskalierung – Grundlagen und Anwendung der kategorialen Lautheitsskalierung für Hördiagnostik und Hörgeräte-Versorgung

Herausgegeben von Birger Kollmeier

median-verlag von Killisch-Horn GmbH

Band 2 der Buchreihe »Audiologische Akustik«
herausgegeben von Birger Kollmeier

© median-verlag von Killisch-horn GmbH 1997

ISBN 3-922766-26-9

Vorwort

Das vorliegende Buch ist ein Resultat eines über insgesamt sechs Jahre vom Bundesforschungsministerium (BMBF) geförderten klinischen Verbundprojektes »Erprobung und Validierung sprachaudiometrischer und anderer computergesteuerter Meßverfahren für die klinische Audiometrie«, das unter Federführung des Editors an der Universität Göttingen (1990 bis 1993) bzw. der Universität Oldenburg (1993 bis 1996) unter Beteiligung der HNO-Universitätskliniken Aachen, Erlangen, Gießen, Kiel und Köln durchgeführt wurde. Ziel dieses Projektes war die Verbesserung der audiometrischen Diagnostik durch die Einführung neuer, zum größten Teil computergesteuerter Meßverfahren in die klinische Audiologie auf möglichst breiter Basis. Dazu wurden an der Universität Göttingen bzw. Oldenburg die aus der Grundlagenforschung stammenden psychoakustischen und sprachaudiometrischen Verfahren auf einer audiometrischen Untersuchungsstation implementiert, die allen klinischen Partnern zur Verfügung gestellt wurden. Dadurch wurde die Erprobung dieser Verfahren in der Klinik sowie die Gewinnung neuer Erkenntnisse und verbesserter Verfahren möglich. Dabei stellte sich die kategoriale Lautheitsskalierung als ein wesentlicher Teilbereich dieses Projektes heraus, so daß in dem vorliegenden Buch die Ergebnisse und Erfahrungen, die mit dieser Methode und ihren verschiedenen Weiterentwicklungen erreicht wurden, dokumentiert werden soll. Einen bedeutsamen Beitrag zu den Grundlagen dieser Thematik lieferte zusätzlich das Oldenburger Graduiertenkolleg »Psychoakustik«, in dem die Lautheitswahrnehmung einen wichtigen Untersuchungsgegenstand darstellt, der in interdisziplinärer Zusammenarbeit zwischen Psychologen, Physikern, Medizinern und Informatikern bearbeitet wird.

Wegen der Vielzahl der mit der Thematik der kategorialen Lautheitsskalierung befaßten Fächer (z. B. Psychologie, Ingenieurwissenschaft, Medizin, Physik, Hörgeräte-Akustik, Schwerhörigenpädagogik und Informatik) ist es natürlich schwer, ein allen Ansprüchen gerecht werdendes Buch zusammenzustellen, das sowohl für den »Einsteiger« in die Thematik genügend Anhaltspunkte liefert, als auch dem »Experten« noch genügend neue Informationen und konkrete Hilfen für die Anwendung bzw. Implementation

Vorwort

der Methode bietet. Dennoch hofft der Editor, daß die hier erfolgte Zusammenstellung von Beiträgen aus dem Umfeld des o. a. Projektes eine breite Leserschaft und eine gute Aufnahme bei den Interessierten finden wird.

An dieser Stelle möchte ich mich recht herzlich bei all denen bedanken, die zum Gelingen des Projektes und für die Erstellung dieses Buches Großartiges beigetragen haben. Dies sind zum einen die Kollegen aus dem Verbundprojekt Jürgen Kießling, Hasso von Wedel, Joachim Müller-Deile, Michael Berg und Wolfgang Döring und ihre Mitarbeiterinnen und Mitarbeiter, sowie die Oldenburger (ehemals Göttinger) Arbeitsgruppe »Medizinische Physik«, insbesondere Volker Hohmann, der die »Oldenburger Hörflächenskalierung« von Anfang an begleitet und entwickelt hat. Ebenfalls möchte ich den Initiatoren des Oldenburger Graduiertenkollegs »Psychoakustik«, Volker Mellert und August Schick, sowie allen Beteiligten des Graduiertenkollegs danken. Für die technische Gestaltung des Buches gilt mein Dank Karin Bramstedt, Ingrid Wusowski und Oliver Wegner sowie der Crew vom Median Verlag (vor allem Christina und Kurt Osterwald). Last but not least gilt mein Dank den fördernden Institutionen, vor allem dem BMBF und der Projektträgerschaft Arbeit und Gesundheit, der Deutschen Forschungsgemeinschaft und den Universitäten Oldenburg und Göttingen für die Ermöglichung dieser Arbeit.

Oldenburg, im April 1997　　　　　　　　　　　　　　　Birger Kollmeier

Inhaltsverzeichnis

Vorwort 5
Inhalt 7

Kapitel 1
Einleitung und Überblick 11
1.1 Überblick über die Lautheitsskalierung (B. Kollmeier) 13
1.2 Referenzdaten der »Oldenburger Hörflächenskalierung«
 (S. Albani, T. Brand, B Gabriel, V. Hohmann, B. Kollmeier) 18
Literatur 23

Kapitel 2
Grundlagen der Lautheitsskalierung 26
Einleitung 26
2.1. Physik, Physiologie und Psychologie der
 Lautheitswahrnehmung (B. Kollmeier) 27
2.1.2. Physiologie der normalen und gestörten
 Lautheitswahrnehmung 31
2.1.3. Psychoakustik der Lautheitswahrnehmung 38

2.2. Methoden zur Lautheitsmessung
 (B. Kollmeier, S. Launer, V. Hohmann) 41
2.2.1. Lautheits-Angleichung/Lautheitsausgleich 42
2.2.2. Größenschätzung und Größenproduktion 43
2.2.3. Kategoriale Lautheitsskalierung 45
2.2.4. Vergleich zwischen verschiedenen Skalierungsverfahren 47

2.3. Modellierung der Lautheitswahrnehmung
 (B. Kollmeier) 51
2.3.1. Pegel-Lautheitsfunktionen für schmalbandige Signale
 für Normalhörende 55
2.3.2. Pegel-Lautheitsfunktionen für Innenohrschwerhörende 57
2.3.3. Lautheitssummation 63
2.3.4. Zeitabhängigkeit der Lautheitswahrnehmung 70
Literatur 73

Kapitel 3

Optimierung der Methodik 77
Einleitung 77
3.1. Meßapparatur (B. Kollmeier, V. Hohmann) 78

3.2. Festlegung der Parameter
 (V. Hohmann, B. Kollmeier, J. Müller-Deile) 81
3.2.1. Einleitung 81
3.2.2. Auswahl der Versuchspersonen 83
3.2.3. Stimuli 85
3.2.4. Meßverfahren 85
3.2.5. Ergebnisse 86
3.2.6. Diskussion 101
Literatur 102

3.3. Reproduzierbarkeit und klinische Anwendbarkeit
 (J. Kießling, T. Steffens, I. Wagner) 103
3.3.1. Probanden und Methoden 104
3.3.2. Ergebnisse 108
3.3.3. Zusammenfassung 118
Literatur 119

3.4. Wie genau ist die kategoriale Lautheitskalierung?
 (T. Brand, V. Hohmann, B. Kollmeier) 121
3.4.1. Einleitung 121
3.4.2. Statistisches Modell der kategorialen Lautheitsskalierung 122
3.4.3. Berechnung der Genauigkeit der kategorialen
 Lautheitsskalierung durch Monte Carlo-Simulationen 123
3.4.4. Genauigkeit einer einzelnen Lautheitsbeurteilung –
 Antwortverhalten der Versuchsperson 124
3.4.5. Anpassung einer Lautheitsfunktion an eine Reihe
 von einzelnen Lautheitsurteilen 131
3.4.6. Auswirkungen von Ausreißern 133
3.4.7. Einfluß der Meßzeit auf die Genauigkeit 137
3.4.8. Wie viele Kategorien sind erforderlich? 138
3.4.9. Weitere Einflüsse auf die Meßgenauigkeit 140
3.4.10. Zusammenfassung 144
Literatur 145

3.5.	Die adaptive Hörflächenskalierung (T. Brand, V. Hohmann, B. Kollmeier)	146
3.5.1.	Einleitung	146
3.5.2.	Prinzip der adaptiven Pegelsteuerung	147
3.5.3.	Algorithmus der adaptiven Pegelsteuerung	148
3.5.4.	Test der adaptiven Pegelsteuerung durch Monte-Carlo-Simulationen	150
3.5.5.	Test der adaptiven Pegelsteuerung durch Messungen	155
3.5.6.	Meßergebnisse	156
3.5.7.	Zusammenfassung	164
Literatur		166

Kapitel 4

Klinische Diagnostik mit der Lautheitsskalierung		167
Einleitung		167
4.1.	Lautheitsskalierung als Recruitmentnachweis (J. Kießling, Ch. Pfreimer, M. Schubert)	168
4.1.1.	Probanden und Methoden	169
4.1.2.	Ergebnisse	173
4.1.3.	Zusammenfassung	177
Literatur		179
4.2.	Beziehung zwischen Sprachaudiometrie und kategorialer Lautheitsskalierung (B. Kollmeier, S. Hornig, R. Schönfeld)	181
4.2.1.	Einleitung	181
4.2.2.	Methode	182
4.2.3.	Ergebnisse und Diskussion	183
4.2.4.	Schlußfolgerungen	189
Literatur		190
4.3.	Lautheitsskalierung mit Kindern (H. Meister, H. von Wedel)	191
4.3.1.	Einleitung	191
4.3.2.	Methodik der Lautheitsskalierung mit Kindern	194
4.3.3.	Diskussion	196
Literatur		198

Kapitel 5
Hörflächenskalierung und Hörgeräte 199
Einleitung 199
5.1. Bedeutung der Lautheitsskalierung für die
 Hörgeräteversorgung (J. Kießling) 200
5.1.1. Einleitung 200
5.1.2. Probanden und Methoden 201
5.1.3. Ergebnisse 201
5.1.4. Konsequenzen für die Hörgeräteentwicklung 207
5.1.5. Konsequenzen für die Hörgeräteanpassung 209
Literatur 210

5.2. Bedeutung der Lautheitsskalierung für die
 Hörgeräteentwicklung (B. Kollmeier) 212
5.2.1. Bedeutung für Perzeptionsmodelle 212
5.2.2. Modellbasierte Hörgeräte-Algorithmen 215
5.2.3. Test von Algorithmen 221
Literatur 230

5.3. Präskriptive und adaptive Hörgeräteanpassung
 (J. Kießling, M. Schubert und A. Archut-Hartmann) 232
5.3.1. Präskriptive Anpassung 233
5.3.2. ScalAdapt: Ein Verfahren zur adaptiven Anpassung 235
Literatur 248

Vitae autorum 249

Kapitel 1
Einleitung und Überblick

Einleitung

Die kategoriale Lautheitsskalierung findet immer mehr Anhänger: So ist die Zahl der kommerziell im deutschsprachigen Markt verfügbaren Audiometrie-Systeme, die eine Lautheitsskalierung in der einen oder anderen Form anbieten, in den letzten zwei Jahren stark angestiegen, eine Reihe von Hörgeräten setzt für ihre »optimale« Anpassung jeweils eine Form der Lautheitsskalierung mit dem individuellen Patienten voraus, und auch die Zahl der Publikationen, die sich mit verschiedenen Formen der Lautheitsskalierung beschäftigen, nimmt stetig zu.

Der Grund für dieses zunehmende Interesse liegt an der einfachen Durchführbarkeit und relativ großen Aussagefähigkeit dieser auf psychoakustischen Ansätzen beruhenden subjektiven Meßmethode für die Audiometrie: Während nach wie vor das Tonschwellenaudiogramm als die wichtigste audiometrische Größe zur Charakterisierung einer Hörstörung herangezogen wird, scheint sich die Lautheitsskalierung als zweitwichtigstes Verfahren zu etablieren. Sie ermöglicht im überschwelligen Bereich eine Bestimmung der subjektiven Lautheitsempfindung in Abhängigkeit vom Pegel des dargebotenen akustischen Reizes. Damit wird das »Recruitment«-Phänomen quantitativ erfaßt und die Grundlage für dessen Kompensation (z.B. durch Dynamikkompressions-Hörhilfen) gelegt. Das Verfahren kann eine Reihe von herkömmlichen audiometrischen Verfahren ersetzen oder zumindest ergänzen und bietet sich für die Anpassung von modernen technischen Hörhilfen an.

Trotz eindeutiger Vorteile dieser Methode gibt es jedoch auch gravierende Nachteile: Der schwerwiegendste Nachteil ist die Abhängigkeit der Ergebnisse dieser Meßmethode von bestimmten experimentellen Details (z. B.

Kapitel 1

vom Bereich der angebotenen Stimulus-Pegel). Daher kann dasselbe Verfahren der kategorialen Lautheitsskalierung bei demselben Patienten zu sehr unterschiedlichen Ergebnissen führen, je nachdem, welche Form der Durchführung verwendet wurde bzw. welches Produkt von unterschiedlichen Herstellern für die Messung eingesetzt wurde.

Das vorliegende Buch versucht nun, etwas Licht in dieses methodische Dunkel zu bringen und auf einer breiten theoretischen und klinisch-experimentellen Grundlage ein Verfahren für die Praxis vorzuschlagen, das sich in einem breit angelegten klinischen Verbundprojekt bestens bewährt hat. Zugleich möchte das Buch die möglichen Anwendungen dieser Methode in Klinik und Forschung aufzeigen sowie mögliche Entwicklungstendenzen für die Zukunft angeben.

Der Ausdruck »Hörflächenskalierung« wurde gewählt, weil die »Hörfläche« einen genormten Begriff darstellt, der die zweidimensionale Darstellung des Dynamikbereichs des Gehörs als Funktion der Frequenz bezeichnet. Genau wie der in der Audiologie bereits etablierte, synonyme Begriff des »Hörfeldes« wird er besonders dann benutzt, wenn die Ergebnisse der kategorialen Lautheitsskalierung als Funktion der Frequenz dargestellt werden. Im folgenden werden daher die Begriffe »kategoriale Lautheitsskalierung«, »Kategorial-Lautheitsskalierung«, »Hörflächenskalierung« und »Hörfeldskalierung« zum Teil synonym gebraucht, obwohl »kategoriale Lautheitsskalierung« den bevorzugten Ausdruck für die psychophysikalische Methode darstellt und »Hörflächenskalierung« der bevorzugte Ausdruck für das praktische Meßverfahren in seiner Gesamtheit ist.

Ebenfalls werden für die Ergebnisse der kategorialen Lautheitsskalierung verschiedene Einheiten benutzt, die alle von einer Unterteilung der Hörfläche in 50 Stufen (nach *Heller,* 1985) ausgehen und als »Kategorien-Unterteilungen« (KU), »categorical units« (CU), »Kategorial-Lautheits-Einheiten« (KL) oder einfach »Skalenteile« (Skt) bezeichnet werden. Einige Autoren schlagen sogar eine neue, zu definierende Einheit »Würz« oder »Corti« vor, obwohl eine derartige Einheit aufgrund des Kontexteffektes und anderer Einflüsse auf die Skalierungsergebnisse (vgl. Abschnitt 2.2. und 3.2.) sich nicht so eindeutig definieren läßt wie eine physikalische Einheit. Im folgenden wird daher zumeist die Bezeichnung »KU« oder »CU« verwendet.

Für das im folgenden verwendete Verfahren der »Oldenburger Hörflächenskalierung« ist die Anzahl der Antwort-Kategorien (10 + 1), die Antwort-

Einleitung

eingabe erfolgt über Touch-Screen, die Wahl des Pegelbereichs der Stimuli durch eine Vormessung (»orientiertes Verfahren«) bzw. durch eine adaptive Hörflächenskalierung. Diese Parameter-Festlegung erfolgt aufgrund umfangreicher experimenteller bzw. theoretischer Studien, die vorwiegend in Kapitel 3 dargelegt werden. Als Grundlage für diese methodologischen Fragestellungen werden in Kapitel 2 zunächst die physikalischen, psychoakustischen und audiologischen Grundlagen der kategorialen Lautheitsskalierung behandelt, die zugleich die Grundlagen für sämtliche der anderen aufgeführten Methoden darstellen. Kapitel 4 stellt den Zusammenhang zwischen der kategorialen Lautheitsskalierung und anderen audiometrischen Meßverfahren dar, so daß daraus die klinische Wertigkeit der Hörflächenskalierung hervorgeht. Im abschließenden Kapitel 5 steht schließlich die Anwendung der kategorialen Lautheitsskalierung für die Entwicklung und Anpassung von technischen Hörhilfen (Hörgeräten) im Vordergrund.

Insgesamt versucht das vorliegende Buch einen weiten Bogen von der reinen Grundlagenwissenschaft über die Entwicklung der Methodik bis hin zur Anwendung in der Hörgeräteversorgung zu schlagen. Diese thematische Breite ist in der vielfältigen Anwendungsmöglichkeit der kategorialen Lautheitsskalierung und der Multidisziplinarität seines Anwenderkreises begründet. Dabei werden die hier vorgestellten Studien und Ergebnisse sicher nicht letztendliche Gültigkeit aufweisen, sondern unterliegen – wie alle Ergebnisse der Forschung und klinischen Entwicklung – dem ständigen Erkenntnis- und Erneuerungsprozeß.

1.1. Überblick über die Verfahren der Lautheitsskalierung (B. Kollmeier)

Die Methode der kategorialen Lautheitsskalierung unterscheidet sich von anderen Methoden zur möglichst objektiven Ausmessung des subjektiven Lautheitsempfindens (vgl. Kapitel 2.2.) dadurch, daß der Versuchsperson die Aufgabe gestellt wird, die empfundene Lautheit eines mit einem (zufällig ausgesuchten) Pegel angebotenen akustischen Test-Stimulus anhand einer in Kategorien unterteilten Skala zu beurteilen. Dabei handelt es sich typischerweise um die fünf verbalen Kategorien »sehr leise«, »leise«, »mittel«, »laut« und »sehr laut«. Im englischen Sprachraum wurde die Anwendung einer derartigen Methode für die Hörgeräte-Anpassung erstmals von *Pascoe* (1978, 1986) beschrieben und aufbauend auf der Arbeit von *Allen et al.* (1990) als »LGOB«-Verfahren in die Anpaß-Strategie eines kommerziellen Dynamikkompressions-Hörgeräts übernommen. Die weiteste Verbreitung besitzt in den USA derzeit das IHAFF-Verfahren (*v. Vliet*, 1995). Im deutschsprachigen Sprachraum wurde die Methode der kategorialen Lautheitsskalierung von *Heller* (1985) als Kategorial-Unterteilungsmethode eingeführt, bei der in einem ersten Schritt die Versuchsperson die Lautheit des akustischen Stimulus auf einer groben verbalen Skala beurteilen soll, die in einem anschließenden zweiten Schritt mit einer zehnfach unterteilten Skala genauer beurteilt wird. Dieses Verfahren wurde von *Moser und Hellbrück* (1985) für die Anwendungen in der Audiometrie eingeführt und hat seitdem in der Bezeichnung als »Würzburger Hörfeld« eine weite Verbreitung gefunden (insbesondere durch die Verfügbarkeit in einem kommerziellen, rechnergesteuerten Audiometer).

Das im Rahmen des vorliegenden Buches verwendete, im folgenden als »Oldenburger Hörflächenskalierung« bezeichnete Verfahren basiert auf einer Weiterentwicklung der Würzburger Hörfeldskalierung. Sie baut auf den Arbeiten von *Kollmeier* (1990), *Hohmann* (1993) und *Hohmann und Kollmeier* (1995) auf. Diese Methode wurde auf einer flexiblen computergesteuerten Audiometrie-Untersuchungsstation im Rahmen des o. a. klinischen Verbundprojektes implementiert und in Zusammenarbeit mit den beteiligten HNO-Kliniken Aachen, Erlangen, Gießen, Kiel und Köln erprobt und weiterentwickelt, so daß bereits eine Reihe von Veröffentlichungen aus dem Umfeld des Verbundprojektes vorliegen, die entweder die kategoriale Lautheitsskalierung selbst zum Thema haben oder sie als Methode für andere Themen (z. B. Anpassung technischer Hörhilfen) einsetzen (*Bachmann et al.*, 1996, *Hohmann*, 1993, *Hohmann und Kollmeier*, 1995, *Hohmann et al.*, 1995, *Holube*, 1993, *Holube und Kollmeier*, 1994 a,b, *Kießling*, 1996 a,b, *Kießling et al.*, 1993, 1995, 1996 a,b, *Kollmeier*, 1990, 1992 a,b, 1996 a,b, *Kollmeier und Hohmann*, 1995, *Launer*, 1995, *Launer et al.*, 1994, 1995, *Meister und v. Wedel*, 1995 a,b, 1996 a,b, *Sander und Launer*, 1995, *Brand et al.*, 1997). Ein Teil dieser Arbeiten wurde als Grundlage für das vorliegende Buch verwendet. Sie haben teilweise schon Eingang in die auf kommerziellen Audiometrie-Systemen implementierten Skalierungstechniken gefunden. Allerdings ist der Stand der kategorialen Skalierungstechniken auf Audiometern, die in jüngerer Zeit auf den Markt gekommen sind, sehr uneinheitlich und noch einem kurzlebigen Entwicklungszyklus unterworfen, so daß im vorliegenden Buch nicht auf kommerzielle Systeme eingegangen werden soll.

Einleitung

Tabelle 1.1. Vergleich verschiedener Verfahren zur kategorialen Lautheitsskalierung (unvollständig). Bei den leeren Feldern liegt keine Information über die entsprechenden Parameter vor

Verfahren	Pascoe (1986)	LGOB (Allen et al., 1990)	IHAFF (v.Vliet, 1995)	Heller (1985)	Hellbrück & Moser (1985)	Oldenburger Hörflächensk.	Buch-Kapitel
Anzahl der Antwort-Kategorien	9+1	5+1	7	50+1	50+1	10+1	2.2.
Einstufiges/ zweistufiges Verfahren	einstufig	einstufig	einstufig	zweistufig	einstufig	einstufig	3.2.
Anzahl der angebotenen Stimuluspegel pro Frequenz	5 dB-Stufen	15	5 dB(bzw. 2.5 dB)-Stufen	5	5 dB-Stufen	7	3.2.
Darbietungen des Pegels pro Messung		1	mind. 4		1	2	3.2.
Auswahl des Pegelbereichs	fest	adaptiv (Vormessung)	adaptiv (Vormessung)		fest	adaptiv (Vormessung)	2.2.
Abfolge der Stimulus-Pegel	aszendierend	zufällig	aszendierend	zufällig	fest	Pseudo-Zufall (Stufenbegrenzung)	3.2.
Verwürfelung der Stimulusfrequenzen	nein	ja	nein	ja	ja	optional	3.2.
Verwürfelung der Darbietungsseite (links/rechts)	nein	nein	nein	optional	nein	optional	3.2.
Angepaßte Zielfunktion		Polygonzug Funktion		Fechner-Funktion	Polygonzug	Geraden (+ Begrenzung)	3.4.
Darstellung der Ergebnisse	Isophone	Lautheitsfunktion/ Isophone	Lautheitsfunktion	Lautheitsfunktion/ Isophone	Lautheitsfunktion	Lautheitsfunktion/ Isophone	3.4.
Steuerung	manuell	Computer		manuell	Computer	Computer	3.5.

Als Überblick über die Besonderheiten der verschiedenen Verfahren der kategorialen Lautheitsskalierung sind in Tabelle 1.1. eine Auswahl von in der Literatur publizierten Verfahren und ihrer wesentlichen Merkmale aufgeführt, in denen sie sich von den anderen Methoden unterscheiden. Diese Aufstellung erhebt keinerlei Anspruch auf Vollständigkeit und Korrektheit, weil einige wesentliche Details der Prozeduren in den Original-Publikationen nicht aufgeführt oder als selbstverständlich vorausgesetzt werden, und weil die auf realen Audiometrie-Systemen tatsächlich implementierten Prozeduren teilweise von den Angaben in den Publikationen abweichen bzw. mehrere Optionen zulassen. Weiterhin ist zur besseren Orientierung im vorliegenden Buch der Abschnitt angegeben, in dem nähere Informationen über die jeweilige Wahl der Parameter zu finden sind.

Die Anzahl der Antwort-Kategorien stellt ein wichtiges Unterscheidungskriterium zwischen den verschiedenen Verfahren dar, wobei die Extremwerte bei 5 Antwort-Kategorien (und zusätzlich der Kategorie »nichts gehört«) und bei 50 Kategorien liegen (Verfahren nach *Heller*, 1985). Im folgenden werden 10 Kategorien verwendet (sowie zusätzlich die Kategorie »nichts gehört«), um einen optimalen Kompromiß zwischen Genauigkeitsanforderungen einerseits und Überschaubarkeit der Antwortmöglichkeiten andererseits zu gewährleisten (siehe auch 3.4.8.). Im Gegensatz zu dem als zweistufigen Verfahren konzipierten Verfahren nach *Heller* (1985), bei dem in einer ersten Stufe eine Grobeinteilung der Lautheit und in einer zweiten Stufe eine Unterteilung dieser Kategorie in 10 Unterstufen vorgenommen wird, sind die meisten Verfahren einstufig, d. h. der Stimulus wird nur einmal vorgespielt und die Beurteilung erfolgt nur auf einer Skala mit einer festen Anzahl von Kategorien. Weiterhin ist wichtig, mit wieviel verschiedenen Pegeln bei einer bestimmten Stimulusfrequenz die Messung durchgeführt wird, um die Pegel-Lautheits-Funktion »abzutasten«. Dazu können entweder feste Pegelstufen vorgesehen werden (z. B. 5 dB-Stufen bei *Pascoe*, 1986) oder es kann eine bestimmte Anzahl von Pegeln gleichmäßig über den Rest-Dynamikbereich des Probanden verteilt werden, um eine entsprechend hohe Genauigkeit der Pegel-Lautheits-Funktion auch bei Patienten mit ausgeprägtem Recruitment zu erreichen. Bei der »Oldenburger Hörflächenskalierung« werden 7 verschiedene Pegel mit jeweils einer Wiederholung verwendet, um einen guten Kompromiß zwischen hoher Meßgenauigkeit einerseits und nicht zu großer Zahl unterschiedlicher Pegel andererseits zu erreichen. So darf die Zahl unterschiedlich verwendeter Pegel nicht größer sein als die Zahl der genutzten Antwortkategorien, weil sonst die Versuchsperson nicht die Kategorien aufgrund des subjektiven Lautheitseindrucks benennt, sondern den Lautheitseindruck den vorhandenen Kategorien zuordnet und dabei gezwungen ist, verschiedene Lautheitseindrücke der gleichen Kategorie zuzuordnen (vgl. Abschnitt 3.4.4.).

Die Reihenfolge dieser verschiedenen angebotenen Pegel variiert zudem zwischen den Verfahren, wobei entweder eine aszendierende (aufsteigende) Reihenfolge verwendet wird, oder eine zufällige Pegelauswahl. Die aszendierende Folge hat den Nachteil, daß die Versuchsperson alle ihr zur Verfügung stehenden Antwort-Kategorien bereits für zu kleine Pegel vergibt (vgl. Abschnitt 3.2.5.), während die zufällige Pegelauswahl den Nachteil aufweist, daß zu große Sprünge zwischen aufeinanderfolgenden Pegeln auftreten können und daß in der Regel nicht alle Pegel gleichmäßig über den gesamten Verlauf der Messung verteilt werden. Die in der »Oldenburger Hörflächenskalierung« verwendete pseudo-zufällige Anordnung der Pegel vermeidet diese Effekte (vgl. Abschnitt 3.2.).

In den meisten in der Literatur beschriebenen Verfahren wird die Messung einer Lautheitsskalierung jeweils für eine Frequenz und ein Ohr des Patienten sequentiell ausgeführt, d. h. es findet keine Verwürfelung von Darbietungsseite und Stimulusfrequenz statt. Da diese Verwürfelung jedoch einen gewissen Einfluß auf das Ergebnis hat (vgl. Abschnitt 3.2.) und die Versuchsperson zu einer möglichst gleichmäßigen Beurteilung der empfundenen Lautheit für die verschiedenen Frequenzen zwingt, ist die Verwürfelung als Option in der »Oldenburger Hörflächenskalierung« vorgesehen. Ein weiteres wichtiges Merkmal der verwendeten Methode ist die Art der Pegel-Lautheits-Funktion, die als »Zielfunktion« für die Anpassung der erhobenen Daten verwendet wird. Von den meisten Verfahren wird dafür ein Polygonzug verwendet, in dem hier vorgestellten Verfahren wird dagegen eine einfache Gerade (mit Begrenzungen) an die Daten angepaßt, um möglichst wenig Parameter an die Daten anzupassen, die aufgrund der limitierten Meßgenauigkeit gar nicht anpaßbar sind (vgl. Abschnitt 3.4.5.).

Die Ergebnisse der kategorialen Lautheitsskalierung können entweder als Pegel-Lautheits-Funktion oder als Isophone (Kurve gleicher Kategorial-Lautheit) dargestellt werden (siehe unten). Die Darstellung als Pegel-Lautheits-Funktion hat dabei den Vorteil, direkt die Meßdaten (und ihre Abweichungen von der Zielfunktion) und das Recruitment-Phänomen als Erhöhung der Steigung ablesen zu können, während die Darstellung als Isophone den Vorteil aufweist, daß die Ergebnisse über alle Frequenzen kompakt in einem Bild dargestellt werden. Für die Steuerung des Verfahrens bietet sich die manuelle Steuerung nur bei sehr einfacher Experimentiertechnik an, bei der eine Reihe der o. a. Punkte (z. B. Zufallsauswahl der Pegel, Verwürfelung von Frequenzen und Darbietungsseite, variable Abstände zwischen den Darbietungspegeln) nicht durchgeführt werden können. Für diese Merkmale der Lautheitsskalierung, die für eine optimale Meßgenauigkeit und eine gute Reproduzierbarkeit der Meßergebnisse von großer Bedeutung sind, ist der Einsatz eines Computers zur Steuerung des Experiments jedoch unumgänglich. In der im folgenden vorgestellten Methode wird daher prinzipiell von einer Computer-Steuerung der Messung ausgegangen, wobei sie den Vorteil einer Automatisierbarkeit aufweist, d. h. der Patient kann nach einer anfänglichen Einweisung selbständig die Messung durchführen.

Einleitung

1.2. Referenzdaten der »Oldenburger Hörflächenskalierung« (S. Albani, T. Brand, B. Gabriel, V. Hohmann, B. Kollmeier)

Um Referenzwerte für die in diesem Buch verwendete Methode der »Oldenburger Hörflächenskalierung« bei normalhörenden Probanden zu bekommen, wurden im Hörzentrum Oldenburg kategoriale Lautheitsskalierungen mit insgesamt 50 normalhörenden Probanden im Alter von 20 bis 41 Jahren durchgeführt, die sämtlich hörgesund waren und deren Tonaudiogramm bei keiner audiometrischen Frequenz einen Hörverlust von größer als 10 dB (im Frequenzbereich 125 Hz bis 4 kHz) bzw. 15 dB (bei 6 kHz und 8 kHz) aufwies. Aufgrund dieser Ausschlußkriterien wurden die Untersuchungen bei 85 Ohren und 9 verschiedenen Mittenfrequenzen mit terzbandbreitem Rauschen durchgeführt. Dabei wurde die in den Abschnitten 3.1. bzw. 3.2. beschriebene Apparatur und Methode verwendet und als Kopfhörer wurde der HDA 200 eingesetzt. Es wurde das einstufige Verfahren mit 10+1 Kategorien und einer Orientierungsmessung (orientiertes Verfahren mit vorheriger Bestimmung von Wahrnehmbarkeits- und Unbehaglichkeitsschwelle) ohne Verwürfelung von Frequenzen und Darbietungsseiten und mit einmaliger Reizdarbietung verwendet.

Abb. 1.2.1. zeigt die mittleren Ergebnisse als Pegel-Lautheits-Funktionen für die verwendeten 8 Frequenzen. Dabei sind die mittleren Ergebnisse auf zwei unterschiedliche Weisen dargestellt: Einerseits wurde bei jeder Frequenz und für jede der 10+1-Antwort-Kategorien über sämtliche Versuchspersonen bzw. Ohren der mittlere zugehörige Pegel ermittelt. Der Bereich von ± einer Standardabweichung um diesen mittleren Pegel ist als schraffierte Fläche eingezeichnet. Damit geben die schraffierten Flächen den erwarteten Bereich einer Einzelantwort einer individuellen Versuchsperson wieder, ohne daß irgendeine Annahme über die Form der Pegel-Lautheits-Funktion zugrundegelegt wurde. Dabei ist zu beachten, daß bei dieser Mittelung nicht für einen festen Darbietungspegel über sämtliche von allen Versuchspersonen bezeichnete Kategorien gemittelt wurde (dies ist beispielsweise in Abb. 3.3.9. der Fall). Statt dessen wurde für jede zur Verfügung stehende Antwort-Kategorie über die zugehörigen Darbietungpegel gemittelt. Auf diese Art und Weise kann verhindert werden, daß aufgrund interindividueller Unterschiede in der Lautheitswahrnehmung eine zu flache Form der mittleren Pegel-Lautheits-Funktion resultiert. Interessanterweise sind die mittleren Pegel-Lautheits-Funktionen einschließlich erwarteter Streubreite (Mittelwerte ± jeweils einer Standardabweichung als schraf-

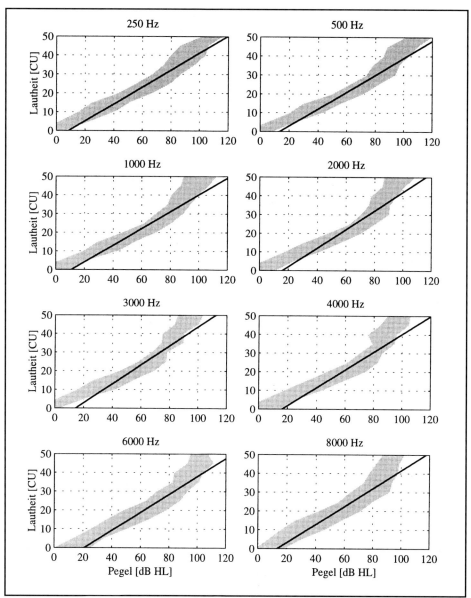

Abb. 1.2.1. Standardwerte der Oldenburger Hörflächenskalierung für 50 normalhörende Probanden (85 Ohren) für Terzbandrauschen bei 8 verschiedenen Mittenfrequenzen. Die Schattierung gibt den Pegelbereich (Mittelwert ± eine Standardabweichung) für den auf der Ordinate angegebenen Kategorial-Lautheitswert an. Die Geraden bezeichnen die mittlere angepaßte Pegel-Lautheitsfunktion, die durch Mittelung der individuell angepaßten Parameter L_{25} und m ermittelt wurde und durch die in Tabelle 1.2.1. angegebenen Werte gekennzeichnet sind

fierte Bereiche in Abb. 1.2.1.) für alle verwendeten Frequenzen sehr ähnlich. Dies liegt daran, daß die Ergebnisse in dB HL aufgetragen sind und der Dynamikbereich zwischen Ruheschwelle und Unbehaglichkeitsschwelle in diesem mittleren Frequenzbereich relativ wenig von der Frequenz abhängt.

Das Ergebnis der anderen Mittelungsmethode ist als durchgezogene Gerade in der Abb. 1.2.1. aufgenommen. Dabei handelt es sich um die mittlere angepaßte Zielfunktion an die Ergebnisse der individuellen Probanden. Dazu wurde an die individuellen Meßergebnisse jeder Versuchsperson eine Gerade angepaßt (vgl. Abschnitt 3.4.5.), die durch den Parameter L_{25} (d. h. der zur Kategorie »mittellaut« bzw. 25 KU gehörende Pegel) und die Steigung m (in KU/dB) charakterisiert ist. Anschließend wurde für jede Frequenz die Parameter L_{25} und m über sämtliche Versuchspersonen gemittelt. In Abb. 1.2.1. sind nun die Geraden eingezeichnet, die durch diesen mittleren Parameter L_{25} und m charakterisiert sind. Eine Aufstellung dieser mittleren Parameter (einschließlich Standardabweichungen) findet sich in Tabelle 1.2.1. Diese Parameter sind wichtig, weil die Meßdaten einer einzelnen, individuellen Versuchsperson bei einer bestimmten Frequenz durch das Anpassen einer Zielfunktion (in diesem Fall: eine Gerade einschließlich Begrenzung) ausgewertet werden, aus der die individuellen Parameter L_{25} und m abgelesen werden können. Die Abweichung des Parameters L_{25} von dem Standardwert gibt dann den »effektiven« Hörverlust für den Bereich angenehmen Hörens wieder, während die Abweichung der individuellen Steigung m von dem Standardwert ein Maß für das Recruitment-

Tabelle 1.2.1.: Mittlerer Pegel L_{25}, der zu der Kategorie »mittellaut« gehört, (einschließlich interindividueller Standardabweichung) und mittlere Steigung m (einschließlich interindividueller Standardabweichung) der individuell angepaßten Pegel-Lautheitsfunktionen für 50 normalhörende Probanden (85 Ohren) und 9 Mittenfrequenzen. Die zu diesen Parametern gehörenden Geraden sind in Abb. 1.2.1. eingezeichnet

Frequenz [kHz]	0,25	0,5	1	1,5	2	3	4	6	8
L_{25} [dB]	64,0 (10,5)	68,8 (11,8)	66,4 (9,7)	69,1 (14,8)	65,9 (12,1)	63,4 (13,9)	68,3 (13,7)	73,0 (12,1)	65,5 (14,5)
m [CU/dB]	0,45 (0,16)	0,45 (0,18)	0,45 (0,17)	0,46 (0,21)	0,50 (0,25)	0,51 (0,26)	0,48 (0,21)	0,48 (0,21)	0,48 (0,20)

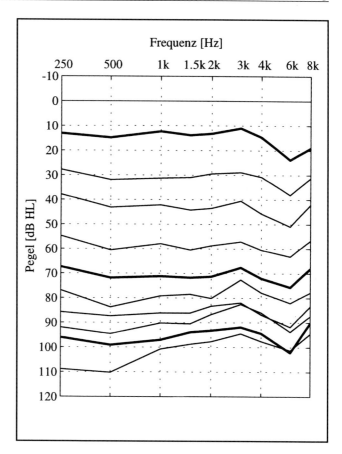

Abb. 1.2.2. Darstellung der mittleren Ergebnisse aus Abb. 1.2.1. (Mittelwert der schraffierten Bereiche) als Isophone in Audiogramm-Darstellung. Die dick durchgezogenen Linien geben die Pegel an, die im Mittel zu den Lautheits-Kategorien »sehr leise« (5 CU), »mittel« (25 CU) und »sehr laut« (45 CU) gehören. Die übrigen Linien geben die zu den dazwischen liegenden Kategorial-Lautheiten (im Abstand von je 5 CU) gehörenden Pegel an

Phänomen ist. Die in Tabelle 1.2.1. angegebenen Werte für L_{25} und m weichen dabei von den später im Buch (Tabelle 3.2.1. und Abb. 3.3.9.) angegebenen Werten etwas ab, weil ein anderes (in diesem Fall wesentlich größeres) Versuchspersonenkollektiv zur Verfügung stand und weil teilweise andere Meßbedingungen verwendet wurden. Die hier vorgestellten Messungen waren jedoch speziell für eine Standardisierung der Meßwerte ausgelegt, so daß die angegebenen Werte als Standardwerte für die im Buch zugrundeliegende Methode der »Oldenburger Hörflächenskalierung« angesehen werden sollten.

Eine Darstellung der mittleren Ergebnisse als Isophone findet sich in Abb. 1.2.2. Dabei ist die Auftragung der Isophonen wie ein Audiogramm, d. h. der Pegel ist in dB HL nach unten und die Frequenz nach rechts aufgetragen. Die dick eingezeichneten Linien geben diejenigen Pegel bei den einzelnen Frequenzen wieder, die im Mittel zu den Kategorien »sehr leise« (5 KU), »mittel« (25 KU) und »sehr laut« (45 KU) gehören. Die übrigen Linien geben die jeweiligen Zwischenkategorien im Abstand von 5 KU an. Die hier eingetragenen Isophonen wurden dabei aufgrund der ersten Mittelung (Mittelung der zu einer bestimmten Antwort-Kategorie gehörenden Pegel) ermittelt. Sie weichen damit von der Form ab, die aufgrund der Anpassung einer Gerade an die Daten erfolgen würde, repräsentieren aber besser den bei einer individuellen, normalhörenden Versuchsperson zu erwartenden Verlauf. Aufgrund der Auftragung der Isophone in dB HL ist ihr Verlauf relativ flach, d. h. es besteht nur eine geringe Frequenzabhängigkeit der Isophonenverläufe. Eine systematische Abweichung (Senke von etwa 8 dB) tritt für alle Isophone bei 6 kHz auf. Sie ist wahrscheinlich auf die Kalibrierung des Kopfhörers HDA 200 bei dieser Frequenz zurückzuführen.

Es ist außerdem zu beachten, daß die Isophone in Abb. 1.2.2. auf eine andere Weise gewonnen wurden als die nach DIN/ISO 226 genormten Isophonen (Kurven gleichen Lautstärkenpegels), die durch den direkten Lautheitsvergleich von Sinustönen für verschiedene Frequenzen gewonnen wurden und deren genauer Verlauf derzeit einer Revision unterliegt (vgl. *Gabriel*, 1996). Beispielsweise ist die Einengung des Dynamikbereichs bei 250 Hz geringer, als aufgrund von ISO 226 zu erwarten wäre. Dafür findet sich bei höheren Frequenzen (3 kHz bis kHz) eine vorwiegend die hohen Pegel betreffende Einengung des Dynamikbereichs, bei der sich die empirischen Isophonen teilweise sogar schneiden. Dies ist auf die relativ große Meßungenauigkeit bei sehr hohen Pegeln bzw. Lautheitswerten zurückzuführen, da nur bei wenigen Probanden und Messungen diese hohen Pegel angeboten wurden. Dieser Effekt würde nicht auftreten, wenn die Isophonen aufgrund der an die mittleren Daten angepaßten Zielfunktionen ermittelt würden (zweite Mittelungsmethode). Diese Mittelungsmethode wurde hier jedoch nicht eingesetzt, um keinerlei Annahmen über die Modell-Zielfunktion zu machen, selbst wenn die erhaltenen Isophonen dadurch weniger »glatt« ausfallen.

Es ist zu hoffen, daß die hier angegebenen Referenzdaten in ihren verschiedenen Darstellungen als Grundlagen sowohl für die praktischen Anwendungen der Hörflächenskalierung als auch für weitere wissenschaftliche Untersuchungen (beispielsweise zum Lautheitsempfinden) eingesetzt werden.

Literatur

Allen, J.B., Hall, J.L., Jeng, P.S. (1990). Loudness growth in 1/2 octave bands (LGOB). A procedure for the assessment of loudness. J. Acoust. Soc. Am. 88, 745–753.

Bachmann, J., Kießling. J., Schubert, M. (1996). A concept for the evaluation of hearing aid benefit. In: B. Kollmeier (Ed.) »Psychoacoustics, speech and hearing aids«, World Scientific publishing, Singapur, 307–312

Brand, T., Hohmann, V., Kollmeier, B. (1997). Meßgenauigkeit der (adaptiven) kategorialen Hörflächenskalierung. In: Fortschritt der Akustik – DAGA '97, DEGA e.V., Oldenburg (im Druck)

Gabriel, B. (1996). Equal-loudness Level Contours: Procedures, Factors, and Models. Shaker, Aachen. Zugl.: Dissertation, Universität Oldenburg.

Hellbrück, J., Moser, L.M. (1985). Hörgeräte-Audiometrie: Ein computer-unterstütztes psychologisches Verfahren zur Hörgeräteanpassung. Psychol. Beiträge 27, 494–509.

Heller, O. (1985). Hörfeldaudiometrie mit dem Verfahren der Kategorienunterteilung (KU). Psychol. Beiträge 27, 478–493.

Hohmann, V. (1993). Dynamikkompression für Hörgeräte – Psychoakustische Grundlagen und Algorithmen. VDI-Verlag, Düsseldorf. Zugleich: Dissertation, Universität Göttingen.

Hohmann, V., Kollmeier, B. (1995). Weiterentwicklung und klinischer Einsatz der Hörfeldskalierung. Audiol. Akustik 34, 48–56.

Hohmann, V., Launer, S., Kollmeier, B. (1995). Lautstärkewahrnehmung bei Schwerhörenden: I. Experimente. In: Fortschritte der Akustik – DAGA '95, DPG-Verlag, Bad Honnef, 211–214.

Holube, I. (1993). Experimente und Modellvorstellungen zur Psychoakustik und zum Sprachverstehen bei Normal- und Schwerhörigen, Dissertation, Universität Göttingen.

Holube, I., Kollmeier, B. (1994). Beziehungen zwischen dem Einsilber-Reimtest in Ruhe und der Ton- und Sprachaudiometrie. Audiol. Akustik 33, 18–29.

Holube, I., Kollmeier, B. (1994). Modifikation eines Fragebogens zur Erfassung des subjektiven Hörvermögens und dessen Beziehung zur Sprachverständlichkeit in Ruhe und unter Störgeräuschen. Audiol. Akustik 33, (4), 22–35.

Kießling, J. (1996a). Scaling Methods for the Selection, fitting and evaluation of Hearing aids. In: B. Kollmeier (Ed.) »Psychoacoustics, speech and hearing aids«, World scientific publishing, Singapur, 297–306.

Kießling, J. (1996b). Die Kategorial-Lautheitsskalierung: Grundlagen, Durchführung und klinische Anwendung. In: Fortschritte der Akustik – DAGA 96, DPG-Verlag, Bad Honnef, 56–59.

Einleitung

Kießling, J., Dyrlund, O., Christiansen, C. (1995). Loudness scaling – towards a generally accepted clinical method. In: Proceedings of the European Conference on Audiology, Noordwijkerhout, Niederlande.

Kießling, J., Pfreimer, C., Schubert, M. (1996a). Recruitmentnachweis – Kategoriallautheitsskalierung und klassische überschwellige Audiometrie im Vergleich. Laryngo-Rhino-Otologie 75, 10–17.

Kießling, J., Schubert, M., Archut, A. (1996b). Adaptive fitting of hearing instruments by category loudness scaling (ScalAdapt). Scand. Audiol. 25, 153–160.

Kießling, J., Steffens, T., Wagner, I. (1993). Untersuchung der praktischen Anwendbarkeit der Lautheitsskalierung. Audiol. Akustik 32, 100–115.

Kollmeier, B. (1990). Speech enhancement by filtering in the loudness domain. Acta Otolaryngol. Suppl. 469, 207–214.

Kollmeier, B. (1992a). Cocktail-Parties und Hörgeräte – Probleme und Lösungsansätze bei der Rehabilitation Schwerhöriger. Plenarvortrag. In: Fortschritte der Akustik – DAGA '92, DPG-Verlag, Bad Honnef, 73.

Kollmeier, B. (1992b). Aktueller Stand und Entwicklungsperspektiven digitaler Hörgeräte. Z. med. Phys. 2, 201–208.

Kollmeier, B. (1996a). Psychoakustik, Sprachwahrnehmung und Hörgeräte: Von der Grundlagenforschung zur klinischen Anwendung. In: Fortschritte der Akustik – DAGA '96, DEGA-Verlag, Oldenburg, 52–55.

Kollmeier, B. (1996b). Computer-controlled speech audiometric techniques for the assessment of hearing losses and the evaluation of hearing aids. In: Psychoacoustics, speech and hearing aids. In: B. Kollmeier (Ed.): Psychoacoustics, Speech and Hearing Aids, World Scientific, Singapur, 57–67.

Kollmeier, B., Hohmann, V. (1995). Loudness estimation and compensation for impaired listeners employing a categorical scale. In: Manley, G.A. et al. (Eds.): Advances in Hearing Research, World Scientific, Singapur, 441–453.

Launer, S. (1995). Loudness Perception in Listeners with Sensorineural Hearing Impairment. Dissertation, Universität Oldenburg.

Launer, S., Hohmann, V., Kollmeier, B. (1994). Experimente und Modellvorstellungen zur Lautheitsskalierung bei Schwerhörenden. In: Fortschritte der Akustik – DAGA '94, DPG-Verlag, Bad Honnef, 1405–1408.

Launer, S., Hohmann, V., Kollmeier, B. (1995). Lautstärkewahrnehmung bei Schwerhörenden: II. Modellvorstellungen. In: Fortschritte der Akustik – DAGA '95, DPG-Verlag, Bad Honnef, 215–218.

Meister, H., v. Wedel, H. (1995a). Untersuchungen zur Lautheitsskalierung in der klinischen Diagnose und Therapie. In: Fortschritte der Akustik – DAGA '95, DPG-Verlag, Bad Honnef, 199–202.

Meister, H., v. Wedel, H. (1995b). Kategorial-Lautheitsskalierung und Sondenmessung. Audiol. Akustik 34, 172–178.

Meister, H., v. Wedel, H. (1996a). Hearing aid evaluation with categorial loudness scaling in patients with presbyacusis, In: B. Kollmeier (Ed.) »Psychoacoustics, speech and hearing aids«, World Scientific, Singapur, 313–318.

Meister, H., v. Wedel, H. (1996b). Hörgeräteüberprüfungen mittels kategorialer Lautheitsskalierung. Audiol. Akustik 35, 96–105.

Pascoe, D.P. (1978). An approach to hearing aid selection. Hearing Instruments 29, 12–16.

Pascoe, D.P. (1986). Hearing Aid Selection Procedure Used at Central Institute for the Deaf in Saint Louis. Audiol. Akustik 25, 90–106.

Sander, A., Launer, S. (1995). Loudness Functions. In: Fortschritte der Akustik – DAGA '95, DPG-Verlag, Bad Honnef, 1167–1170.

Van Vliet, D. (1995). Determining contour loudness judgements. Hearing Instruments 3/1995, 30.

Kapitel 2

Grundlagen der Lautheitsskalierung

Einleitung

In diesem Kapitel werden die physikalischen, physiologischen und psychologischen Grundlagen der Lautheitswahrnehmung dargestellt, die für das Verständnis der Methode der kategorialen Lautheitsskalierung und ihrer Anwendungen von grundlegender Bedeutung sind. So muß zunächst geklärt werden, welche physikalischen Parameter (zum Beispiel die Größe der Schallintensität als Funktion der Zeit, Frequenzgehalt des angebotenen Schalls) vom Ohr empfangen werden, um einen gewissen Lautheitseindruck zu vermitteln. Anschließend wird auf die Umsetzung von Schallsignalen in neuronale Aktivitätsmuster eingegangen, die als Eingangsgröße für den subjektiven Lautheitseindruck dienen (Abschnitt 2.1.). Für die Erfassung dieses subjektiven Lautheitseindrucks bei Vorliegen unterschiedlicher akustischer Reize wurden in der Psychoakustik verschiedene Methoden entwickelt, von denen die kategoriale Lautheisskalierung einen praktisch wichtigen Spezialfall darstellt. Im Abschnitt 2.2. wird daher ein Überblick über diese verschiedenen psychoakustischen Verfahren gegeben sowie ihre Beziehung zu der kategorialen Lautheitsskalierung aufgezeigt. Abschließend wird in diesem Kapitel auf die Modellierung der Lautheitswahrnehmung eingegangen, d. h. die Entwicklung und Validierung von quantitativen Lautheitsmodellen, die für einen vorgegebenen akustischen Reiz versuchen, die vom Individuum empfundene Lautheit vorherzusagen. In diesen Modellen wird das Wissen über die Physik, Physiologie und Psychologie der Lautheitswahrnehmung zusammengefaßt, so daß sie als Grundlage für die Beurteilung verschiedener Lautheits-Meßverfahren ebenso dienen können, wie für die Entwicklung und Anpassung von »intelligenten« technischen Hörhilfen, deren Ziel die Angleichung der Wahrnehmung von hörgestörten Personen an die Wahrnehmung von Normalhörenden bei möglichst allen akustischen Signalen ist.

2.1. Physik, Physiologie und Psychologie der Lautheitswahrnehmung (B. Kollmeier)

2.1.1. Physikalische Voraussetzungen

Der adäquate Reiz für unser Gehör ist die *Schallintensität*, d. h. die akustische Signalleistung, die von einer in Luft oder einem anderen Medium, z. B. Wasser, fortgeleiteten Schallwelle pro Flächeneinheit transportiert wird. Zur Verdeutlichung ist in Abbildung 2.1.1. die Schallübertragung von einem Sprecher zum Ohr eines Hörers schematisch dargestellt: Bei der Spracherzeugung werden die Partikel der den Sprecher umgebenden Luft in Schwingungen versetzt, die sich als Longitudinalwellen in alle Richtungen ausbreiten, d. h. ein einzelnes Luftpartikelchen wird zu Schwingungen um seine Gleichgewichtslage angeregt, wobei die Schwingungsrichtung in Richtung der Ausbreitungsrichtung weist. Als *Schallschnelle v* bezeichnet man dabei die Geschwindigkeit dieser Luftschwingungen, die für jeden Punkt im Raum verschieden sein kann und nur die Wechselkomponente einer Luftströmung kennzeichnet. Sie weist also im Verlauf der Zeit positive und negative Werte auf (z. B. einen sinusförmigen Verlauf um den Nullpunkt als Funktion der Zeit) und zeigt außerdem eine Richtung auf (nämlich die Ausbreitungsrichtung des Schalls), so daß in der Akustik die Schallschnelle durch eine vektorielle Größe $v(x, t)$ bezeichnet wird (x bezeichnet dabei den Ort und t die Zeit). Eine weitere wichtige Größe ist der *Schalldruck* $p(x, t)$, der ebenfalls vom Ort und von der Zeit abhängt und die (Wechsel-) Kraft bezeichnet, die eine Schallwelle auf eine Fläche ausübt, bezogen auf die Größe dieser Fläche. Der Schalldruck ist dabei keine gerichtete (vektorielle) Größe, sondern eine ungerichtete (skalare) Größe. Im Gegensatz zur Schnelle kann der Schalldruck in der Akustik wesentlich leichter mit einem Mikrophon gemessen werden, bei dem die auf die Membran-Fläche auftretende Kraft in eine elektrische Spannung umgesetzt wird, so daß der Wechselspannungsverlauf am Ausgang des Mikrophons ein direktes Maß für den Schalldruck darstellt.

Bei der Ausbreitung einer akustische Welle sind der Schalldruck und die Schallschnelle eng miteinander verkoppelt und können (bei vorgegebenen Ausbreitungsbedingungen der Schallwelle) auseinander berechnet werden. Dies entspricht ungefähr der Beziehung zwischen Spannung und Strom in einem elektrischen Wechselstromkreis (wo beide Größen zwar eine unter-

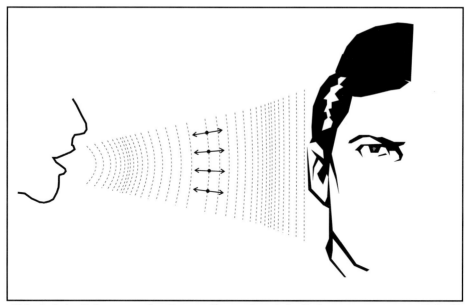

Abb. 2.1.1. Schematische Darstellung der Schallübertragung vom Schallsender (z. B. Vokaltrakt eines Sprechers) bis zum Empfänger (z. B. Ohr eines Hörers). Die Schallschwingung ist dabei eine Longitudinalwelle, d.h. die beteiligten Luftpartikel schwingen um ihre Ruhelage parallel zur Ausbreitungsrichtung

schiedliche physikalische Bedeutung haben, bei einem vorgegebenen Stromkreis jedoch in einer festen Beziehung zueinander stehen).

Als Schallintensität I wird nun das Produkt aus Schalldruck und Schallschnelle bezeichnet:

$$I(x, t) = p(x, t) \cdot v(x, t) \qquad (2.1.)$$

Die Schallintensität ist genau wie die Schallschnelle eine gerichtete (vektorielle) Größe und gibt an, in welche Richtung wieviel Schallenergie pro Flächeneinheit und pro Zeit transportiert wird. (In der Analogie zum elektrischen Stromkreis entspricht die Schallintensität der elektrischen Leistung, die als Produkt aus Spannung und Strom als Funktion der Zeit gemessen wird). Bei einer fortschreitenden Welle z. B. im Fernfeld eines akustischen Senders (d. h. im Abstand von einigen Wellenlängen vom Schallsender) ist die Schallschnelle in Phase mit dem Schalldruck, d. h. an einem vorgegebenen Ort tritt ein Maximum des Schalldrucks und ein Maximum der Schnelle gleichzeitig auf. Im zeitlichen Mittel ist die Intensität daher positiv und zeigt damit an, daß Schallenergie in Richtung der Ausbreitungsrichtung des Schalls transportiert wird (z. B. vom Schallsender zum Schallempfänger). Es kann jedoch der Fall auftreten, daß die Schallschnelle phasenverschoben zum Schalldruck ist (z. B. Phasenverschiebung um 90°), so daß im zeitlichen Mittel eine Intensität von 0 herauskommt. Dieser Fall tritt z. B. bei *stehenden Wellen* oder im Nahfeld eines akustischen Senders auf, so daß hier keine Schallenergie transportiert wird, obwohl der Schalldruck und die Schallschnelle jeweils von 0 verschieden sind. Bei der stehenden Welle liegt das daran, daß sie aus der Überlagerung einer hinlaufenden Welle und einer zurücklaufenden Welle (mit gleicher Amplitude) zusammengesetzt ist, so daß sich in der Summe der Energietransport gerade aufhebt. Im Nahfeld eines akustischen Wandlers liegt das an einem ähnlichen Effekt, der dadurch zustande kommt, daß der Wandler sowohl Energie in das Schallfeld hinein »pumpt« als auch, daß Energie aus dem Schallfeld wieder in den Wandler zurückfließt, so daß nur ein Teil der insgesamt vom Wandler abgestrahlten Energie in einer fortschreitenden (im Fernfeld meßbaren) Welle resultiert. In Analogie zum Wechselstromkreis können wir also zwischen einer *Wirkleistung* unterscheiden (d. h. Schallintensität und tatsächlich abgestrahlte Schalleistung > 0) und einer *Blindleistung* (d. h. Hin- und Herpumpen von Schallenergie, ohne daß eine Abgabe von Schallenergie nach außen stattfindet).

Das Ohr ist in der Lage, die in dem umgebenden Medium enthaltene Schalleistung aufzunehmen und in einen entsprechenden Gehöreindruck umzusetzen. Da man sich in der Regel im Fernfeld eines Schallsenders befindet, ist der Schalldruck und die Schallschnelle durch den sogenannten *Wellenwiderstand* $Z = \rho \cdot c$ der Luft fest miteinander verkoppelt, d. h.

$$|v| = \frac{1}{\rho \cdot c} \cdot p \qquad (2.2.)$$

Hierbei bezeichnet ρ die Dichte des Mediums (Gewicht pro Volumen) und c die Schallgeschwindigkeit. Die Schallintentsität ist daher proportional zum Quadrat des Schalldrucks oder zum Quadrat der Schallschnelle:

$$|I| = \frac{1}{\rho \cdot c} \cdot p^2 = \rho \cdot c \cdot |v|^2 \qquad (2.3.)$$

Da dies der in der Praxis am häufigsten vorkommende Fall ist, wird oft die Schallintensität *I* synonym mit dem Quadrat des Schalldrucks verwendet, d. h. die Proportionalitätskonstante wird gleich 1 gesetzt. Es ist aber zu beachten, daß diese Proportionalitätskonstante einen anderen Wert annehmen kann, wenn Schalldruck und Schallschnelle nicht in Phase sind (z. B. im Nahfeld eines elektroakustischen Wandlers). Dies ist beispielsweise ein Grund dafür, daß der Lautstärkeneindruck, der von einem Lautsprecher im freien Schallfeld erzeugt wird, anders sein kann als der Lautstärkeneindruck, der von einem Kopfhörer erzeugt wird, selbst wenn bei beiden Fällen der gleiche Schalldruck am Gehörgangseingang erzeugt wird. Dieses Beispiel illustriert, daß das Ohr nicht als reiner Druckempfänger zu bezeichnen ist, sondern als Intensitätsempfänger, obwohl dieser Unterschied in der Praxis für die meisten Fälle vernachlässigbar ist.

Der in der Natur vorkommende Bereich von Schalldrucken ist sehr groß (Ruhehörschwelle bei 1 kHz bei $2 \cdot 10^{-5}$ N/m², Unbehaglichkeitsschwelle bei ca. 20 N/m²). Außerdem interessiert zumeist nicht der absolute Schalldruck, sondern das Verhältnis zu einem Referenzwert. Daher verwendet man in der Praxis nicht die absolute Größe des Schalldrucks, sondern die logarithmische Dezibel-Skala, mit der der Logarithmus eines Schalldruck-Verhältnisses angegeben wird. Der zu einem Schalldruck *p* gehörende Schalldruckpegel *L* ist definiert als:

$$L = 20 \cdot \log_{10} \frac{p}{p_0} \quad \text{[dB SPL]} \qquad (2.4.)$$

$$\text{mit } p_0 = 2 \cdot 10^{-5} N/m^2 = 2 \cdot 10^{-4} \mu bar$$

Die Abkürzung SPL für Sound Pressure Level zeigt dabei an, daß als Referenz-Schalldruck p_0 der o. a. genormte Wert verwendet wurde. Wenn nicht lineare Größen (wie Schalldruck und -schnelle), sondern quadratische Größen (wie die Schalleistung *I*) betrachtet werden, bestimmt sich der Pegel nach:

$$L = 10 \cdot \log_{10} |I|/|I_0| \qquad (2.5.)$$

Der Faktor 10 (anstelle des Faktors 20 in Gleichung. 2.4.) wird wegen der Proportionalität zwischen $|I|$ und p^2 verwendet, da $10 \cdot \log_{10}(p^2) = 20 \cdot \log_{10}(p)$ ist.

Auf diese Weise wird, unabhängig von der jeweils betrachteten Wellen-Kenngröße, derselbe dB-Wert berechnet.

Für die Praxis sind die folgenden Werte wichtig:

1 dB: Kleinster hörbarer Pegelunterschied

3 dB: Verdoppelung der Leistung

6 dB: Verdoppelung der Amplitude/Vervierfachung der Leistung

10 dB: Verdoppelung der subjektiven Lautstärke/zehnfache Leistung

20 dB: Zehnfache Amplitude/100-fache Leistung.

Als dB HL (Hearing Level) wird der auf die frequenzabhängige Ruhehörschwelle eines mittleren Normalhörigen bezogene Schalldruckpegel angegeben, während dB SL (Sensation Level) den auf die individuelle Ruhehörschwelle bezogenen Schalldruckpegel angibt. Mit dB (A) wird der »A-bewertete« Schalldruckpegel bezeichnet, der nach einer Filterung (Frequenz-Gewichtung) des Schalls gemessen wird. Dabei werden tiefe und hohe Frequenzen in einer Weise abgeschwächt, die die Eigenschaften des menschlichen Gehörs bei niedrigen Pegeln in erster Näherung nachbilden soll. Die »B«- bzw. »C«-Bewertung entspricht dagegen ungefähr der Frequenzgewichtung des menschlichen Ohrs bei mittleren bzw. hohen Pegeln. Bei der Bestimmung des Pegels von zeitlich sich ändernden Schallen (z. B. Sprache) ist außerdem die Zeitkonstante zu berücksichtigen, mit der das Pegel-Meßgerät den Schall mittelt: Beispielsweise ist für den subjektiven Lautstärken-Eindruck von Sprache der über sehr kurze Zeiten gemittelte, maximal auftretende Pegel am relevantesten (Pegelmesser-Stellung »Impuls« oder »Fast«). Die größeren Mittelungszeiten (Pegelmesser-Stellung »Slow«) werden dagegen zur Steigerung der Meßgenauigkeit bei stationären Schallen (z. B. Fahrzeuggeräuschen) verwendet, aber auch bei der akustischen Analyse von quasistationären Schallen wie ausgehaltenen Vokalen.

2.1.2. Physiologie der normalen und gestörten Lautheitswahrnehmung

Eine Übersicht über den Aufbau des menschlichen Gehörs zeigt Abbildung 2.1.2. Die von außen einfallende Schallwelle wird je nach Einfallsrichtung aufgrund der Reflexionen am menschlichen Körper und der Beugungserscheinungen an Rumpf, Kopf und der Ohrmuschel unterschiedlich geformt (akustisch gefiltert), so daß die am Trommelfell entstehende Schwingung in komplexer Weise von der Einfallsrichtung des Schalls abhängt. Im Mittelohr wird diese Schwingung weitergeleitet und so transformiert, daß eine optimale Anpassung des Luftschalls (charakterisiert durch einen niedrigen Wellenwiderstand) an den Wasserschall im Innenohr (charakterisiert durch einen hohen Wellenwiderstand) stattfindet. Eine Schädigung oder ein Ausfall der Funktion von Außen- bzw. Mittelohr bewirkt daher eine Abschwächung der in das Innenohr fortgeleiteten Schallwellen, die sich in einer *Schalleitungsschwerhörigkeit* bemerkbar machen.

Im Innenohr findet eine Umwandlung der mechanischen Schwingungen in neuronale Aktivitätsmuster statt. Dies wird charakterisiert durch die *Frequenz-Orts-Transformation*, d. h. eine Aufspaltung des Schalldruckverlaufs in unterschiedliche Frequenzen, die an verschiedenen Orten des Innenohrs abgebildet werden. Die Schnecke (Cochlea) besteht aus drei flüssigkeitsgefüllten Kompartimenten, wobei die Scala vestibuli mit der Scala tympani am oberen Ende der Schnecke (Helicotrema) verbunden ist. In Bezug auf die Ausbreitung akustischer Wellen verhält sich die Scala media genauso wie die Scala vestibuli. Die Steigbügel-Grundplatte regt am ova-

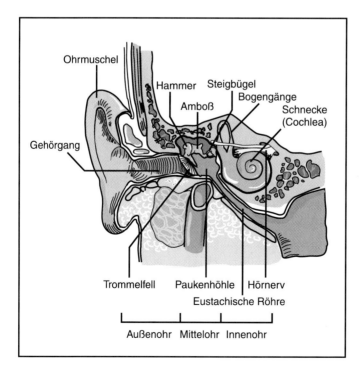

Abb. 2.1.2. Schematische Übersicht über den Aufbau des Gehörs

len Fenster das gesamte Innenohr zu Schwingungen an, wobei eine Phasenverschiebung zwischen der Scala vestibuli (bzw. Scala media) und der Scala tympani resultiert, die zu einer Auslenkung der zwischen ihnen gelegenen Basilarmembran führt (»Wanderwelle«). Aufgrund der mechanischen Eigenschaften der Basilarmembran (geringe Breite und hohe Steifigkeit am Anfang der Schnecke, große Breite und geringe Steifigkeit am oberen Ende der Schnecke (Helicotrema)) tritt eine maximale Auslenkung für hohe Frequenzen am unteren (basalen) Ende der Cochlea und für niedrige Frequenzen am oberen (apikalen) Ende auf. Wenn man das Innenohr nun mit einer festen Frequenz reizt, wird nicht nur die Basilarmembran an einer einzigen, dieser Stelle zugeordneten Frequenz ausgelenkt, sondern in einem gesamten Frequenzbereich, wobei das basale Ende (d. h. höhere Frequenzen) stärker betroffen ist als das apikale Ende (tiefe Frequenzen). Die Auslenkung der Basilarmembran führt aufgrund der Verschiebung zwischen der Basilarmembran und der Tektorialmembran zu einer Scherung der Stereozilien der auf der Basilarmembran eingebetteten inneren und äußeren Haarzellen. Dies wiederum führt zu einer Entladung (Depolarisation) der Zellen und zu einer Weiterleitung von Nervenaktivität in dem Hörnerv, dessen Fasern am unteren Ende der Haarzellen beginnen und der die neuronale Aktivität ins Gehirn überträgt.

Im folgenden soll nun betrachtet werden, wie im Gehör die Schallintensität in unterschiedliche *Muster neuronaler Aktivität* umgesetzt wird. Dazu betrachten wir zunächst die als *Tuning-Kurve* bezeichnete Abstimkurve eines festen Punktes der Basilarmembran für unterschiedliche Frequenzen eines sinusförmigen Schallreizes (Abb. 2.1.3.): Dargestellt ist der Pegel des Sinustons, der zur Erzeugung einer bestimmten Reaktion (z. B. Auslenkung der Basilarmembran oder Erhöhung der Aktivität im auditorischen Nerven) notwendig ist. Bei der »Bestfrequenz« ist dieser Pegel sehr gering, während er zu tiefen und hohen Frequenzen sehr stark angehoben werden muß, um dieselbe Auslenkung bzw. neuronale Antwort zu erzielen. Dabei ist der Anstieg zu hohen Frequenzen wesentlich steiler als zu niedrigen Frequenzen, was durch die Asymmetrie der Ausbreitung der Wanderwelle zu erklären ist (s. o.). Eine besondere Bedeutung wird der scharfen Abstimmung bei der Bestfrequenz zugewiesen, die einer extrem hohen Filtergüte entspricht. Sie wird bei niedrigen Eingangspegeln durch »aktive Prozesse« hervorgerufen, die von Sauerstoff- bzw. Blutzufuhr abhängig und auch sättigbar sind, d. h. sie treten nur bei niedrigen Eingangspegeln auf. Die derzeitige Modellvorstellung zur Erklärung dieses Phänomens beruht auf der Beobachtung, daß sich die äußeren Haarzellen unter Spannungseinfluß aktiv kontrahieren können. Man stellt sich daher einen *Rückkopplungspro-*

Kapitel 2

zeß derartig vor, daß einlaufende mechanische (akustische) Schwingungen vorwiegend von den inneren Haarzellen als »Sensoren« in elektrische Spannungen umgesetzt werden. Die Spannungen werden von den äußeren Haarzellen in eine mechanische Schwingung verwandelt, die wiederum zur Verstärkung der akustischen Eingangsenergie führt und damit zu einer Entdämpfung mit gleichzeitiger Erhöhung der Frequenzselektivität des Empfangs-Systems. Auf diese Weise können selbst Schalle niedriger Intensität noch umgesetzt werden und es findet eine Art sättigbare Verstärkung dieser Schalle statt, die eine *Dynamikkompression* bewirkt (d. h. der große Dynamikbereich natürlicher akustischer Signale wird auf einen kleineren

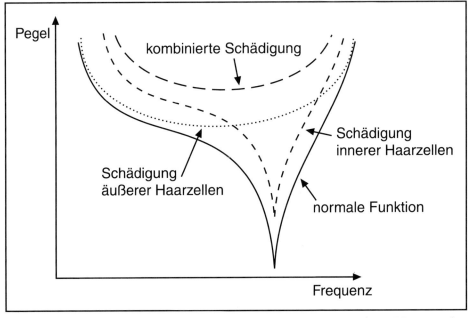

Abb. 2.1.3. Schematische Abstimmkurven (Tuning-Kurven) im Hörnerv bei verschiedenen Schädigungen von Haarzellen: Dargestellt ist für jede Frequenz der Pegel, der zu einer bestimmten Erhöhung der Feuerrate über der Spontan-Aktivität führt (Schwellenpegel). Bei normaler Innenohrfunktion ergibt sich die charakteristische durchgezogene Tuning-Kurve mit einer scharfen Resonanz-Spitze bei der Bestfrequenz (d. h. der Frequenz, auf die die betrachtete Nervenfaser am empfindlichsten reagiert). Bei einer Schädigung innerer Haarzellen nimmt die Sensitivität ab, während bei einer Schädigung äußerer Haarzellen zusätzlich die scharfe Abstimmung auf diese Bestfrequenz verloren geht (aus Kollmeier, B.: Grundlagen, in: Kießling, J., et al.: »Versorgung und Rehabilitation mit Hörgeräten«, Thieme-Verlag, 1997)

Bereich von Schwingungsamplituden auf der Basilarmembran umgesetzt). Dabei wird die Intensität eines Schallreizes auf die folgende Weise im Hörnerven dargestellt, so daß sie auf den nachfolgenden Stationen der Hörbahn entsprechend verarbeitet werden kann:

1.) Wenn ein Schallpegel unterhalb der Wahrnehmbarkeitsschwelle liegt, tritt in den Fasern des Hörnervens nur eine statistische Spontanaktivität auf. Mit zunehmender Intensität des Reizes nimmt diese Aktivität zunächst nicht zu, sondern sie wird nur in zunehmendem Maße zeitlich mit dem Zeitmuster des Reizes synchronisiert. Dieser »*Synchronisations-Cue*« deckt etwa 10 bis 20 dB des Pegelbereichs ab.

2.) Mit zunehmender Intensität des Reizes wird auch die Aktivität (d. h. Anzahl der Entladungen pro Zeiteinheit) der zugehörigen Nervenfasern erhöht. Allerdings sind der Aktivitätserhöhung Grenzen gesetzt, da zwischen aufeinanderfolgenden Nervenentladungen immer eine bestimmte Refraktärzeit liegen muß (ca. 1 msec). Dadurch ist dieser Bereich des »*Feuerraten-Cues*« auf etwa 20 bis 30 dB für jede einzelne Nervenfaser beschränkt.

3.) Für jede Frequenz auf der Basilarmembran gibt es Nervenfasern im Hörnerv, die eine unterschiedliche Spontanrate und eine unterschiedliche Empfindlichkeit haben. So können Nervenfasern mit einer hohen Spontanrate und einer niedrigen Empfindlichkeit den Bereich niedriger Intensitäten abdecken, während die Fasern mit einer hohen Schwelle und einer niedrigen Spontanrate erst bei höheren Intensitäten aktiv werden. Dieser »*Populations-Cue*« kann einen Dynamikbereich von etwa 40 bis 60 dB abdecken.

4.) Mit noch weiter zunehmender Intensität werden nicht nur die Nervenfasern in unmittelbarer Nachbarschaft der anregenden Frequenz, sondern auch die zu den weiter entfernt liegenden Frequenzen zugehörigen Nervenfasern angeregt. Durch dieses als »*Spread of Excitation*« bezeichnete Phänomen kann ebenfalls ein Dynamikbereich von 20 bis 40 dB abgedeckt werden, so daß durch die Kombination von diesen unterschiedlichen Mechanismen zur Intensitätskodierung eine genügend gute Abbildung unterschiedlicher Intensitäten im Hörsystem stattfindet.

Bei der *Schallempfindungs-Schwerhörigkeit* ist die Umwandlung des in die Cochlea gelangenden Schalls in neuronale Erregungsmuster gestört. Die Störung kann entweder im Innenohr lokalisiert sein (*cochleäre* oder *sensorische* Schwerhörigkeit) oder den Hörnerven und sich anschließende periphere Anteile der Hörbahn betreffen (*neurale Schwerhörigkeit*). Da meist eine genaue Unterscheidung zwischen diesen beiden Komponenten nicht möglich ist, wird die Schallempfindungsschwerhörigkeit zumeist gleichgesetzt mit einer *sensorineuralen Schwerhörigkeit*.

Einer der häufigsten Defekte bei sensorineuralen Schwerhörigkeiten ist der Ausfall innerer bzw. äußerer Haarzellen. Mögliche Ursachen für eine Schädigung der Haarzellen sind zu hohe Schallpegel, Sauerstoffmangel (Durchblutungsstörungen), Degeneration (z.B. altersbedingt oder bedingt durch Stoffwechselkrankheiten) oder auch Medikamente. Dabei können die Transduktionsprozesse an den Haarzellen gestört sein, so daß die Reizweiterleitung verhindert wird, oder die gesamte Haarzelle ist zerstört bzw. fehlt. Aufgrund der derzeitigen Vorstellungen über die Funktion der Haarzellenpopulationen und ihrer Bedeutung für die cochleäre Mechanik geht man davon aus, daß eine *Schädigung von inneren Haarzellen* zu einer *Verringerung der Sensitivität* führt. Dies bedeutet, daß der einkommende Schall mehr verstärkt werden muß, um denselben neuronalen Erregungszustand zu erreichen, daß aber die übrigen Funktionen (wie beispielsweise die Frequenzselektivität) weitgehend erhalten bleiben (vgl. Abbildung 2.1.3.). Bei einer isolierten Schädigung äußerer Haarzellen werden dagegen die aktiven Prozesse gestört, die insbesondere bei niedrigen Pegeln eine hohe Sensitivität und eine hohe Frequenzselektivität bewirken. Bei der in Abbildung 2.1.3. dargestellten Tuning-Kurve einer Nervenfaser im auditorischen Nerv (d. h. der Erregungsschwelle als Funktion der Frequenz des sinusförmigen Stimulus) wird daher die Resonanzspitze abgeflacht, so daß eine schlechte Frequenzauflösung resultiert. Bei einer *kombinierten Schädigung* von inneren und äußeren Haarzellen sind sowohl die Frequenzselektivität als auch die Sensitivität stark betroffen. In letzter Zeit haben verschiedene Arbeiten gezeigt, daß eine selektive Schädigung der inneren oder der äußeren Haarzellen auftreten kann (*Patuzzi*, 1992, *Moore*, 1995, *Borg et al.*, 1995). Diese unterschiedlichen Schädigungen der Innenohrfunktion könnten ein Grund für die sehr großen interindividuellen Unterschiede beim überschwelligen Hörvermögen sein, die bei Patienten mit gleichem Audiogramm gefunden werden (vgl. Abschnitt 5.1.).

Eine ähnliche Aussage läßt sich für die sogenannte *Input-Output-Funktion* des peripheren auditorischen Systems aufstellen, bei der für verschiedene Eingangssignal-Pegel die Basilarmembran-Auslenkung bzw. die resultierende Erregung im Hörnerv aufgetragen wird. Bei normaler Innenohrfunktion ergibt sich bei sehr niedrigen Pegeln ein linearer Anstieg, der bei mittleren Pegeln aufgrund der Sättigung der aktiven Prozesse abflacht und

Grundlagen der Lautheitsskalierung

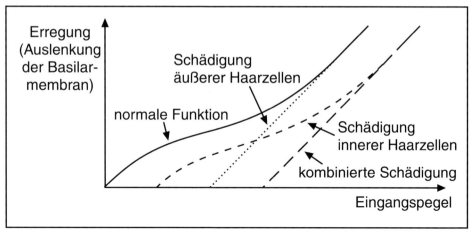

Abb. 2.1.4. Schematische Darstellung der Input-Output-Beziehungen (d. h. Auslenkung der Basilarmembran für verschiedene Eingangs-Signal-Pegel) und verschiedene Formen von Haarzell-Schädigungen. Bei der Schädigung innerer Haarzellen verschiebt sich die normale Kurve (durchgezogen) nach rechts, ohne ihre Form zu ändern, während bei einer Schädigung äußerer Haarzellen (gepunktete Linie) die zusätzliche Verstärkung bei niedrigen Eingangspegeln entfällt (aus Kollmeier, B.: Grundlagen, in: Kießling, J., et al.: »Versorgung und Rehabilitation mit Hörgeräten«, Thieme-Verlag 1997)

zu hohen Pegeln wieder zu einem linearen Anstieg führt (vgl. Abbildung 2.1.4.). Bei einer Schädigung der inneren Haarzellen wird die resultierende Funktion zu höheren Eingangspegeln verschoben. Bei einer Schädigung der äußeren Haarzellen nimmt die Funktion bei niedrigen Pegeln denselben linearen Verlauf wie bei hohen Pegeln an, da die aktiven Prozesse ausgefallen sind. Bei einer kombinierten Schädigung resultiert daher eine lineare Input-Output-Funktion, die allerdings zu hohen Pegeln hin verschoben ist.

Anhand dieser neurophysiologischen Befunde läßt sich das bei Innenohrschwerhörenden auftretende Phänomen des *Recruitment* erklären, d. h. eines pathologischen Lautheitsanstiegs. Bei Normalhörenden wird durch die Funktion der äußeren Haarzellen und die aktiven Prozesse der große Dynamikbereich natürlich vorkommender akustischer Signalpegel in einen relativ kleinen Bereich von Auslenkungen auf der Basilarmembran komprimiert. Bei Ausfall dieser Prozesse liegen die Auslenkungen für kleine Eingangssignalpegel unterhalb der Wahrnehmungsgrenze, während bei mittleren Eingangspegeln die Wahrnehmungsgrenze überschritten und der gesamte Bereich der Wahrnehmung von mittleren Pegeln bis hin zu hohen Pegeln überstrichen wird. Aufgrund der abgeflachten Resonanzspitze in Abbildung 2.1.3. wird zudem deutlich, daß bei einer gestörten Funktion der äußeren Haarzellen auch die Frequenzselektivität herabgesetzt ist.

2.1.3. Psychoakustik der Lautheitswahrnehmung

In der Psychoakustik beschäftigt man sich mit der Beziehung zwischen dem akustischen Reiz und der davon ausgelösten Wahrnehmung. Die Intensität (bzw. die Leistung oder das Quadrat des Schalldrucks) eines Schalls wird dabei in die subjektive Wahrnehmung einer Lautstärke umgesetzt, so daß zwischen der physikalischen Größe Schallpegel und der psychologischen Empfindungs-Größe *Lautheit* unterschieden werden muß.

Wenn ein Sinus-Ton im Pegel kontinuierlich erhöht wird, nimmt die Versuchsperson nach Überschreiten der Ruhehörschwelle einen immer lauteren Ton wahr. Der Grad, in dem diese Lautheitswahrnehmung mit zunehmendem Tonpegel ansteigt, hängt von der Frequenz ab (vgl. Abbildung 2.1.5.): Ausgehend von einem Sinus-Ton bei 1 000 Hz kann man bei jeder Frequenz denjenigen Tonpegel bestimmen, der zum gleichen Lautheitseindruck führt. Diese Kurve wird als *Isophone* oder Kurve gleicher Pegellautstärke bezeichnet. Während die 10 Phon-Isophone bei 1 000 Hz genau 10 dB über der Ruhehörschwelle ist und zu niedrigen und hohen Frequenzen ähnlich steil ansteigt wie die Ruhe-Hörschwelle, flachen die zu höheren Pegeln gehörenden Isophonen zunehmend ab, so daß die 120 Phon-Isophone, die ungefähr der Schmerzschwelle bei Normalhörenden für alle Frequenzen entspricht, etwa den gleichen Schalldruck für alle Frequenzen angibt.

Um den Lautheitsanstieg mit zunehmendem Pegel zu bestimmen, d. h. beispielsweise die Pegelerhöhung, die für eine Verdopplung der empfundenen Lautheit notwendig ist, bedient man sich verschiedener subjektiver Skalierungsmethoden (vgl. Abschnitt 2.2.). Bei der *freien Größenschätzung* nach Stevens und Mitarbeitern (*Stevens et al., 1957*) soll die Versuchsperson die jeweils empfundene Lautheit mit einer beliebigen Zahl kennzeichnen. Trägt man nun die von der Versuchsperson gegebenen Zahlenwerte über die angebotenen Pegel auf, erhält man die nach Stevens benannte *Potenzfunktion*

$$N[\text{sone}] = \left(\frac{I}{I_0}\right)^{\alpha} \tag{2.6.}$$

Grundlagen der Lautheitsskalierung

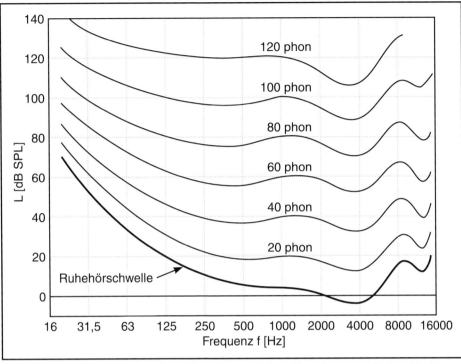

Abb. 2.1.5. Kurven gleicher Pegellautstärke (Isophonen, d. h. die Pegel eines Sinus-Tons, die zu demselben Lautheitseindruck führen wie jeweils ein Sinus-Ton bei 1 000 Hz). Nach unten sind die Isophonen durch die ebenfalls eingezeichnete Ruhehörschwelle begrenzt

Dabei bezeichnet N die Lautheit in der Einheit »sone«, I die Intensität des Testtons und I_0 die Intensität des Referenz-Sinustons bei 1 kHz mit einem Pegel von 40 dB SPL, der genau der Lautheit 1 sone entspricht. Der Exponent α nimmt im Mittel über viele Versuchspersonen und Experimente den Wert von etwa 0,3 an. Das bedeutet, daß bei einer Erhöhung der Schallintensität um 10 dB die Lautheit ungefähr um den Faktor 2 ansteigt (da 10 dB eine Verzehnfachung der Intensität bedeutet und $10^{0,3} \cong 2$ ist). Die Lautheit hängt damit in anderer Weise von der Schallintensität ab als der Schallpegel. Die Lautheit in sone darf auch nicht mit der Lautstärke (in Phon) verwechselt werden, da der erste Begriff die Größe einer subjektiven Empfindung kennzeichnet und der zweite Begriff einen Pegel bezeichnet (d. h. eine physikalische Reizgröße), der bei einem Sinuston zu einer vorgegebenen Lautheitsempfindung führt (nämlich zu der Lautheit, die für alle Lautstärken auf einer Isophonen gleich ist). Daher wird der zweite Begriff in der Normung auch als »Pegellautstärke« bezeichnet.

In der Psychoakustik hat es viele Diskussionen über die verschiedenen Arten der Lautheitsmessung gegeben (vgl. Abschnitt 2.2.), wobei insbesondere diskutiert wird, ob die subjektive Wahrnehmung einer Lautheit einem Potenzgesetz nach Stevens folgt oder ob die Lautheitswahrnehmung eher dem Logarithmus der Intensität (d. h. dem Schalldruckpegel) folgt. Diese Diskussion ist um so schwieriger, als anstelle der Lautheit N oft der Logarithmus der Lautheit verwendet wird, der proportional zum Schalldruckpegel ist und eine Unterscheidung zwischen unterschiedlichen Gesetzmäßigkeiten am ehesten für (der direkten Beobachtung nur schwer zugängliche) sehr kleine und sehr hohe Pegel erfolgen kann.

Eine logarithmische Beziehung zwischen der Reizgröße (in unserem Fall die Intensität I) und der Empfindungsgröße E folgt auch aus dem Weber-Fechnerschen Gesetz, das eines der ersten und wichtigsten Gesetze der Psychophysik darstellt. Weber und Fechner konnten nachweisen, daß der Reizunterschied ΔI, der zu einer eben wahrnehmbaren Änderung der Empfindung ΔE führt, proportional zu der absoluten Größe I des Reizes ist, so daß der sogenannte *Weber-Bruch* $\frac{\Delta I}{I}$ für alle Werte von I annähernd konstant sein muß und proportional der kleinsten wahrnehmbaren Empfindungsänderung ΔE ist:

$$\Delta E = k \cdot \frac{\Delta I}{I} \qquad (2.7.)$$

Durch Aneinanderreihen von eben merklichen Unterschieden ΔE (was mathematisch der Aufintegration von Gleichung 2.7. entspricht) läßt sich nun eine Beziehung zwischen der Empfindungsgröße E und der Reizgröße I herleiten:

$$E = k' \cdot \log_{10} I + k'' \qquad (2.8.)$$

k' und k" sind Konstanten, die aus den Randbedingungen festgelegt werden. Diese logarithmische Abhängigkeit der Wahrnehmungsgröße von der Reizgröße entspricht gerade dem Zusammenhang zwischen Kategorial-Lautheit und Tonpegel, d. h. dem Logarithmus der Intensität (vgl. Abschnitt 2.2.). Dieses Gesetz entspricht auch der sone-Skala unter der Annahme, daß die empfundene Lautheit durch den Logarithmus der von der Versuchsperson angegebenen Zahl, und nicht durch die Zahl selber wiedergegeben wird.

Neben der bisher behandelten absoluten Wahrnehmung der Schallintensität interessiert auch die *differentielle Wahrnehmung*, d. h. die kleinste wahrnehmbare Änderung einer Schallintensität. Sie wird auch als JND (»just noticeable difference«) bezeichnet und tritt als ΔI im Weber-Fechnerschen Gesetz (Gleichung 2.7.) auf. Für die meisten Schalle beträgt die JND etwa 1 dB, d. h.

$$\frac{\Delta I + I}{I} = 10^{\frac{1 dB}{10}} \Rightarrow \frac{\Delta I}{I} = 0{,}259 \qquad (2.9.)$$

In der Tat mußte die erste logarithmische Pegelskala, deren Einheit das Bel ist (nach *Alexander Graham Bell*, der unabhängig von Philip Reis das Telefon erfand und zu einem kommerziellen Erfolg führte, 1 Bel = $\log_{10}$ (I/I_0)) in eine zehnfach feinere Skala, das *Dezibel (dB)*, unterteilt werden (vgl. Gleichung. 2.5.). Damit entspricht eine Einheit dieser Skala gerade einem kleinsten hörbaren Pegelunterschied. Während bei breitbandigen Signalen über einen weiten Pegelbereich Webers Gesetz gültig ist und der kleinste wahrnehmbare Pegelunterschied 1 dB beträgt, ist bei schmalbandigen Signalen (wie Sinustönen) dieser Unterschied bei kleinen Pegeln größer als 1 dB und nimmt mit zunehmendem Pegel stetig ab. Diese Abweichung wird als »near miss to Weber's law« bezeichnet und hängt mit der speziellen Anregung der Basilarmembran bei Sinustönen zusammen.

2.2. Methoden zur Lautheitsmessung (B. Kollmeier, S. Launer, V. Hohmann)

Während die im vorigen Abschnitt beschriebene physikalische Definition der Lautstärke über den Schallpegel gut etabliert ist und eine Grundlage der physikalischen Akustik darstellt, ist die psychologische Bestimmung des Lautheitseindrucks stark von der jeweils verwendeten psychophysikalischen Meßmethode abhängig. Aus diesem Grund gibt es keine »allgemein übliche« psychometrische Methode zur Erfassung der subjektiv empfundenen Lautheit bei einem vorgegebenen akustischen Schallreiz. Im folgenden sollen daher die verschiedenen Ansätze zur Lautheitsmessung vorgestellt und verglichen werden.

2.2.1. Lautheits-Angleichung/Lautheitsausgleich

Bei dieser Methode wird die empfundene Lautheit von zwei verschiedenen Schallreizen verglichen und der Pegel eines dieser Reize wird solange verändert, bis die jeweiligen Lautheitseindrücke übereinstimmen. Die Stimuli können entweder auf dasselbe Ohr der Versuchsperson gegeben werden (»Lautheits-Angleichung«) oder auf verschiedene Ohren der Versuchsperson (»Lautheits-Balance« bzw. »Lautheitsausgleich«). Die Lautheits-Angleichungstechnik wird beispielsweise für die Bestimmung von Isophonen verwendet (vgl. Abb. 2.1.5.), bei denen ein Referenz-Stimulus (z. B. Sinus-Ton bei 1 kHz) mit festem Pegel vorgegeben wird und der Pegel eines Testtons bei einer anderen Frequenz gesucht wird, der zu demselben Lautheitseindruck führt. Dieser Teststimulus wird bei verschiedenen Pegeln angeboten, bis der Punkt subjektiver Gleichheit gefunden wird. Der Pegel kann auch in einem adaptiven Verfahren jeweils als Reaktion auf die Antwort der Versuchsperson in Richtung auf den Punkt subjektiver Gleichheit eingeregelt werden. Bei Schwerhörigen kann diese Methode benutzt werden, um das Recruitment-Phänomen auf zwei unterschiedliche Weisen abzuschätzen (*Brunt*, 1994, *Miskolczy-Fodor*, 1960): Einerseits kann bei Patienten mit einem frequenzabhängigen Hörverlust die Lautheit bei einer Frequenz im (nahezu) ungestörten Frequenzbereich verglichen werden mit der Lautheit bei einer im betroffenen Frequenzgebiet liegenden Frequenz (monauraler Lautheitsausgleich). Andererseits kann bei Patienten mit einseitigem Hörverlust der Lautheitsausgleich zwischen den beiden Ohren ausgemessen werden, indem dieselbe Stimulus-Frequenz verwendet wird (binauraler Lauheitsausgleich). Diese Prozedur ist auch die Grundlage des klinisch eingesetzten Fowler-Tests.

Leider treten bei der Lautheits-Angleichungs-Technik eine Reihe von Problemen auf, die z. B. bei *Launer* (1995) und *Poulton* (1989) ausgiebig diskutiert werden. So kann das subjektive Lautheitsurteil von einer Reihe von experimentellen Parametern beeinflußt werden (»Bias«), von denen eine der wichtigsten Einflußgrößen der Pegelbereich der angebotenen Test-Stimuli ist (*Poulton*, 1989, *Suzuki und Sone*, 1993, *Gabriel et al.*, 1994). Diese Beeinflussung wird um so größer, je unähnlicher sich der Referenz-Stimulus und der in seiner Lautheit zu beurteilende Stimulus sind, z. B. je weiter die Frequenzen von zwei miteinander zu vergleichenden Sinus-Tönen voneinander entfernt sind. Dasselbe Problem tritt auch bei der Lautheits-Angleichungstechnik mit Schwerhörigen auf, da der subjektive Klangeindruck von einem Stimulus bei einer gestörten Hörwahrnehmung sehr unterschiedlich von dem Klangeindruck bei ungestörter Wahrnehmung sein kann, so daß den Versuchspersonen ein direkter Lautheitsvergleich sehr schwer fällt. Diese Schwierigkeit, quasi »Äpfel mit Birnen« (z. B. in ihrem Gewicht oder ihrer Süßigkeit) vergleichen zu müssen, stellt die wichtigste praktische Limitation der Lautheits-Angleichungs-Technik dar.

2.2.2. Größenschätzung und Größenproduktion

Um den Vergleich der Lautheit von zwei unterschiedlichen Stimuli zu umgehen und statt dessen die Lautheit jedes Stimulus direkt an einer »Meßlatte« zu beurteilen, schlug *Stevens* (1957) die Methode der Größenschätzung (magnitude estimation) und das Herstellungsverfahren (magnitude production) vor. Er nahm an, daß die Probanden die Lautheit eines Stimulus auf einer »Rational-Skala« beurteilen können, d. h. ein vorgegebener Stimulus kann als beispielsweise zweimal oder dreimal so laut wie ein anderer eingestuft werden. Dies ist eine sehr starke Annahme über die Leistungsfähigkeit des menschlichen Perzeptionsvermögens und stellt die Basis der Sone-Skala dar (vgl. Gleichung 2.6.). Bei ihr erhält ein 1 kHz-Sinus-Ton bei 40 dB SPL Schallpegel die Einheit 1 sone und jeder Pegelanstieg um 10 dB führt zu einer ungefähren Verdopplung des Lautheitswertes. Bei der dieser Skala zugrunde liegenden Methode der *Größenschätzung* wird ein Stimulus bei verschiedenen Pegeln dargeboten und die Aufgabe der Versuchsperson ist es, jedem Stimuluswert eine positive Zahl mit der jeweils empfundenen subjektiven Lautheit dieses Tones zuzuordnen. In früheren Experimenten wurde der Versuchsperson ein Anker-Schall (Referenz-Schall) mit einem fest vorgegebenen Lautheitswert (z. B. 100) vorgegeben, so daß jeder zu beurteilende Stimulus in Relation zu diesem Referenzstimulus beurteilt werden sollte (»*freie Größenschätzung*«). Diese relativen Schätzwerte werden jedoch von einer Reihe von Parametern beeinflußt, insbesondere von der jeweiligen Wahl des Referenzstimulus (*Hellman und Zwislocki*, 1961, 1963, 1964). Daher wird in jüngerer Zeit vornehmlich die Methode der »*absoluten Größenschätzung*« benutzt, bei der die Versuchspersonen eine beliebige positive Zahl dem angebotenen Stimulus zuordnen sollen, ohne dabei eine Vorgabe über die Größe dieser Zahl zu bekommen. Der Unterschied zwischen diesen beiden Techniken ist sehr gering, aber vorhanden, da die freie Größenschätzung auf einer Rational-Skala basiert, während die absolute Größenschätzung auf einer absoluten Lautheits-Skala basiert (*Hellbrück*, 1993).

Als weitere, damit verwandte Methode ist das *Herstellungsverfahren* (magnitude production) gebräuchlich, bei dem die Versuchspersonen gebeten werden, den Pegel eines Stimulus so einzuregeln, daß die Lautheit einer vorgegebenen Zahl entspricht. Beim Herstellungsverfahren erreicht man zumeist eine etwas steilere Pegel-Lautheits-Funktion als mit der Größenschätzung. Sowohl die Größenschätzung als auch das Herstellungsverfahren setzen eine spontane und unbeeinflußte Reaktion der Versuchspersonen voraus, so daß angeblich die besten Ergebnisse mit vollständig untrainierten und unerfahrenen Versuchspersonen möglich sind.

Eine weitere Methode, die mit den vorgenannten Verfahren verwandt ist, ist der *intermodale Vergleich* (cross-modality-matching). Die Aufgabe der Versuchsperson ist es dabei, die Größe des Reizes in der einen Dimension (z. B. die Lautheit beim Hören) mit der Größe in einer anderen Wahrnehmungs-Dimension (z. B. die Länge einer Linie oder die Helligkeit eines Lichtes) in Übereinstimmung zu bringen. Ein gravierender Nachteil dieser Methode ist, daß kein direktes Maß, sondern nur ein indirektes Maß für die empfundene Größe des Stimulus abgegeben wird, d. h. im akustischen Fall wird die Steigung der Pegel-Lautheits-Funktion nicht ersichtlich. Diese Steigung kann jedoch von Vergleichen mit verschiedenen Modalitäten in konsistenter Weise abgeleitet werden, wobei die dabei zugrunde liegenden Steigungen konsistent mit den Ergebnissen der absoluten Größenschätzung sind (*Hellman und Meiselman*, 1993; siehe *Hellbrück*, 1993, und *Launer*, 1995, für eine weitere Diskussion).

Eine grundlegende Annahme der freien Größenschätzung und des zuvor präsentierten Herstellungsverfahrens ist das Zugrundelegen einer Rational-Skala, d. h. die Versuchspersonen sind in der Lage, die empfundenen Lautheiten zueinander so ins Verhältnis zu setzen wie ganze Zahlen bei der Berechnung von Brüchen. Über diese relativ weitgehende Annahme hat es viele Diskussionen gegeben. *Heller* (1991) argumentiert beispielsweise, daß Versuchspersonen nur in der Lage sind, die relative Größe der jeweiligen Lautheitseindrücke auf einer Ordinal-Skala (d. h. gemäß einer Rang-Reihenfolge) zu ordnen, so daß die Annahme einer Rational-Skala viel zu weit geht. Zur Untermauerung seiner These führte er eine Reihe von Computer-Simulationen durch, bei denen eine große Zahl der ursprünglich von Stevens durchgeführten Skalierungsexperimente mit einem Zufallszahlen-Generator sehr gut repliziert werden konnte unter folgenden Annahmen: Der Bereich der Stimuli ist der gleiche wie in den Experimenten von Stevens und der Bereich der angegebenen Zahlen ist derselbe, der von Stevens Versuchspersonen benutzt wurde. Wenn nun der Computer für jeden Stimuluswert eine zufällige Beurteilung würfelt mit der einzigen Einschränkung, daß größere Reize auch mit größeren Zahlen versehen werden, kann Heller fast sämtliche Daten von Stevens mit einer ähnlichen Genauigkeit vorhersagen wie die Experimente von Stevens selbst. Aus diesem Grund entwickelte Heller das Kategorien-Unterteilungsverfahren (KU-Lautheits-Verfahren, auch als Würzburger Hörfeldskalierung bekannt), das zu der im folgenden beschriebenen Methode der kategorialen Lautheitsskalierung gehört.

2.2.3. Kategoriale Lautheitsskalierung

Die Annahme der von *Pascoe* (1978) und *Heller* (1985) eingeführten kategorialen Lautheitsskalierung ist, daß die Versuchspersonen den verfügbaren Hörbereich in verbale Kategorien unterteilen können, die beispielsweise »leise«, »mittel« und »laut« sind. Wie an mehreren Stellen des vorliegenden Buches deutlich wird, wird diese Methode in zunehmendem Maße als Hilfsmittel für die Diagnostik von Hörschäden und für das Anpassen von Hörgeräten eingesetzt. Die Aufgabe der Versuchsperson ist es bei dieser Methode, die bei einem zufällig ausgesuchten Pegel (und z. B. bei verschiedenen Mittenfrequenzen) angebotenen Stimuli in ihrer Lautheit mit den verbalen Kategorien wie beispielsweise »nicht hörbar«, »sehr leise«, »leise«, »mittel«, »laut« und »sehr laut« bzw. »zu laut« zu bezeichnen. *Heller* (1985) und *Hellbrück und Moser* (1985) benutzen ein Zwei-Schritt-Verfahren, bei der im ersten Schritt eine grobe Einschätzung auf einer 5-stufigen Verbal-Skala ausgeführt wird, während in einem zweiten Schritt diese Einschätzung anhand einer Aufteilung in 10 Unter-Kategorien genauer präzisiert wird (»Kategorien-Unterteilungsverfahren«). Im *Ein-Schritt*-Verfahren handelt es sich dagegen um einen einfachen Beurteilungsprozeß, bei dem jedoch eine unterschiedliche Zahl von Kategorien zur Verfügung stehen kann. Im Verfahren nach *Pascoe* (1978) bzw. im LGOB-Verfahren nach *Allen et al.* (1990) werden nur die 5 verbalen Hauptkategorien (und zusätzlich die begrenzenden Kategorien »unhörbar« bzw. »zu laut«) verwendet. In dem im Rahmen des vorliegenden Buches verwendeten Verfahren der »Oldenburger Hörflächenskalierung« wird dagegen jeweils eine zusätzliche Zwischenstufe zwischen den 5 verbalen Kategorien eingefügt, so daß insgesamt (mit den Begrenzungskategorien) 11 Antwortalternativen zur Verfügung stehen. Der Einfluß dieser verschiedenen Skalen, die für die Antwortangabe der Versuchsperson zur Verfügung stehen, wird in Abschnitt 3.2. untersucht. Eine weitere Diskussion dieser Methode befindet sich bei *Launer* (1995).

Kapitel 2

Ein der Kategorialskalierung ähnliches Verfahren ist die *begrenzte Größenschätzung* (restricted magnitude estimation) nach *Geller und Margiolis* (1984) und *Keller-Knight und Margiolis* (1984). Bei dieser Technik sind die von der Versuchsperson zu verwendenden Zahlen auf den Bereich von 0 bis 100 beschränkt. Dieses Verfahren ähnelt sehr der als kommerzielles Verfahren eingesetzten Ein-Schritt-Version der »Würzburger Hörfeldskalierung«, bei der die Versuchspersonen direkt auf einer 50-stufigen Skala (ohne Vorschalten der groben Einschätzung auf einer 5-stufigen Skala) skalieren. Der Vorteil einer größeren Zahl von Antwortalternativen ist der mögliche Gewinn an Genauigkeit. Die Reproduzierbarkeit eines Lautheitsurteils liegt jedoch in der Größenordnung von etwa einer halben Grob-Kategorie, so daß eine feinere Unterteilung als eine halbe Grob-Kategorie die Genauigkeit der Messung nicht weiter steigert (vgl. Abschnitt 3.4.). Der Nachteil einer großen Anzahl von Antwortkategorien ist dagegen die logarithmische Antwort-Verfälschung (logarithmic response bias nach *Poulton*, 1989), der zu einer ungleichen Behandlung von Kategorien-Unterschieden bei kleinen Zahlen gegenüber großen Zahlen führt: Subjektiv ist beispielsweise der Unterschied zwischen 99 und 100 geringer als der Unterschied zwischen 2 und 3 (z. B. bei Preisen in DM), obwohl derselbe absolute Unterschied besteht. Bei noch größeren Zahlen wird nur noch die Anzahl der Nullen gezählt, weil das Gefühl für die absolute Größe der Zahlen (und die Größe der absoluten Differenz) verloren geht. Daher sollte die Zahl der Antwortalternativen nicht zu groß sein, so daß im vorliegenden Buch 10 + 1 Kategorien als Optimum angesehen werden (vgl. Abschnitt 3.2.).

Ein Vergleich zwischen Kategorialskalierung (mit der LGOB-Skala nach *Allen et al.* (1990)) und der beschränkten Größenschätzung mit 100 Kategorien wurden von *Elberling und Nielssen* (1993) vorgestellt. Sie wendeten beide Methoden bei 10 schwerhörigen Versuchspersonen an und fanden eine starke Korrelation zwischen der Hörschwelle und der Steigung der Pegel-Lautheitsfunktion für die beschränkte Größenschätzung, aber nicht für die kategoriale Lautheitsskalierung. Außerdem vermuten sie, daß die beschränkte Größenschätzung verläßlicher ist als die kategoriale Lautheitsskalierung. Ein Grund für die gefundene höhere Variabilität der kategorialen Lautheitsskalierung könnte darin liegen, daß die Autoren nur 5 Kategorien, aber 16 verschiedene Stimuluspegel verwendeten. In diesem Fall tendieren Versuchspersonen dazu, einfach diejenigen Stimuli zu einer Kategorie zusammenzufassen, die am einfachsten miteinander verwechselt werden, ohne daß eine verläßliche Pegel-Lautheits-Funktion aus diesem Zusammenhang entsteht. Diese Tatsache könnte die Erklärung für die Diskrepanz zwischen kategorialer Lautheitsskalierung und begrenzter Größenschätzung sein. Ein detaillierterer Vergleich zwischen kategorialer Lautheitsskalierung und sowohl der absoluten Größenschätzung als auch der beschränkten Größenschätzung wurde von *Launer* (1995) und *Sander und Launer* (1995) vorgestellt, der im folgenden Abschnitt überblicksartig präsentiert wird.

2.2.4. Vergleich zwischen verschiedenen Skalierungsverfahren

Ein Vergleich der verschiedenen zuvor diskutierten Techniken zur Erfassung der Lautheitswahrnehmung fällt schwer, weil von den meisten Autoren meistens nur eine Methode angewendet wurde und die Frage der »richtigen« Methode oft aufgrund fehlender Daten der »Lehrmeinung« einer bestimmten »Schule« unterliegt. Eine Ausnahme in dieser Hinsicht bildet die Dissertation von *Launer* (1995) bei der die drei Methoden »absolute Größenschätzung« (vgl. Abschnitt 2.2.2.), »beschränkte Größenschätzung« (vgl. Abschnitt 2.2.3.) und »Kategorial-Skalierung« mit der Zwei-Schritt-Methode (vgl. Abschnitt 2.2.3.) eingesetzt und verglichen wurden. Für jede dieser drei Skalierungsarten wurden Stimulus-Pegel in zwei überlappenden Bereichen von 0 bis 60 dB HL und 30 bis 90 dB HL verwendet. Für jeden dieser Pegelbereiche wurden 21 Stimuli in zufälliger Reihenfolge den 5 normalhörenden Versuchspersonen vorgespielt, wobei die Pegel äquidistant auf einer dB-Achse angeordnet waren. Um die Versuchspersonen bei der absoluten Größenschätzung nicht zu beeinflussen, wurde die absolute Größenschätzung zuerst durchgeführt, gefolgt jeweils von der begrenzten Größenschätzung und der Kategorialskalierung. Dies entspricht der Forderung einiger Autoren nach absoluter »Naivität« der Versuchspersonen. Es widerspricht allerdings der Forderung nach einer systematischen Vertauschung der Reihenfolge der Experimente, um einen Effekt der Reihenfolge auszuschließen.

Die erzielten Pegel-Lautheitsfunktionen, die über die 5 Versuchspersonen gemittelt werden konnten, sind in Abb. 2.2.1. dargestellt (Meßwerte einschließlich inter-individuelle Standardabweichungen). Dabei fällt auf, daß die Standardabweichungen der Kategorial-Skalierung (CS) geringer als für die absolute (AME) bzw. begrenzte Größenschätzung (RME) ausfallen, was wahrscheinlich eine Konsequenz der verbalen Bezeichnung der Kategorien ist, die eine gewisse Anleitung für das Skalierungsexperiment darstellen. Eine weitere Beobachtung bei diesen Daten ist, daß die Resultate für die überlappenden Pegelbereiche der Stimuli beinahe identisch sind,

Kapitel 2

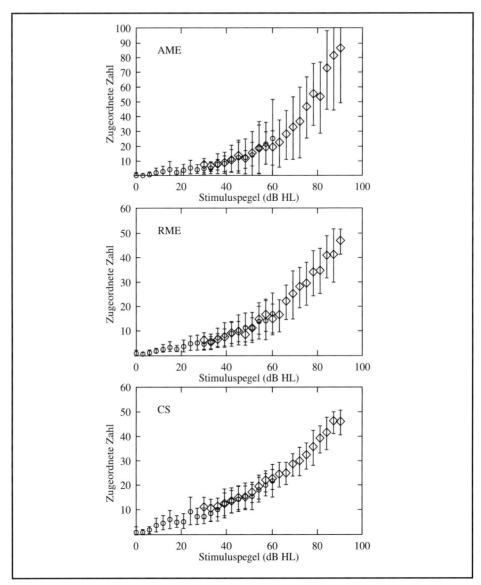

Abb. 2.2.1. Pegel-Lautheits-Funktionen für die drei verschiedenen Lautheits-Meßverfahren absolute Größenschätzung (AME, oberes Teilbild), begrenzte Größenschätzung (RME, mittleres Teilbild) und kategoriale Skalierung mit dem 2-Schritt-Verfahren und 50 Kategorien (CS, unteres Teilbild). Die im Mittel von 5 normalhörenden Personen angegebenen Zahlen (mit interindividueller Standardabweichung) sind als Funktion des Stimulus-Pegels aufgetragen. Kreise bezeichnen die Messungen mit dem Pegelbereich 0 bis 60 dB und Rauten diejenigen für 30 bis 90 dB (nach Launer, 1995).

Grundlagen der Lautheitsskalierung

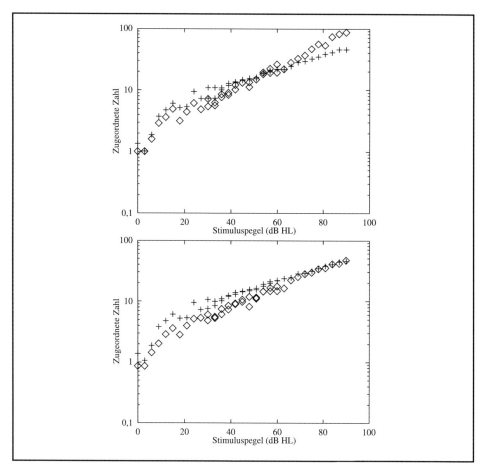

Abb. 2.2.2. Wie Abb. 2.2.1., jedoch mit logarithmischer Auftragung der von den Versuchspersonen angegebenen Zahl. Im oberen Teilbild sind die absolute Größenschätzung (Rauten) und die kategoriale Lautheitsskalierung (Kreuze) zusammen aufgetragen, während im unteren Teilbild die begrenzte Größenschätzung (Rauten) zusammen mit der kategorialen Lautheitsskalierung (Kreuze) aufgetragen ist (nach Launer, 1995)

was insbesondere für das Experiment mit der Kategorial-Skalierung zutrifft. Dies widerspricht der aus der Literatur stammenden Erwartung, daß die kategoriale Lautheitsskalierung stark vom Kontext-Effekt abhängt, so daß bei dem niedrigeren Pegelbereich mit höheren Lautheitsurteilen für denselben Stimulus-Pegel zu rechnen ist als bei dem höheren Pegelbereich. Offenbar wurde hier eine derartige Kontextabhängigkeit dadurch vermieden, daß die Versuchspersonen vorher über den Gesamt-Bereich der zu erwartenden Stimuluspegel informiert waren, da jede Versuchsperson das absolute Größenschätzungs-Experiment vorher durchgeführt hatte. Im Vergleich zu den Literaturdaten fällt für das absolute Größenschätzungs-Experiment ferner auf, daß der Bereich von angegebenen Zahlen zwischen 1 und 100 liegt, was deutlich von aus der Literatur angegebenen Werten von beispielsweise 0,05 bis 100 abweicht (*Hellman und Zwislocki*, 1963, und *Gescheider und Hughson*, 1991). Dies kann zum einen darin begründet liegen, daß die Versuchspersonen eine gewisse Vorerfahrung bzw. Vorkenntnis über die Methode der Würzburger Hörfeldskalierung hatten und kann andererseits dadurch bedingt sein, daß die Antworteingabe über ein Computer-Keyboard erfolgte, bei dem die Eingabe von Zahlen < 0 sich etwas schwieriger darstellt als bei verbaler Antworteingabe.

Zum besseren Vergleich der mit den verschiedenen Verfahren erzielten Daten ist in Abbildung 2.2.2. jeweils das Resultat von zwei Experimenten auf einer logarithmischen Skala zusammen in einem Bild eingezeichnet. Die Resultate der absoluten Größenschätzung (Rauten) und der kategorialen Skalierung (Kreuze) sind im oberen Teilbild dargestellt und die der beschränkten Größenschätzung (Rauten) und der kategorialen Skalierung (Kreuze) im unteren Teilbild. Im letzteren Fall unterscheiden sich die beschränkte Größenschätzung und die kategoriale Skalierung vornehmlich bei niedrigen Pegeln, wo die beschränkte Größenschätzung etwas geringere Werte annimmt als die Kategorial-Skalierung, während bei hohem Pegel beide Methoden ungefähr die gleichen Werte erreichen. Die absolute Größenschätzung und die Kategorial-Skalierung weichen bei niedrigen Pegeln geringer ab als im vorigen Fall, dafür ist eine deutliche Abweichung bei großen Stimulus-Pegeln zu verzeichnen. Dies ist darauf zurückzuführen, daß die Begrenzung der Skala in der Kategorial-Skalierung zu einem Begrenzungseffekt bei hohen Pegeln führt, der bei der absoluten Größenschätzung in dieser Form nicht auftritt. Generell ist jedoch festzuhalten, daß die Form der Pegel-Lautheitsfunktionen – insbesondere bei mittleren Pegeln – für alle drei Methoden ziemlich gut übereinstimmt. Abweichungen treten vor allem bei niedrigen und bei hohen Pegeln auf, so daß bei diesen Pegeln am ehesten entschieden werden kann, welche Skalierungsmethode in dem jeweiligen Experiment zu bevorzugen ist.

Einen Einfluß auf die Form der Kurven, insbesondere bei niedrigen Pegeln, nimmt der logarithmische response bias (*Poulton*, 1989), der besagt, daß Versuchspersonen bei kleinen positiven Zahlen (kleiner als 1) und bei sehr großen Zahlen nicht mehr die absoluten Unterschiede zwischen den Zahlen, sondern nur noch die Zahl der Nullen (d. h. den Logarithmus) subjektiv bewerten. Dies führt zu einer nichtlinearen Verzerrung zwischen der bei den Skalierungs-Experiment angegebenen Zahl und der eigentlich damit »gemeinten« Zahl. Bei einer kategorialen Lautheitsskalierung mit wenigen Kategorien kann dieser Effekt jedoch nicht auftreten, weil die Anzahl der Zahlen auf eine überschaubare Größe beschränkt ist. Dies macht sich u. a. dadurch bemerkbar, daß die in den Abbildungen 2.2.1. und 2.2.2. dargestellten Resultate für die kategoriale Lautheitsskalierung eher einen geraden Verlauf annehmen als für die übrigen beiden Methoden. Diese Tendenz ist noch ausgeprägter, wenn nicht 50 Antwortkategorien (in dem vorliegenden Experiment), sondern 10 Antwortkategorien verwendet werden, so daß die Resultate sehr gut durch eine Gerade approximiert werden können (vgl. Kapitel 3.2.). Mit einer solchen Darstellungsweise wäre die kategoriale Lautheit proportional zum Schalldruckpegel, d. h. proportional zum Logarithmus der Schallintensität, während die Lautheit (in sone) proportional zur Potenz der Schallintensität (mit dem Exponenten $\alpha \cong 0{,}3$) ist. Wie in Abbildung 2.3.2. dargestellt, sind diese beiden Gesetzmäßigkeiten im mittleren Pegelbereich nahezu identisch und weisen für sehr geringe und sehr hohe Pegel Abweichungen auf, die auf die jeweiligen Meßbedingungen (logarithmischer response bias bzw. Begrenzung der verfügbaren Kategorien) zurückzuführen sind. Eine weitere Diskussion dieser Effekte findet sich bei *Krueger* (1989), *Poulton* (1989), *Hellman* (1991) und *Launer* (1995).

2.3. Modellierung der Lautheitswahrnehmung (B. Kollmeier)

Während in den vorangegangenen Abschnitten die physiologischen Voraussetzungen und die psychoakustischen Meßmethoden zur Lautheitswahrnehmung im Vordergrund standen, soll im folgenden die Modellierung der Lautheitswahrnehmung von Normal- und Schwerhörigen vorgestellt werden. Sie ist wichtig, weil das Wissen über den Einfluß verschiedener Parameter auf das Lautheitsurteil (wie z. B. Intensität und spektrale Zusammensetzung des Schalls, Hörschaden der Versuchsperson) in einem derartigen Modell zusammengefaßt wird, um die Wahrnehmung einer individuellen Versuchsperson möglichst exakt auf physiologischer und psychoakustischer Grundlage zu berechnen. Dabei soll ein derartiges Lautheitsmodell die folgenden Phänomene erklären können:

a) Verlauf der Lautheitsempfindung als Funktion des Eingangspegels (Pegel-Lautheitsfunktionen) für schmalbandige Signale bei normalhörenden Versuchspersonen.

b) Verlauf der Pegel-Lautheitsfunktionen für schmalbandige Signale für Innenohrschwerhörige.

c) Effekt der Lautheitssummation über der Frequenz (d. h. Anstieg der Lautheitswahrnehmung für Normal- und Schwerhörende bei zunehmender spektraler Breite des Testsignals).

d) Abhängigkeit der empfundenen Lautheit von dem Zeitverlauf des Eingangssignals.

Die für die Modellierung dieser Effekte erforderlichen Experimente und Modellrechnungen werden in den folgenden Abschnitten im einzelnen erläutert. Die Grundlage sämtlicher dieser Modellvorstellungen liefert das Lautheitsmodell nach E. Zwicker (*Zwicker, 1960, 1977, Zwicker und Fastl*, 1990), das aus den ursprünglich von H. Fletcher (*Fletcher und Munson*, 1933) und S. S. Stevens (*Stevens* 1957) beschriebenen Modellen hervorgegangen ist.

In diesem Modell wird die Wirkung von Außen- und Mittelohr durch ein Bandpaßfilter charakterisiert und die anschließende Zerlegung des Schallsignals in verschiedene Frequenzen in der Basilarmembran wird durch eine Terz-Filterbank bzw. Frequenzgruppen-Filterbank nachgebildet, in der das Eingangssignal in verschiedene Bandpaßkanäle der Breite von 1/3 Oktave bzw. einer Frequenzgruppe des Gehörs (ein Bark) aufgeteilt wird. Die Verteilung und Breite dieser Filterkanäle über der Frequenzachse bildet damit ungefähr die Abbildung verschiedener Frequenzen entlang der Basilarmembran nach, so daß hier eine gehörgerechte Aufteilung der Frequenzachse gemäß der Bark-Skala vorgenommen wurde. Die dabei verwendeten technischen Filter weisen jedoch noch eine größere Flankensteilheit auf als die im Ohr »effektiv« auftretenden Filter-Steilheiten zu hohen Frequenzen hin. Dies wird in einem folgenden Schritt bei der Bildung von »Erregungspegelmustern« berücksichtigt, für die die Energie aus benachbarten Frequenzbändern mit einer entsprechenden Abschwächung addiert wird. Die Form dieser Erregungspegelmuster und die daraus resultierenden Abschwächungsfaktoren wurden aus Maskierungsexperimenten bestimmt (vgl. *Zwicker und Fastl*, 1990). Es ergibt sich dabei eine Abschwächung von ungefähr 10 dB/Bark für den Einfluß von niedrigen Frequenzen auf eine höhere Frequenz und von etwa 30 dB pro Bark für den Einfluß von höheren Frequenzen auf eine niedrige Frequenz, wobei diese Steilheit mit zunehmendem Pegel abnimmt. Die genaue Anleitung zur Berechnung von Erregungspegelmustern aus Terz-Spektren sind in der Norm DIN/ISO 532 B in Form von Tabellen festgelegt. *Moore und Glasberg* (1987) geben statt dessen einen numerischen Algorithmus zur Berechnung von Erregungspegelmustern aus Kurzzeitspektren von Signalen an, bei denen jedoch eine etwas andere gehörgerechte Frequenz-Skala (die ERB-Skala anstelle der Bark-Skala) und eine spezielle Form der auditorischen Filter (Rounded Exponential Filter) angenommen wird. Beide Arten der Berechnung weisen in der Praxis keine großen Unterschiede auf, wobei das Modell nach Zwicker den Vorteil der Normung aufweist, während das Modell nach Moore und Glasberg realistischere Filterfunktionen und Flankensteilheiten besitzt.

Das wesentlichste Element des Lautheitsmodells ist die auf die Erregungspegel folgende nichtlineare (kompressive) Transformation des Erregungspegels für jede Frequenz in eine »spezifische« Lautheit N', d. h. eine für diese jeweilige Frequenzgruppe auftretende Lautheit und eine anschließende Summation (bzw. Integration) der Lautheit über sämtliche Frequenzbänder, um zur Gesamt-Lautheit zu gelangen. Dieser Schritt spiegelt die im Ohr stattfindende nichtlineare Dynamikkompression wieder, die u. a. den großen Dynamikbereich der vom Ohr zu verarbeitenden Signale ermöglicht und die bei Innenohrschwerhörigen gerade gestört ist. Außerdem spiegelt die Summation über die Frequenzen zumeist die Frequenzabhängigkeit der Lautheitswahrnehmung wieder, bei der sämtliche bei den verschiedenen Frequenzen hörbaren Komponenten zum Gesamt-Lautheitseindruck beitragen. Zur Charakterisierung der Zeitabhängigkeit der Lautheitswahrnehmung ist in dem Modell nach Zwicker im Anschluß an die Summation über die Frequenzen eine nichtlineare zeitliche Integrationsschaltung vorgesehen, die in erster Näherung die bei Maskierungsexperimenten beobachtbaren zeitlichen Abhängigkeiten der Schallwahrnehmung wiederspiegelt. Am Ausgang des Modells liegt schließlich die ermittelte Lautheit N in sone vor, die ein Maß für die von einer normalhörenden Versuchsperson bei der vorgegebenen akustischen Situation wahrgenommene Lautheit darstellt. Die Gültigkeit dieses Lautheitsmodells und die Grenzen seiner Anwendungen wurden in einer Reihe von Experimenten überprüft (vgl. *Fastl*, 1988, *Zwicker und Fastl*, 1990, *Müller*, 1992, *Moore*, 1995). Obwohl das Modell in einer Reihe von Grenzfällen nicht zutreffend ist, stellt es eine wesentlich bessere Bewertung der subjektiven Lautheitsempfindung dar als bisherige z. T. für die Gesetzgebung und die Normung von Schallemis-

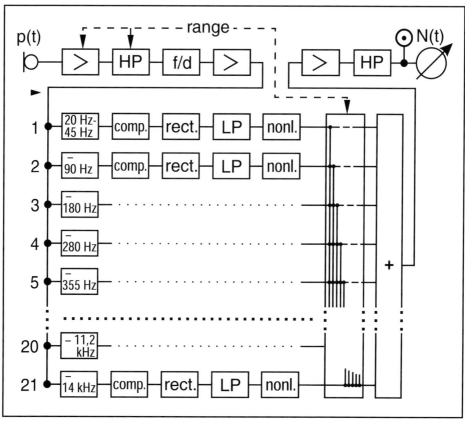

Abb. 2.3.1. Blockschaltbild des Lautheitsmodells nach Zwicker (aus: Zwicker und Fastl, 1990: Psychoacoustics – Facts and Models, Springer Verlag). Nach der Simulation der Außen- und Mittelohrfilterung (links oben) wird das Signal durch eine Filterbank in frequenzgruppenbreite Kanäle aufgeteilt, in denen jeweils die Einhüllenden durch Gleichrichtung und Tiefpaßfilterung ermittelt werden. Anhand dieser Analyse wird das Erregungspegelmuster durch Berücksichtigung der jeweils bei tieferen Frequenzen liegenden Kanäle gebildet. Anschließend wird die spezifische Lautheit durch Integration und Aufsummation über die verschiedenen Kanäle errechnet. Zur Bestimmung der zeitabhängigen Lautheit kann ein nichtlineares Diodennetzwerk nachgeschaltet werden, an dessen Ausgang der momentane Lautheitswert N(t) abgelesen werden kann

sionen und Schallimmissionen verwendete Lautstärkemaße wie z. B. der A-gewichtete Schallpegel (dB (A)). Außerdem stellt dieses Lautheitsmodell die Grundlage einer Reihe von Modifikationen dar, die insbesondere für die Beschreibung der Lautheitswahrnehmung von Innenohrschwerhörenden benutzt werden.

2.3.1. Pegel-Lautheitsfunktionen für schmalbandige Signale für Normalhörende

Aufgrund von Verhältnis-Lautheitsmessungen mit Sinus-Tönen, die zur Etablierung der sone-Skala führten, errechnet sich die spezifische Lautheit N' aus der Erregungsintensität E in jedem kritischen Band zu:

$$N' = C \left(\frac{E_{ThQ}}{E_0}\right)^\alpha \left[\left(0.5 + \frac{E}{2 E_{ThQ}}\right)^\alpha - 1\right] \qquad (2.10.)$$

Dabei bezeichnet E_{ThQ} die Erregungsintensität, die der Ruhehörschwelle in diesem Band entspricht und E_0 die Erregungsintensität, die der Referenz-Intensität (mittlere Ruhehörschwelle) aus der Definition des Schalldruckpegels entspricht. Dieser Ansatz (im folgenden als Ansatz 1 bezeichnet) wurde von *Moore und Glasberg* (1996) modifiziert zu:

$$N' = C \left(\left(\frac{E}{E_0}\right)^\alpha - \left(\frac{E_{ThQ}}{E_0}\right)^\alpha\right) \qquad (2.11.)$$

Die Parameter C = 0,087 und a = 0,20 werden dabei so gewählt, daß sich bei einem Sinuston von 1 000 Hz mit 40 dB SPL eine Lautheit von 1 sone ergibt und eine Erhöhung des Pegels um 10 dB annähernd zu einer Verdopplung der Lautheit führt. Damit ist eine gute Übereinstimmung mit den von Zwicker ermittelten Meßdaten gegeben. Als Ruhehörschwelle E_{ThQ} wurden die Werte eingesetzt, die der mittleren Hörschwelle Normalhörender nach dem Standard ISO 226 entsprechen. Der daraus resultierende Verlauf der Lautheit in sone für einen 1 kHz-Sinuston ist in Abbildung 2.3.2. als durchgezogene Linie dargestellt (linke Ordinate). Ebenfalls dargestellt, als gestrichelte Kurve, ist der Verlauf einer Lautheitsfunktion, die für eine normalhörende Versuchsperson mit der kategorialen Lautheitsskalierung erzielt wird (rechte Ordinate).

Im mittleren Pegelbereich ist sowohl die Verhältnis-Lautheit in sone (logarithmisch aufgetragen) als auch die Kategorial-Lautheit proportional zum

Kapitel 2

Logarithmus der Intensität (d. h. zum Schallpegel). Abweichungen zwischen beiden Größen treten bei sehr niedrigen und bei sehr hohen Pegeln auf.

Bei sehr niedrigen Pegeln stehen für die relativ grobe Kategorial-Skalierung nicht genügend Antwortalternativen zur Verfügung, so daß die Kurve erst bei mittleren Pegeln ansteigt, während die Lautheit in sone gegen Null geht und ihr Logarithmus dementsprechend steil abfällt. Bei sehr hohen Pegeln ist der Antwortbereich der Kategorial-Lautheit ebenfalls begrenzt, so daß hier ein Sättigungseffekt auftritt, während der Logarithmus der Lautheit in sone weiter linear ansteigt. Dieser Effekt ist auf den »Logarithmic Response Bias« (*Poulton*, 1989) zurückzuführen, d. h. die Versuchspersonen beurteilen bei der Erhöhung einer großen Zahl nicht mehr den absoluten Zuwachs dieser Zahl, sondern das Verhältnis der neuen Zahl zur alten Zahl. Damit tendieren die Versuchspersonen bei hohen Pegeln in der absoluten Größenschätzung dazu, ihre Empfindungsgröße mit dem Logarithmus der angenommenen, großen Zahlen zu beschreiben. Dieser Ef-

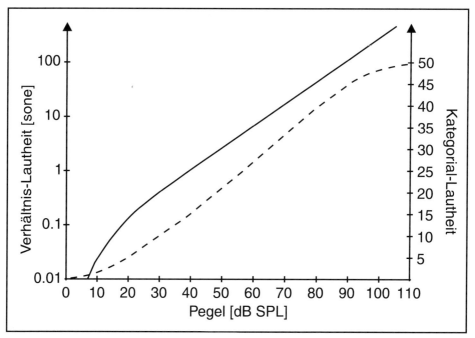

Abb. 2.3.2. Lautheitswahrnehmung für einen Sinuston bei 1 kHz als Funktion des Pegels. Die durchgezogene Kurve bezeichnet die Lautheit in sone (linke Achse), während die gestrichelte Kurve die Kategorial-Lautheit in Kategorial-Einheiten (rechte Achse) bezeichnet (nach Kollmeier, 1997)

fekt tritt bei der Kategorial-Skalierung mit einer wesentlich kleineren Zahl von Antwortalternativen nicht auf, so daß die ungefähre Proportionalität zwischen dem Logarithmus der Lautheit in sone und dem absoluten Wert der Kategorial-Skala plausibel erscheint (paralleler Verlauf der Kurven in Abbildung 2.3.2. über einen relativ großen Pegelbereich).

Für diesen mittleren Bereich der Proportionalität zwischen Logarithmus der Lautheit in sone und kategorialer Lautheit wurde von *Hohmann* (1993) folgende Beziehung angegeben:

$$KU = 18 \, (\log (2.5 \cdot N)) \qquad (2.12.)$$

Die Gültigkeit dieses Ansatzes wurde von Hohmann durch Kategorial-Lautheitsmessungen mit Stimuli unterschiedlicher spektraler Zusammensetzung überprüft, für die sich die Verhältnis-Lautheit in sone ausrechnen läßt und so ins Verhältnis mit der empirisch gemessenen Kategorial-Lautheit gesetzt werden konnte (*Kollmeier und Hohmann,* 1995). Diese Beziehung wurde außerdem von *Launer* (1995) bzw. *Launer et al.* (1994) bei der Modellierung der Kategorial-Lautheitswahrnehmung mit einem modifizierten Lautheitsmodell nach Zwicker eingesetzt. Aufgrund der relativ schlechten Auflösung der Kategorial-Lautheitsskalierung für Lautheitswerte dicht oberhalb der Wahrnehmungsschwelle und dicht unterhalb der Schmerzschwelle bieten sich die Verhältnis-Lautheitsskalen jedoch eher für einen Vergleich unterschiedlicher Modellvorstellungen zum Einfluß eines Innenohrschadens auf die Lautheitswahrnehmung an, der im folgenden beschrieben wird.

2.3.2. Pegel-Lautheitsfunktionen für Innenohrschwerhörende

Abbildung 2.3.3. zeigt als typisches Beispiel die Ergebnisse der kategorialen Lautheitsskalierung für einen innenohrschwerhörigen Probanden, die mit terzbreiten Rausch-Stimuli für verschiedene Mittenfrequenzen gewonnen wurden. Im Vergleich zu der mittleren Kurve für Normalhörende (durchgezogene Kurve) weist die Funktion je nach Mittenfrequenz eine angehobene Ruhehörschwelle auf (d. h. die Lautheitswahrnehmung beginnt erst ab Pegeln oberhalb dieser Schwelle und einer höheren Steigung der Kurve, so daß oft die Unbehaglichkeitsschwelle bei denselben Pegeln wie für Normalhörende erreicht wird).

Kapitel 2

Um diesen Effekt zu modellieren, wurden in der Literatur mehrere Ansätze verfolgt, die jeweils eine Modifikation des o. a. Lautheitsmodells für Normalhörende darstellen. Sie lassen sich prinzipiell wie folgt unterteilen:

a) Ein-Komponenten-Ansatz: Bei diesem zunächst von *Florentine und Zwicker* (1979) sowie in ähnlicher Form von *Moore und Glasberg* (1996) verwendeten Ansatz wird die angehobene Ruhehörschwelle durch ein zusätzliches

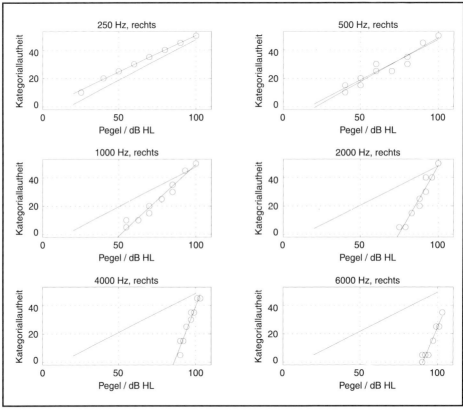

Abb. 2.3.3. Vergleich von kategorialen Lautheitsskalierungs-Ergebnissen für Normalhörende (Durchschnitt von 9 Versuchspersonen, durchgezogene Linien) und eine innenohrschwerhörige Versuchsperson (J. C., offene Kreise). Für die Anpassung der Pegel-Lautheitsfunktionen wurden jeweils lineare Geraden-Stücke verwendet. Bei Frequenzen, bei denen die schwerhörige Versuchsperson normale Schwellen aufweist (250 und 500 Hz), ist die Pegel-Lautheitsfunktion ebenfalls normal, während sie bei Frequenzen mit angehobener Ruhehörschwelle (1 000 bis 600 Hz) mit zunehmender Schwelle steiler wird (Recruitment-Phänomen) (aus Launer et al., 1996)

internes Rauschen beschrieben, das die einzige vom individuellen Schwerhörenden abhängige Komponente dieses Ansatzes darstellt. Die größere Steigung der Pegel-Lautheitsfunktion ergibt sich automatisch für Pegel oberhalb dieser angehobenen Hörschwelle, während für sehr große Pegel dieselbe Steigung wie für Normalhörende resultiert. Die spezifische Lautheit N' wird dabei genau wie in der Formel (2.11.) errechnet zu:

$$N' = C\left(\left(\frac{E}{E_0}\right)^\alpha - \left(\frac{E_{ThQ}}{E_0}\right)^\alpha\right) \quad (2.11.)$$

Dabei wird für den Wert E_{ThQ} die individuelle (frequenzabhängige) Ruhehörschwelle eingesetzt, die gegenüber der Ruhehörschwelle Normalhörender angehoben sein kann.

b) Zwei-Komponenten-Ansatz: Bei diesem Ansatz wird neben dem Hörverlust noch eine zweite Komponente als weiterer individueller Parameter angesetzt, der im wesentlichen die Steigung der Pegel-Lautheits-Funktion bei vorgegebener Hörschwelle bestimmt. Dieser Ansatz ist notwendig, weil einerseits physiologische Erkenntnisse darauf hindeuten, daß der Verlust von inneren und äußeren Haarzellen eine unterschiedliche Wirkung auf die Art des Hörverlustes hat (vgl. Abschnitt 2.1.) und weil andererseits die Steigung der Pegel-Lautheitsfunktion bei festem Hörverlust zwischen den Patienten sehr stark variieren kann (*Hohmann*, 1993, *Kießling*, 1995, *Launer*, 1995, *Launer et al.*, 1996). Launer (1995) und Launer et al. (1997) schlagen deshalb vor, die Komponente des Sensitivitätsverlustes (bedingt durch Ausfall innerer und äußerer Haarzellen) durch eine Abschwächung (Dämpfung) des Eingangspegels zu beschreiben und die Komponente des Kompressionsverlustes durch eine entsprechende Wahl des Steigungsparameters α, so daß sich als Formel für die spezifische Lautheit ergibt:

$$N' = C \cdot \left(\frac{E}{E_{ThQ}}\right)^\alpha \quad (2.13.)$$

Mit dieser im folgenden als »Ansatz 2« bezeichneten Vorgehensweise konnten – unter Benutzung der zuvor angegebenen Formel (2.12.) für die Umrechung von sone in Kategorial-Einheiten – die Daten von Innenohrschwerhörenden sehr gut angepaßt werden. Gleichzeitig kann der Effekt der reduzierten Lautheitssummation richtig vorhergesagt werden. Eine Version des 2-Komponenten-Ansatzes wurde von *Moore et al.* (1996) vorgeschlagen,

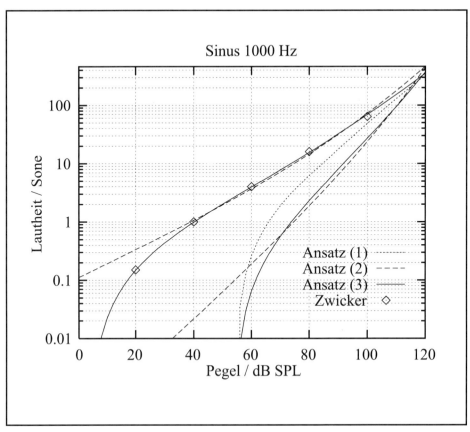

Abb. 2.3.4. Pegel-Lautheitsfunktionen eines Sinus-Tons bei 1 000 Hz für Normalhörende (Rauten, Meßdaten aus Zwicker und Fastl (1990)), und für verschiedene Modellansätze bei Normalhörenden und Schwerhörenden. Die beiden linken Kurven entsprechen den Modellvorhersagen nach Ansatz 1 bzw. 3 (durchgezogene Kurve) und nach Ansatz 2 (gestrichelte Kurve). Die drei rechten Kurven wurden für einen Innenohr-Schwerhörigen mit 50 dB Hörverlust und einer Unbehaglichkeitsschwelle bei 120 dB SPL berechnet. In Ansatz 1 und 2 muß der Hörverlust plus der Normalhörenden-Schwelle für E_{ThQ} eingesetzt werden (aus Marzinzik et al. (1996a))

bei der sie zwischen einem Verlust an inneren Haarzellen und einem Verlust an äußeren Haarzellen unterscheiden. Im Gegensatz zu dem Ansatz von Launer wird der Exponent »α« jedoch nicht variiert, sondern es wird – je nach Verhältnis zwischen angenommenem Verlust von inneren und äußeren Haarzellen – der Hörverlust aufgeteilt in eine Abschwächung des Eingangspegels und eine Addition eines internen Rauschens (dessen Betrag nun nicht gleich dem Hörverlust sein muß). Da dieser Ansatz eine Mischung zwischen dem Ansatz 1 und dem Ansatz 2 darstellt, soll er im folgenden nicht weiter behandelt werden.

Das Problem des von Launer (1995) vorgestellten Ansatzes 2 ist jedoch sein Verhalten bei kleinen Pegeln für normalhörende Versuchspersonen, bei denen der aus Ansatz 1, Gleichung (2.11.), bekannte additive Term nicht mehr vorhanden ist. Daher kann auch keine Übereinstimmung mit der an die Daten von Normalhörenden bestens angepaßte Normalhörenden-Lautheitsfunktion nach Gleichung (2.11.). erfolgen. Dieses Problem ist in Abbildung 2.3.4. dargestellt: Obwohl für mittlere und hohe Pegel Ansatz 2 eine gute Übereinstimmung mit den Meßergebnissen liefert (hier sind als Datenpunkte die Verhältnis-Lautheit für einen 1 000 Hz-Sinuston nach *Zwicker und Fastl* (1990) eingezeichnet), werden für niedrigere Pegelwerte viel zu hohe Lautheitswerte vorhergesagt. Daher bietet es sich an, einen 2-Komponenten-Ansatz nach folgender Formel zu beschreiben, der im folgenden als »Ansatz 3« bezeichnet wird:

$$N' = C \cdot \left[\left(\frac{E}{E_{HL}} \right)^\alpha - \left(\frac{E_{ISO-ThQ}}{E_0} \right)^\alpha \right] \quad (2.14.)$$

Hierbei wird in jedem kritischen Band für $E_{ISO-ThQ}$ die Erregungsintensität eingesetzt, die der genormten Ruhehörschwelle für Normalhörende entspricht, während E_{HL} die Erregungsintensität bezeichnet, die dem individuellen Hörverlust entspricht. Genau wie bei Ansatz 2 kann der Exponent α frequenzspezifisch den Daten angepaßt werden. Für Normalhörende (d. h. $E_{HL} = E_0$ entsprechend 0 dB_{HL}) ist Ansatz 3 identisch mit Ansatz 1. Damit gewährleistet Ansatz 3 eine korrekte Modellierung der Lautheitsfunktion Normalhörender und bildet im Gegensatz zu Ansatz 2 auch den schwellennahen Bereich richtig nach. Für zunehmenden Hörverlust kann für diesen Ansatz die Steigung in relativ weiten Grenzen individuell angepaßt werden, so daß die Vorhersagen in diesem Fall deutlich von den Vorhersagen von Ansatz 1 abweichen (vgl. Abb. 2.3.4.). Einen Hinweis auf die Richtigkeit dieses Ansatzes 3 liefern Daten von *Hellman und Meiselman* (1990), die die Verhältnislautheit mit Schwerhörigen gemessen haben. In Abbildung 2.3.5. sind mittlere Daten für eine Gruppe von Schwerhörigen mit 55 dB Hörverlust zusammen mit den Modellfunktionen der Ansätze 1 und 3 aufgetragen. Im Ansatz 1 ging nur die Hörschwelle von 55 dB ein, während im Ansatz 3 zusätzlich die Exponenten so eingestellt wurden, daß bei 100 dB SPL die gleiche Lautheit wie für mittlere normalhörende Versuchsper-

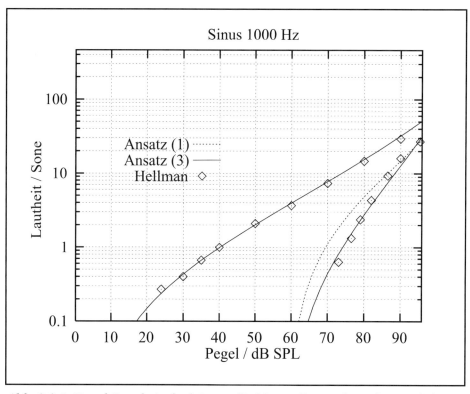

Abb. 2.3.5. *Pegel-Lautheitsfunktionen für Normalhörende und einen Schwerhörigen mit 55 dB Hörverlust und Unbehaglichkeitsschwelle bei 100 dB SPL (aus Hellman und Meiselman, 1990), sowie berechnete Modellfunktionen nach Ansatz 1 (gepunktete Linie) bzw. Ansatz 3 (durchgezogene Linie) (aus Marzinzik et al., 1996a)*

sonen angenommen wird. Dieser als »Lautheitsausgleich« bezeichnete Punkt wird bei Ansatz 1 implizit auf 120 dB SPL festgesetzt. Offensichtlich ist diese Festlegung nicht adäquat, um die Meßdaten von Hellman und Meiselman zu beschreiben, da die Daten bereits einen Lautheitsausgleich bei etwa 100 dB SPL anzeigen. Ansatz 1 liefert also eine zu geringe Steigung der Lautheitsfunktion und sagt zudem höhere Lautheitswerte voraus, als experimentell gemessen werden. Für Ansatz 3 ergibt sich jedoch eine gute Übereinstimmung mit den Meßdaten.

Es läßt sich also zusammenfassend sagen, daß der 2-Komponentenansatz in der Form nach Ansatz 3 die adäquateste Form der Modellierung zu sein scheint, mit der sich sowohl die Daten von Normalhörenden als auch die

Daten von Schwerhörenden mit möglichst guter Genauigkeit vorhersagen lassen.

2.3.3. Lautheitssummation

Abbildung 2.3.6. zeigt die Kategorial-Lautheitsfunktion für eine normalhörende Versuchsperson (oberes Teilbild) und eine schwerhörende Versuchsperson (unteres Teilbild) jeweils für ein schmalbandiges Signal (barkbandbreites Rauschen bei 2 150 Hz, Dreiecke) und ein breitbandigeres Signal (5-frequenzgruppen-breites Rauschen zentriert bei 1 985 Hz, Kreuze). Bei normalhörenden Versuchspersonen ist die empfundene Lautheit bei gleichem Gesamtpegel des Stimulus bei dem breitbandigen Signal wesentlich höher als bei dem schmalbandigen Signal (in dem dargestellten Beispiel entspricht dies einem Pegelunterschied von maximal etwa 9 dB, maximal beträgt dieser Effekt ca. 18 dB, siehe *Zwicker und Fastl*, 1990). Dieser Effekt eines höheren Lautheitseindrucks von breitbandigen Signalen (bei gleicher Gesamtleistung) als bei schmalbandigen Signalen wird als *Lautheitssummation* bezeichnet unter der Vorstellung, daß sich die Teillautheiten in benachbarten Frequenzgruppen linear addieren. Sie erreichen dabei einen größeren Bandbreiteneffekt als eine Leistungssummation, bei der einfach die Signalleistung in den benachbarten Frequenzgruppen addiert wird und die der Wirkungsweise eines Pegelmessers entspricht. Bei einer innenohrschwerhörigen Versuchsperson (gestrichelte Linien in Abb. 2.3.6.) ist diese Lautheitssummation dagegen fast vollständig aufgehoben: Die Kategorial-Lautheit des breitbandigen Signals wird fast genauso beurteilt wie die Kategorial-Lautheit des schmalbandigen Signals.

Die Größe dieses Lautheitssummations-Effektes hängt einerseits von der Bandbreite des zu beurteilenden Signals ab und andererseits von dem Gesamtpegel. Abbildung 2.3.7. zeigt den Pegel eines frequenzgruppenbreiten Rauschens, der zum Erreichen derselben empfundenen Lautheit notwendig ist, wie ein Rauschen mit einer vorgegebenen Bandbreite zwischen einem Bark (frequenzgruppenbreites Rauschen) und 6 Bark. Dieser Pegelunterschied ist ein direktes Maß für den Lautheitssummations-Effekt, der mit zunehmender Bandbreite des Vergleichsschalls zunimmt und mit zunehmendem Pegel abnimmt. Dargestellt sind sowohl die aus der Kategorial-Lautheitsskalierung gewonnenen Daten (Quadrate) als auch die von *Zwicker et al.* (1957) mit einem Lautheitsvergleichsexperiment gewonnenen Daten (Kreise), die im Rahmen der Meßgenauigkeit sehr gut übereinstimmen. Offenbar ist es mit der Kategorial-Lautheitsskalierung in gleicher

Kapitel 2

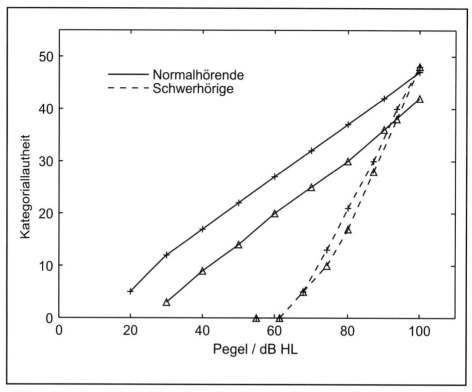

Abb. 2.3.6. Pegel-Lautheitsfunktionen für die kategoriale Lautheitsskalierung eines normalhörenden Probanden (durchgezogene Kurven) und eines innenohrschwerhörigen Probanden (gestrichelte Kurven, V_P HF) für zwei Signale mit unterschiedlicher Bandbreite. Die Dreiecke bezeichnen die Skalierungsresultate mit einem frequenzgruppenbreiten Rauschen, das bei 2 150 Hz zentriert ist, und die Kreuze markieren die Resultate eines fünffrequenzgruppenbreiten Rauschsignals, das bei 1 985 Hz zentriert ist (aus Launer, 1995)

Weise wie mit anderen Lautheitsmeßverfahren möglich, den Lautheitssummationseffekt quantitativ auszumessen.

Für den quantitativen Vergleich des Lautheitssummationseffektes zwischen Normal- und Schwerhörigen ist in Abbildung 2.3.8. der Pegelunterschied zwischen schmalbandigem und breitbandigem Signal als Funktion der Bandbreite in ähnlicher Weise wie in der vorigen Abbildung sowohl für normalhörende Versuchspersonen als auch für eine Reihe von innenohrschwerhörigen Versuchspersonen dargestellt. Diese Daten wurden ebenfalls mit der Kategorial-Lautheitsskalierung gewonnen (*Launer*, 1995). Offensichtlich

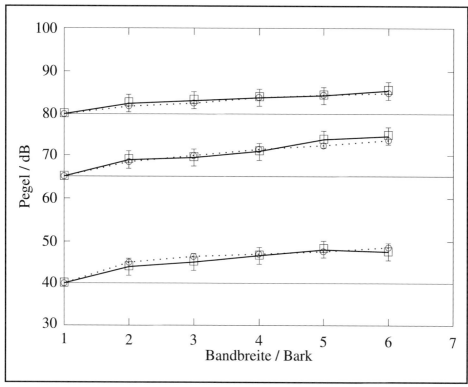

Abb. 2.3.7. Pegel L eines Schmalbandrauschens, das benötigt wird, um dieselbe Lautheit wie ein Breitbandrauschen variabler Bandbreite bei den Pegeln 40, 65 und 80 dB zu erzielen. Der Pegel dieses Schmalbandrauschens ist gegen die Bandbreite des Breitbandrauschens aufgetragen. Die Quadrate mit den durchgezogenen Linien sind die Resultate der Kategorial-Lautheitsskalierung, während die offenen Kreise mit den gepunkteten Linien die Daten aus Zwicker et al. (1957) darstellen (aus Launer, 1995)

erreicht keine der innenohrschwerhörenden Versuchspersonen denselben Lautheitssummationseffekt wie die normalhörenden Versuchspersonen, sondern sie zeigen (ähnlich wie in Abb. 2.3.6.) keinen signifikanten Unterschied in der empfundenen Lautheit zwischen schmalbandigen und breitbandigen Signalen.

Um diese Daten im Rahmen des für Schwerhörige modifizierten Lautheitsmodells quantitativ beschreiben zu können, wurden verschiedene Vorschläge in der Literatur gemacht: *Florentine und Zwicker* (1979) und *Florentine et al.* (1997) stellten fest, daß die oberhalb der (angehobenen) Ruhehörschwelle auftretende höhere Steigung der Pegel-Lautheitsfunktion bereits eine ge-

Kapitel 2

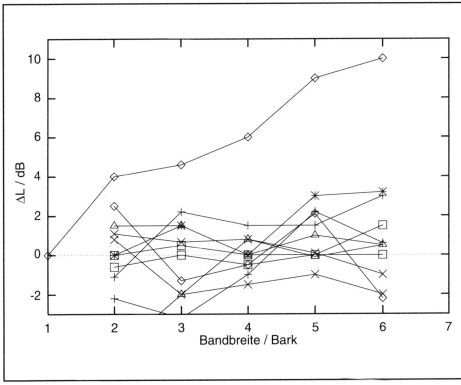

Abb. 2.3.8. Pegeldifferenz ΔL zwischen einem Schmal- und einem Breitbandrauschen, das zur Erzielung derselben Kategorial-Lautheit »Mittellaut« (d. h. 25 cu) notwendig ist, als Funktion der Bandbreite des Breitbandrauschens (in Bark). Die Rauten zeigen die Resultate für Normalhörende an und die übrigen Symbole die Ergebnisse für verschiedene innenohrschwerhörende Versuchspersonen (aus Launer, 1995)

wisse Abnahme des Lautheitssummations-Effektes bewirkt. Zusätzlich mußten sie jedoch noch eine Verbreiterung der Frequenzgruppe für Innenohrschwerhörende annehmen, damit sie den geringeren Pegelunterschied zwischen schmal- und breitbandigem Lautheitseindruck in der richtigen Größe vorhersagen konnten. Allerdings betrachteten sie immer nur den Lautheits-Unterschied zwischen schmal- und breitbandigen Stimuli, nicht jedoch den Verlauf der zugehörigen Pegel-Lautheitsfunktionen als Funktion des Pegels. Eine ähnliche Art der Modellierung (d. h. Annahme einer steileren Pegel-Lautheitsfunktion oberhalb der angehobenen Ruhehörschwelle und Verbreiterung der Frequenz-Gruppe) wird auch von Moore vorgeschlagen (*Moore*, 1995, *Moore und Glasberg*, 1996). Ein anderer Ansatz wird von

Launer et al. (1996) vorgeschlagen: Bei ihnen wird der Exponent α (in Formel (2.14.)) vergrößert, so daß eine steilere Pegel-Lauheitsfunktion über den gesamten Pegelbereich resultiert und die bei Innenohrschwerhörenden verringerte Lautheitssummation sich als direkte Konsequenz dieser steileren Funktion ergibt. Die Frequenzgruppenbreite wird dagegen als nicht besonders verbreitert angenommen, d. h. es wird dieselbe signalpegel-abhängige Verbreiterung der Frequenzgruppe angenommen wie bei Normalhörenden. Mit diesen Annahmen kann auch erklärt werden, wieso die in Abbildung 2.3.8. dargestellten Unterschiede zwischen Normal- und Schwerhörenden nicht ab einer gewissen vergrößerten Bandbreite konstant bleiben, sondern mit zunehmender Bandbreite des Rauschens weiter anwachsen.

Die in den meisten dieser genannten Ansätze enthaltene Grundannahme ist eine »Linearisierung« der kompressiven Signalverarbeitung im Gehör durch den Innenohrhörverlust. Dies kann am einfachsten deutlich gemacht werden unter der Annahme, daß E_1 die Erregung in der Frequenzgruppe 1 und E_2 die Erregung in der Frequenzgruppe 2 darstellt und α der Exponent aus den Lautheitsmodell-Ansätzen in Gleichung 2.13. bis 2.14. ist, der für Normalhörende einen Wert zwischen 0,2 und 0,3 annimmt und damit eine Kompression der Erregung in die spezifische Lautheit beschreibt. Bei einem schmalbandigen Signal wird nun die Gesamtenergie $E_1 + E_2$ in einem Frequenzband angeboten, so daß die resultierende Lautheit proportional zu $(E_1 + E_2)^\alpha$ ist. Für ein breitbandiges Signal würde die Energie E_1 und E_2 dagegen in unterschiedlichen Frequenzgruppen verarbeitet werden, so daß sich als Gesamt-Lautheit ein Wert ergeben würde, der proportional zu $E_1^\alpha + E_2^\alpha$ ist. Es gilt aber folgende Ungleichung:

$$E_1^\alpha + E_2^\alpha \geq (E_1 + E_2)^\alpha \qquad (2.15.)$$

Für 0 < α <1 gilt das Ungleichheitszeichen, während für α =1 das Gleichheitszeichen gilt. Für Werte von α <1 (dies entspricht dem Fall für Normalhörigkeit bei α = 0,2...0,3) bewirkt die kompressive Nichtlinearität des auditorischen Systems daher den starken Lautheitsunterschied zwischen breitbandigem und schmalbandigem Signal. Für α =1 (dies entspricht einer Innenohrschwerhörigkeit unter vollständigem Verlust der Kompressivität, z. B. durch Ausfall der äußeren Haarzellen) resultiert dagegen eine Linearisierung des auditorischen Systems, die gleichzeitig eine Verringerung bzw. Aufhebung der Lautheitssummation über die Frequenz bewirkt. Als wichtigster Umstand ist daher festzuhalten, daß ein Anstieg der Pegel-Lautheitsfunktion gleichzeitig eine Verringerung des Lautheitssummationseffektes bewirkt.

Zur Überprüfung seiner Modellvorstellungen hat *Launer* (1995) daher die Parameter seines modifizierten Lautheitsmodells an die mit Schmalbandrauschen gewonnenen Kategorial-Lautheitsskalierungs-Daten für schwerhörende Personen angepaßt. Um die hohen interindividuellen Unterschiede zwischen diesen Daten zu beschreiben, wurden dazu die Ruhehörschwelle und der Exponent α in Gleichung 2.13. solange variiert, bis bei allen Frequenzen die kleinste Abweichung zwischen Meßergebnissen und Modellfunktionen erzielt wurde. Abbildung 2.3.9. zeigt die Meßergebnisse für schmalbandige Rauschsignale (offene Kreise) und angepaßte Modellfunktionen (durchgezogene Linien) für eine innenohrschwerhörende Versuchsperson. Mit diesen Daten (insbesondere mit der Veränderung des Exponenten α und der angehobenen Ruhehörschwelle) kann eine Vorhersage der kategorialen Lautheitsskalierung für breitbandige Signale abgeleitet werden, die in Abbildung 2.3.10. dargestellt sind (offene Kreise: Meßdaten, durchgezogene Linie: Modellvorhersage). Offenbar läßt sich mit diesen Modellannahmen eine sehr gute Beschreibung der gestörten Lautheitswahrnehmung erreichen.

Allerdings werden dieser Ansatz ebenso wie die Ansätze z. B. von Moore zur Zeit noch diskutiert und durch weitere Messungen mit Normal- und Schwerhörigen überprüft. So benutzt der Ansatz von *Launer* (1995) die von *Hohmann* (1993) angegebene Umrechnung der Verhältnislautheit in die Kategorial-Lautheit (Formel 2.12.), die nur für einen mittleren Pegelbereich eine Gültigkeit besitzt. Außerdem wurden die Experimente von Launer nur für einen begrenzten Frequenz- und Pegelbereich durchgeführt, so daß die Abweichungen zwischen den verschiedenen Modellvorstellungen teilweise zu gering sind, um zu einer endgültigen Entscheidung zwischen verschiedenen Modellansätzen gelangen zu können. Die Annahme der gleichen pegelabhängigen Verbreiterung der auditorischen Filter bei Schwerhörigen wie bei Normalhörenden führt zwar zu keinen wesentlichen Abweichungen von den Meßdaten, steht aber im Widerspruch zu anderen Messungen zur Filterbandbreite bei Schwerhörigen. Es ist jedoch unbestritten, daß die wesentlichen Annahmen, die den bisherigen Modellansätzen zugrunde liegen (z. B. Verringerung der Lautheitssummation durch Versteilerung der Pegel-Lautheitsfunktion zumindest im schwellennahen Bereich, Verringerung der Lautheitssummation durch Verbreiterung der Frequenzgruppe zumindest für hohe Pegel), soweit abgesichert sind, daß diese Annahmen auch in zukünftigen Modellen enthalten bleiben werden. Es ist jedoch noch

Grundlagen der Lautheitsskalierung

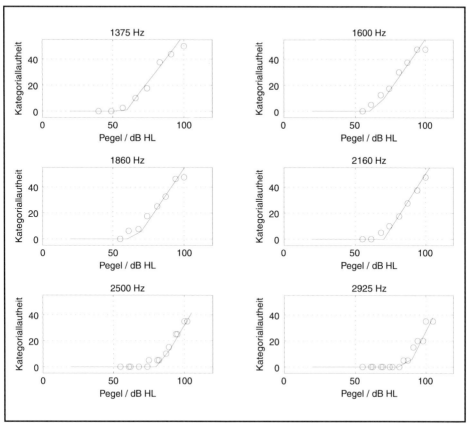

Abb. 2.3.9. Gemessene (Kreise) und berechnete (durchgezogene Linie) Pegel-Lautheitsfunktionen für eine innenohrschwerhörende Versuchsperson (HF) für 6 Schmalbandrauschen mit unterschiedlichen Mittenfrequenzen. Die jeweiligen Mittenfrequenzen der Stimuli sind über den Teilbildern jeweils angegeben. Die Pegel-Lautheitsfunktionen wurden unter der Annahme eines 2-Komponenten-Ansatzes nach Gleichung 2.14. und Gleichung 2.13. angepaßt (aus Launer, 1995)

zu klären, welcher Ansatz zur Modellierung des Verlustes an kompressiver Signalverarbeitung im Innenohr der sinnvollere ist: Derjenige, bei dem der Exponent α modifiziert wird, oder derjenige, bei dem ein internes Rauschen eingeführt. wird. Außerdem ist die im folgenden Abschnitt behandelten Frage noch ungeklärt, wie die Lautheit von nichtstationären Signalen gebildet wird.

69

Kapitel 2

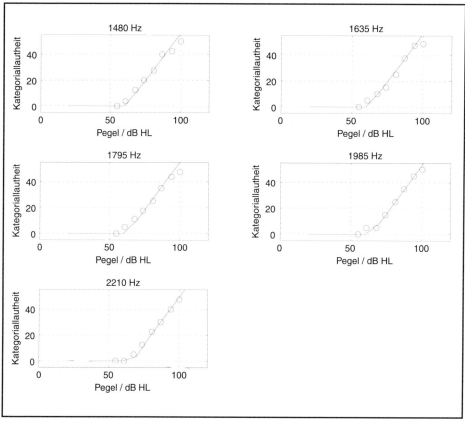

Abb 2.3.10. Die gleiche Darstellung wie Abb. 2.3.9., jedoch für breitbandige Signale. Die Mittenfrequenzen der Stimuli sind ebenfalls über jedem Teilbild angegeben. Die Bandbreite der Signale variiert zwischen 2 Bark bei 1 480 Hz Mittenfrequenz und 6 Bark (2 210 Hz). Die durchgezogenen Lautheitsfunktionen wurden anhand der aus Abb. 2.3.9. extrahierten Modellparameter für das 2-Komponenten-Modell vorhergesagt (aus Launer, 1995)

2.3.4. Zeitabhängigkeit der Lautheitswahrnehmung

Sämtliche der bisher beschriebenen Modelle für die Lautheitswahrnehmung beziehen sich auf stationäre, zeitunabhängige akustische Signale. Für den Fall nichtstationärer, transienter Signale liegen dagegen relativ wenige experimentelle Untersuchungen und auch nur eine begrenzte Zahl von Modellvorstellungen vor. In dem Lautheitsmodell nach *Zwicker* (1977) wird beispielsweise die Zeitabhängigkeit durch ein nichtlineares Diodennetzwerk nachgebildet, das auf der Ebene der Gesamt-Lautheit ansetzt und dessen Eigenschaften aufgrund von zeitlichen Maskierungseffekten (Vor- und Nachverdeckung sowie die Abhängigkeit dieser Funktionen von der Dauer eines Maskierers) vorgegeben wurden (vgl. Abschnitt 2.3.1.). In Untersuchungen zur Bildung eines Gesamt-Lautheitsurteils von zeitlich fluktuierenden Schallen kommt *Fastl* (1988) zu der Lösung, daß der Gesamt-Lautheitseindruck der Versuchspersonen am ehesten durch den mittleren Spitzenwert des zeitlich fluktuierenden (auf die eben angeführte Weise gewonnenen zeitabhängigen) Lautheitswertes vorhergesagt wird. Anstelle eines zeitlichen Mittelwertes über die empfundene Lautheit wird daher ein Perzentil-Wert (N_5 oder N_7) verwendet, d. h. derjenige Lautheitswert, der in 5 oder 7 % der Zeit von dem zeitabhängigen Lautheitswert überschritten wird. Diese Perzentile entspricht damit nicht ganz dem Spitzenwert, liegt aber eher bei den Spitzen-Lautheiten als bei einer mittleren Lautheit.

Unter der Voraussetzung, daß der zeitliche Verlauf von Erregungsmustern auf der Basilarmembran sowohl für die psychoakustisch meßbaren zeitlichen Maskierungseffekte als auch für die zeitlichen Lautheits-Effekte verantwortlich ist, erscheint es sinnvoll, für die zeitabhängige Lautheitswahrnehmung ein Modell zu benutzen, daß die zeitabhängigen Maskierungseffekte gut beschreibt. Ein derartiges Modell wurde beispielsweise von *Dau et al.* (1996a) entwickelt, das wesentlich auf Arbeiten von *Püschel* (1988) aufbaut. Dabei weist das in Abbildung 2.3.11. schematisch dargestellte Modell ähnliche Elemente auf wie das in Abbildung 2.3.1. aufgeführte Lautheitsmodell nach Zwicker: Nach einer peripheren Vorverarbeitung (Bandpaßfilterung für den Effekt von Außen- und Mittelohr) wird zur Frequenzanalyse eine Filterbank benutzt, deren jeweilige Bandbreiten sich an den Frequenzgruppen des Ohres orientieren (Nachbildung der Wirkungsweise der Basilarmembran durch Gamma-Tone-Filter, *Patterson et al.*, 1987). Es schließt sich eine Halbwellen-Gleichrichtung mit Tiefpaßfilterung an, die im Prinzip einer Ermittlung der Erregungspegel in der jeweiligen Frequenzgruppe dient, sowie eine Folge von nichtlinearen Adaptationsschleifen, die für statische Signale eine Dynamikkompression bewirken (Bildung der 32. Wurzel aus der Einhüllenden des Eingangssignals), während schnelle Fluktuationen ohne Abschwächung passieren können. Diese Stufe entspricht in ihrer Wirkung der Exponentiation mit dem Exponenten α im Lautheitsmodell (d. h. Dynamikkompression), wobei in dem Lautheitsmodell nach Zwicker der Übergang zwischen langsamen Änderungen (Kompression) und schnelleren Einhüllenden-Änderungen (ohne Kompression) nicht gegeben ist. Dieses Element weist also einen wesentlichen Unterschied zu

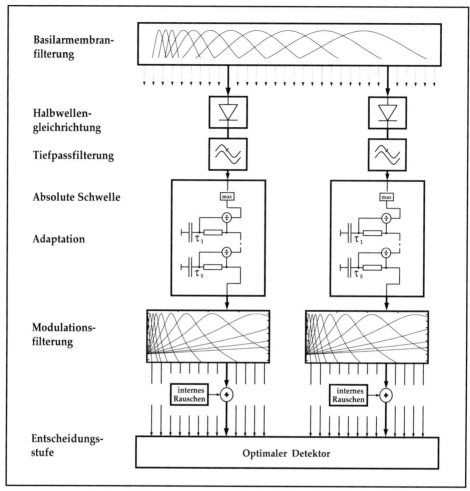

Abb. 2.3.11. Schema des Verarbeitungsmodells nach Dau et al. (1996b), das die »effektive« Signalverarbeitung im Gehör beschreiben soll. Als Eingangssignal (von oben) dient das akustische Signal, das analog zur Frequenz-Orts-Transformation im Innenohr in mehrere Frequenzkomponenten (Filterbankkanäle) aufgeteilt wird. Es schließt sich eine Einhüllenden-Extraktion mit einer zeitlich kontrastierenden Kompression (»Adaptation«) an, die durch nichtlineare Nachregelschleifen nach Püschel (1988) gebildet werden. Anschließend findet eine Aufspaltung in verschiedene Modulationsfrequenzen mit einer Modulationsfilterbank statt. An deren Ausgang wird internes Rauschen zur Simulation der neuralen Verarbeitungsfehler addiert, so daß eine »interne Repräsentation« des akustischen Signals vorliegt, auf der verschiedene Detektions- bzw. Mustererkennungs-Verfahren zur objektiven Vorhersage des Hörvorgangs eingesetzt werden können (nach Dau, 1996)

dem vorgenannten Modell auf, der u. a. für die erfolgreiche Modellvorhersage verschiedener zeitlicher Maskierungseffekte eine entscheidene Rolle spielen dürfte. Es schließt sich (in einer neueren Version des Modells nach *Dau*, 1996) eine Modulationsfilterbank in jedem Filterkanal an, mit der eine Auftrennung der verschiedenen Modulationsfrequenzen durchgeführt wird. Dies ist insbesondere für die korrekte Beschreibung von Modulationsdetektion und -diskrimination notwendig, sowie zur eleganten Modellierung der Testton-Integration (*Dau et al.*, 1996b). Es folgt ein als »idealer Detektor« bezeichneter Korrelationsdetektor, der auf der Ebene der »internen Repräsentation« des akustischen Signals diejenigen Anteile des (in der internen Repräsentation vorliegenden) akustischen Signals anhand von Korrelationsanalyse herausfiltert, die auf die Anwesenheit des zu erkennenden Testsignals zurückzuführen sind. Dieses Modell zur zeitlichen Verarbeitung im peripheren auditorischen System beschreibt eine Reihe von zeitlichen und spektralen Aspekten der Verarbeitung im Hörsystem mit äußerst guter Übereinstimmung zwischen Vorhersage und psychoakustischen Messungen (z. B. Vor-, Nach- und Simultanverdeckung, Testton-Integration, Lückendetektion, Modulations-Detektion und -Diskrimination, vgl. *Dau*, 1996). Eine Verbindung zwischen einem derartigen Verarbeitungsmodell und den zuvor vorgestellten Lautheitsmodellen konnte jedoch bisher noch nicht in einer überzeugenden Art und Weise geleistet werden, so daß in diesem Bereich noch weitere Forschung notwendig ist.

Literatur

Allen, J. B., Hall, J. L., and Jeng, P. S. (1990). Loudness growth in 1/2 octave bands (LGOB). A procedure for the assessment of loudness. J. Acoust. Soc. Am. **88**, 745-753.

Borg, E., Canlon, B., Engström, B. (1995). Noise induced hearing loss. Scand. Audiol. **24**, Suppl. 40.

Brunt, M.A. (1994). Bekesy audiometry and loudness balancing technique. In: Katz, J. (Ed.), Handbook of Clinical Audiology, Williams and Wilkins, Baltimore.

Dau, T. (1996). Modeling Auditory Processing of Amplitude Modulation. Dissertation, Universität Oldenburg. Zugl.: BIS-Verlag, Oldenburg.

Dau, T., Püschel, D., Kohlrausch, A. (1996a). A quantitative model of the „effective" signal processing in the auditory system. I. Model structure. J. Acoust. Soc. Am. **99**, 3615-22.

Dau, T., Kollmeier, B., Kohlrauch, A. (1996) Modeling modulation perception: Modulation low-pass filter or modulation filterbank? In: Kollmeier, B. (Ed.), Psychoacoustics, Speech and Hearing Aids, World Scientific, Singapur, 45-48.

Elberling, C., Nielsen, C. (1993). The dynamics of speech and the auditory dynamic range in sensorineural hearing impairment. In: Beilin, J., Jensen, G. (Eds.), Recent developments in hearing instrument technology. Stougaard Jensen (Danavox Foundation), Kopenhagen.

Fastl, H. (1988). Gehörbezogene Lärmmeßverfahren. In: Fortschritte der Akustik – DAGA ´88, DPG-Verlag, Bad Honnef, 111-124.

Florentine, M., Zwicker, E. (1979). A model of loudness summation applied to noise induced hearing loss. Hear. Res. **1**, 121-132.

Florentine, M., Buus, S., Hellman, R.P. (1997). A model of loudness summation applied to high-frequency hearing loss. In: W. A. Jestaedt (ed.): Modeling sensorineural hearing loss. Hillsdale, Lawrence Erlbaum Assoc. (im Druck).

Fletcher, H., Munson, W. (1933). Loudness, its definition, measurement, and calculation. J. Acoust. Soc. Am. **5**, 82-108.

Gabriel, B., Kollmeier, B., Mellert, V. (1994). Einfluß verschiedener Meßmethoden auf die Kurven gleicher Pegellautstärke. In: Fortschritte der Akustik, DAGA ´94, Bad Honnef, DPG-Verlag, 1085-1088.

Geller, D., Margiolis, R. H. (1984). Magnitude Estimation of loudness I: Application to hearing aid selection. J. Speech Hear. Res. **27**, 20-27.

Gescheider, G. A. , Hughson, B. A. (1991). Stimulus context and absolute magnitude estimation: a study of individual differences. Percept. Psychophys. **50**, 45-57.

Hellbrück, J. (1993). Hören. Hogrefe Verlag, Göttingen.

Hellbrück, J., Moser, L. M. (1985). Hörgeräte-Audiometrie: Ein computer-unterstütztes psychologisches Verfahren zur Hörgeräteanpassung. Psychol. Beiträge **27**, 494-509.

Heller, O. (1985). Hörfeldaudiometrie mit dem Verfahren der Kategorienunterteilung (KU). Psychol. Beiträge 27, 478-493.

Heller, O. (1991). Oriented category scaling of loudness and speech-audiometric validation. In: Schick, A. (Ed.), Contributions to Psychological Acoustics, Vol V, Oldenburg, BIS, 135-159.

Hellman, R. P. (1991). Loudness measurement by magnitude scaling: implications for intensity coding. In: Bolanowski, S., Gescheider, G. (Eds.), Ratio Scaling of Psychological Magnitude, Lawrence Erlbaum Publishers, Hillsdale, 215-228.

Hellman, R. P., Meiselman, C. H. (1990). Loudness relation for individuals and groups in normal and impaired hearing. J. Acoust. Soc. Am. 88, 2596-2606.

Hellman, R. P., Zwislocki, J. J. (1961).Some factors affecting the estimation of loudness. J. Acoust. Soc. Am. **33**, 687-694.

Hellman, R. P., Zwislocki, J. J. (1963). Monaural loudness function at 1000 cps and interaural summation. J. Acoust. Soc. Am. **35**, 856-865.

Hellman, R. P., Zwislocki, J. J. (1964). Loudness function of a 1000 cps tone in the presence of a masking noise. J. Acoust. Soc. Am. **36**, 1618-1624.

Hohmann, V. (1993). Dynamikkompression für Hörgeräte – Psychoakustische Grundlagen und Algorithmen. VDI-Verlag, Düsseldorf. Zugleich: Dissertation, Universität Göttingen.

Hohmann, V., Kollmeier, B. (1995). Weiterentwicklung und klinischer Einsatz der Hörfeldskalierung. Audiol. Akustik **34**, 48-56.

Keller-Knight, K., Margiolis, R. H. (1984). Magnitude Extimation of loudness II: Loudness perception in presbyacusic listeners. J. Speech Hear. Res. 27, 28-32.

Kießling, J., Steffens, T., Wagner, I. (1994). Lautheitsskalierung. HNO 42, 350-357.

Kießling, J. (1995). Zum überschwelligen Lautheitsanstieg bei Schallempfindungsschwerhörigen - Konsequenzen für die Hörgeräte-Entwicklung und -Anpassung. Audiol. Akustik **34**, 82-89.

Kollmeier, B. (1997). Grundlagen. In: Kießling, J., Kollmeier, B., Diller, G.: Versorgung und Rehabilitation mit Hörgeräten, Thieme-Verlag, Stuttgart, 1-48.

Kollmeier, B., Hohmann, V. (1995) Loudness estimation and comensation for impaired listeners employing a categorical scale. In: Manley, G.A. et al. (Eds): Advances in Hearing Research, World Scientific, Singapur, 441-453.

Krueger, L.E. (1989). Reconciling Fechner and Stevens: Towards a unified psychophysical law. Behavioral and Brain Sciences **12**, 251-320.

Launer, S. (1995). Loudness Perception in Listeners with Sensorineural Hearing Impairment. Dissertation, Universität Oldenburg.

Launer, S., Hohmann, V., Kollmeier, B. (1994). Experimente und Modellvorstellungen zur Lautheitsskalierung bei Schwerhörigen. In: Fortschritte der Akustik, DAGA 94, Bad Honnef, DPG-Verlag, 1409-1413.

Launer, S., Hohmann, V., Kollmeier, B. (1997). Modeling loudness growth and loudness summation in hearing-impaired listeners. In: W.A. Jestaedt (ed.): Modeling sensorineural hearing loss. Hillsdale, Lawrence Erlbaum Assoc. (im Druck).

Launer, S., Holube, I., Hohmann, V., Kollmeier, B. (1996). Categorical loudness scaling in hearing-impaired listeners – Can loudness growth be predicted by the audiogram? Audiol. Akustik **35**, 136-145.

Lehnhardt, E. (1996). Praxis der Audiometrie. Thieme-Verlag, Stuttgart.

Marzinzik, M., Hohmann, V., Appell, J. E., Kollmeier, B. (1996a). Zur Modellierung der Lautheitswahrnehmung bei Normalhörenden und Innenohr-Schwerhörigen. Audiol. Akustik **35**, 136-163.

Marzinzik, M., Appel, J. E., Hohmann, V., Kollmeier, B. (1996b). Evaluation of dynamic compression algorithms using a loudness model for hearing impaired listeners. In: Kollmeier, B. (ed.): Psychoacoustics, Speech, and Hearing Aids, World Scientific, Singapur, 203-208.

Miskolczy-Fodor, F. (1960). Relation between loudness and duration of tonal pulses III. Responses in case of abnormal loudness function. J. Acoust. Soc. Am. 32, 486-492.

Moore, B. C. J. (1995). Perceptual Consequences of Cochlear Damage. Oxford University Press, London.

Moore, B. C. J., Glasberg, B. R. (1987). Formulae describing frequency selectivity as a function of frequency and level and their use in calculating excitation patterns. Hear. Res. **28**, 209-225.

Moore, B. C. J., Glasberg, B. R. (1996). A revision of Zwicker's loudness model. Acustica united with acta acustica **82**, 335.

Moore, B. C. J., Glasberg, B. R., Vickers, D. A. (1996). Factors influencing loudness perception in people with cochlear hearing loss. In: B. Kollmeier (Ed.), Psychoacoustics, Speech and Hearing Aids, World Scientific, Singapur, 7-18.

Müller, C. (1992). Perzeptive Analyse und Weiterentwicklung eines Reimtestverfahrens für die Sprachaudiometrie. Dissertation, Universität Göttingen.

Pascoe, D. P. (1978). An approach to hearing aid selection. Hearing Instruments **29**, 12-16.

Patterson, R. D., Nimmo-Smith, I., Holdsworth, J., Rice, P. (1987). An efficient auditory filterbank based on the gammatone function. Paper presented at a meeting of the IOC Speech Group on Auditory Modelling at RSRE, Dec. 14-15.

Patuzzi, R. B. (1992). Effect of noise on auditory nerve response. In: Dancer, A., Henderson, D., Salvi, R., Hamernik, R. (Eds.): Noise induced Hearing loss, Mosby Year Book, St. Louis, 45-59.

Poulton, E. C. (1989). Bias in quantifying Judgements. Lawrence Erlbaum, Hillsdale.

Püschel, D. (1988). Prinzipien der zeitlichen Analyse beim Hören. Dissertation, Universität Göttingen.

Suzuki, Y., Sone, T. (1993). Frequency characteristics of loudness perception. Principles and applications. In: Schick, A. (Ed.), Contributions to Psychological Acoustics, Vol VI, Oldenburg, BIS, 193-222.

Stevens, S. S. (1957). On the psychophysical law. Psychol. Rev. **64**, 153-181.

Zwicker, E. (1960). Ein Verfahren zur Berechnung der Lautstärke, Acustica **10**, 304-308.

Zwicker, E. (1977). Procedure for calculating loudness of temporally variable sounds. J. Acoust. Soc. Am. **75**, 219-223.

Zwicker, E., Flottorp, G., Stevens, S. S. (1957). Critical band width in loudness summation. J. Acoust. Soc. Am. **29**, 548-557.

Zwicker, E., Fastl, H. (1990). Psychoacoustics – Facts and Models. Springer Verlag, Berlin.

Kapitel 3
Optimierung der Methodik

Einleitung

Während im letzten Kapitel verschiedene Ansätze zur Bestimmung der subjektiv empfundenen Lautheit behandelt wurde (einschließlich der physikalischen, physiologischen und psychologischen Voraussetzungen dafür), sollen im folgenden Kapitel die Arbeiten dargestellt werden, die zur Entwicklung einer für die Praxis tauglichen Methode der kategorialen Lautheitsskalierung durchgeführt wurden. Die wichtigsten Forderungen an eine solche Meßmethode für die Praxis ist die einfache Durchführbarkeit (auch für ungeübte Probanden), die hohe Genauigkeit und Reproduzierbarkeit, eine möglichst kurze Meßzeit (d. h. Optimierung der Meßzeit bei vorgegebenem Meßfehler) und die Robustheit gegenüber Störungen (z. B. »Ausreißer« oder unbeabsichtigte Falschanworten des Probanden). Da ein großer Bedarf für eine derartige Meßmethode in der Praxis besteht (insbesondere für die Hördiagnostik zum seitengetrennten Nachweis des Recruitment-Phänomens und für die Hörgeräte-Auswahl sowie -Anpassung zum optimalen Ausgleich eines Recruitments), wurde ein großer Aufwand bei der Optimierung eines derartigen Meßverfahrens betrieben

Die erste Voraussetzung für die Entwicklung und den Test verschiedener Varianten von kategorialen Lautheits-Meßverfahren bildet eine entsprechende Apparatur, die im Rahmen eines klinischen Verbundprojektes an den Universitäten Göttingen bzw. Oldenburg entwickelt und an den beteiligten Kliniken erprobt wurde. Eine Beschreibung dieser flexiblen Apparatur, auf der sämtliche im Rahmen dieses Buches vorgestellten Hörflächenskalierungen durchgeführt wurden, befindet sich daher in Abschnitt 3.1. Der nächste Schritt ist die Festlegung von sinnvollen Parametern für die Durchführung der kategorialen Lautheitsskalierung, die von der Wahl der Zahl der Antwortkategorien über die Auswahl der anzubietenden Stimulus-

Kapitel 3

Pegel und ihrer Reihenfolge bis hin zur Frage der Verwürfelung von Stimulus-Konditionen für unterschiedliche Frequenzen und unterschiedliche Seiten des Patienten reicht. Die für diesen Zweck durchgeführten Meßreihen und die daraus abgeleiteten optimalen Parameter für den klinischen Einsatz werden in Abschnitt 3.2. beschrieben. Der nächste Schritt ist schließlich der Einsatz dieses (optimierten) Verfahrens in der Klinik mit der Überprüfung der Reproduzierbarkeit und Aussagefähigkeit der Methode für eine größere Anzahl von Patienten. Diese auf klinischen Erfahrungen und dem breiten Einsatz der Hörflächenskalierung in der Klinik beruhenden Erfahrungen werden in Abschnitt 3.3. dargestellt.

Ein gravierender Nachteil sämtlicher der bisher betrachteten (und auf dem Markt schon eingeführten) Methoden der kategorialen Lautheitsskalierung ist ihr relativ hoher Zeitaufwand, obwohl nicht sämtliche angebotenen Pegel und sämtliche Verfahrensschritte der Meßmethodik für die Erlangung eines genauen und reproduzierbaren Meßergebnisses notwendig sind. Abschnitt 3.4. beschäftigt sich daher mit der Meßgenauigkeit und Abschnitt 3.5. mit der adaptiven Durchführung der Lautheitsskalierung, die zu einer zeitlichen Optimierung der Meßmethodik führt. Dies kann entweder so ausgestaltet werden, daß die Meßgenauigkeit bei vorgegebener Meßzeit optimiert wird oder daß bei vorgegebener Meßgenauigkeit eine möglichst kurze Meßzeit benötigt wird. Aufbauend auf diesen hier dargestellten Arbeiten sollte es möglich sein, die mit den entwickelten und getesteten Vorgaben charakterisierte Methode der »Oldenburger Hörflächenskalierung« auf breiter Basis in die Praxis einzuführen.

3.1. Meßapparatur (B. Kollmeier, V. Hohmann)

Als Meßapparatur für die Untersuchungen zur Hörflächenskalierung wurde eine computergesteuerte Sprachaudiometrie-Untersuchungsstation verwendet, die im Rahmen eines BMBF-Verbundprojekts in Göttingen (III. Physikalisches Institut) bzw. Oldenburg (AG Medizinische Physik) entwickelt wurde. Die Apparatur wurde in den beteiligten HNO-Kliniken Aachen, Erlangen, Gießen, Kiel und Köln erprobt, weiterentwickelt und für die jeweiligen klinischen Belange optimiert. Abbildung 3.1.1. zeigt ein Blockschaltbild der Apparatur. Als Steuerrechner dient ein PC 386 mit einer Signalprozessor-Zusatzkarte (Ariel DSP-32C) mit stereophonen 16 Bit A/D- und D/A-Wandlern. Audiosignale können von einem CD-Spieler, CD-ROM, DAT-

Recorder oder von der Festplatte des Steuerrechners über die D/A-Wandler mit verschiedenen gängigen Abtastfrequenzen wiedergegeben werden. Alle Eingangssignale können vom Signalprozessor digital gefiltert werden, um einen räumlichen Höreindruck zu erzielen (»virtuelle Akustik«) oder um eine Entzerrung des Kopfhörers vorzunehmen (Freifeldentzerrung). Dabei ist bei einer Abtastfrequenz von 25 kHz eine Filterung mit 4 Impulsantworten der Länge 80 Abtastwerte, entsprechend 3.2 ms, möglich. Die Ausgabe

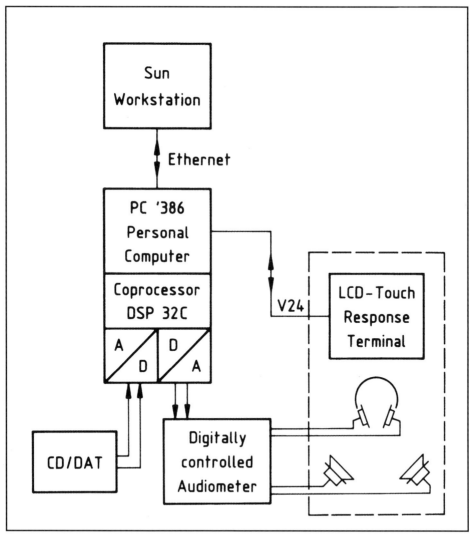

Abb. 3.1.1. Schematische Darstellung der zur Durchführung der Hörflächenskalierung verwendeten Apparatur

Kapitel 3

der Stimuli und die Einstellung der Darbietungspegel erfolgt über eine Audiometerbox, in der Tiefpaßfilter, Vorverstärker, Abschwächer sowie Kopfhörer-Endverstärker zusammengefaßt sind. Die Darbietung kann entweder über Kopfhörer oder über das Freifeld erfolgen. Als Eingabemedium für die Versuchsperson oder den Versuchsleiter dient ein berührungsempfindliches LCD-Display (EPSON EHT-10, siehe Abb. 3.1.2.). Die Funktion aller Peripheriegeräte kann vom Steuerrechner kontrolliert werden, so daß ein automatisierter Ablauf der verschiedenen audiologischen Meßverfahren möglich ist. Zusätzlich kann die Meßapparatur mit einer Sun-Workstation verbunden werden, die mit Hilfe eines komfortablen Signalverarbeitungsprogramms zur Generierung verschiedenster Stimuli (z.B. Schmalbandrauschen, Töne, oder aus verschiedenen Komponenten zusammengesetzte Klänge) verwendet werden kann.

Das für diese Apparatur entworfene Meßprogramm zur Hörflächenskalierung ermöglicht eine einfache und automatisierte Durchführung der Messung bei gleichzeitiger Variabilität der Parameter des Meßablaufs. Insbesondere ist der Bereich und die Anzahl der angebotenen Pegel für jeden Stimulus frei wählbar. Die Randomisierung der Parameter des angebotenen Signals ist unabhängig für Pegel, Mittenfrequenz und Darbietungsseite durchführbar. Dabei kann die Randomisierung in dem Sinne eingeschränkt werden, daß die maximal auftretenden Pegel- bzw. Frequenzsprünge zwischen zwei aufeinanderfolgenden Darbietungen auf einen frei wählbaren Prozentsatz des Bereichs angebotener Pegel bzw. Frequenzen beschränkt werden. Zusätzlich können vorher definierte Listen von Pegeln und Frequenzen verwendet werden. Aufgrund der freien Programmierbarkeit des LCD-Displays können der Versuchsperson beliebige Antwortskalen präsentiert werden, die nur durch die Größe des Diplays begrenzt werden.

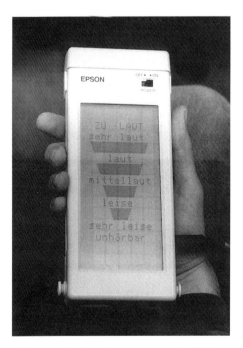

Abb. 3.1.2. Berührungsempfindliches LCD-Display zur Antworteingabe

3.2. Festlegung der Parameter
(V. Hohmann, B. Kollmeier, J. Müller-Deile)

3.2.1. Einleitung

Zur Messung von Pegel-Lautstärkefunktionen wurden von verschiedenen Autoren bereits Skalierungsmethoden vorgeschlagen und erprobt, bei denen die empfundene Lautstärke eines akustischen Stimulus vom Patienten auf einer vorgegebenen numerischen oder kategorialen Skala angegeben wird. *Pascoe* (1988) benutzte verschiedene Symbole (z.B. eine Maus für leise und einen Elefanten für laut) für die Skalierung bei Kindern. *Heller* (1985) entwickelte eine Kategorien-Unterteilungsmethode mit 5 verbalen Kategorien (i.e. sehr leise, leise, mittellaut, laut und sehr laut), die nach einer zweiten Darbietung des Stimulus in jeweils 10 weitere Stufen unterteilt werden. Die klinische Anwendung dieser »Würzburger Hörfeldskalierung« wurde von *Hellbrück* und *Moser* (1985) weiterentwickelt. Eine weitere Skalierungsmethode wurde von *Allen* (1990) vorgestellt, die mit einer Skala mit 7 Stufen arbeitet. Alle diese Methoden wurden erfolgreich zur Hörgeräteanpassung herangezogen und liefern eine zuverlässige Schätzung der individuellen Hörfläche, also des frequenzabhängigen Dynamikbereichs zwischen Hör- und Unbehaglichkeitsschwelle, sowie des Pegelbereichs angenehmen Hörens. Dagegen sind die Ergebnisse der verschienenen Methoden untereinander nicht direkt vergleichbar, da unterschiedliche experimentelle Parameter verwendet wurden. Insbesondere unterscheiden sich die Methoden durch die Wahl der Antwortkategorien (Anzahl und Bezeichnung der Kategorien), Instruktion der Patienten, Orientierung der Patienten über die vorkommenden Pegel (etwa durch einen »Ankerschall«, oder durch Darbietung verschiedener Stimuli in einer Testphase), spektrale und zeitliche Parameter der Stimuli sowie durch die zeitliche Abfolge der Stimuli bezüglich Pegel und Frequenz. Daher ist eine Abschätzung des Einflusses der genannten Meßparameter auf das Antwortverhalten der Patienten wünschenswert. Weiterhin sollte ein in Bezug auf Dauer, Zuverlässigkeit und Genauigkeit der Messung optimierter Satz von Meßparametern entwickelt werden, um die Hörflächenskalierung als generell akzeptierte Meßmethode einzuführen, die vergleichbare Ergebnisse in verschiedenen Institutionen liefert. Im folgenden werden einige Untersuchungen zu diesem Themenkomplex vorgestellt.

Heller und Kollegen führten bereits Studien zum Einfluß verschiedener Parameter der Skalierungsprozedur durch. Ein wesentliches Ergebnis war, daß Probanden die empfundene Lautstärke wesentlich einfacher auf einer kategorialen Skala als auf einer Verhältnisskala (z.B. Sone-Skala) beurteilen können. Weiterhin sollte die Lautstärkebeurteilung nicht im Verhältnis zu Referenzstimuli erfolgen, um die Probanden zu zwingen, eine absolute, »interne« Referenz zu verwenden. Heller befürwortet ein zweistufiges Verfahren, bei dem die Probanden die Lautstärke zunächst auf einer groben Skala mit 5 verbalen Kategorien beurteilen. In einem zweiten Schritt wird der Stimulus wiederholt, und der Proband nimmt eine Beurteilung auf einer 10-stufigen Unterteilung der vorher gewählten groben Kategorie vor. Die Methode wird daher als »Kategorien-Unterteilungsverfahren« bezeichnet.

Für klinische Anwendungen ist das zweistufige Verfahren relativ zeitaufwendig und erscheint zu kompliziert zu sein, um es mit allen Patienten verläßlich durchführen zu können. Statt dessen könnte ein einstufiges Verfahren sinnvoll sein, bei dem pro Stimulus nur eine Beurteilung notwendig wird. Dazu könnte entweder die Skala mit 5 verbalen Kategorien oder die in 50 Stufen unterteilte Skala verwendet werden. Die erste Möglichkeit entspricht den von *Pascoe* (1988) oder *Allen et al.* (1990) vorgestellten Methoden. Das Problem dieser Art Prozedur ist, daß die Probanden aufgrund der beschränkten Anzahl von Antwortmöglichkeiten keine Chance haben, zwischen Stimuli zu differenzieren, die sich deutlich in der Lautstärke unterscheiden. Wenn mehr verschiedene Stimuluspegel verwendet werden als Antwortkategorien zur Verfügung stehen, sind die Probanden gezwungen, diejenigen Stimuli in dieselbe Kategorie einzuordnen, welche am leichtesten verwechselt werden (*Poulton*, 1989). Es werden eher die zur Verfügung stehenden Kategorien auf die empfundene Lautstärke abgebildet, anstatt umgekehrt, wie es eigentlich gewünscht wird. Daher kann nicht erwartet werden, daß die Methode ähnlich sensitiv auf kleine Änderungen der Lautstärkewahrnehmung reagiert wie das ursprüngliche zweistufige Verfahren. Die zweite Möglichkeit ist als »restricted magnitude estimation« mit 50 Kategorien bekannt. Es wurde in klinischen Versionen des Kategorien-Unterteilungsverfahrens verwendet (*Hellbrück und Moser*, 1985). *Launer* (1995) hat gezeigt, daß diese Methode gut mit der Methode der »absolute magnitude estimation« (AME) übereinstimmt, bei der die Anzahl der Kategorien nicht begrenzt ist (vgl. Abschnitt 2.2.). AME wurde intensiv zur Messung der Lautstärkewahrnehmung bei Normal- und Schwerhörenden verwendet (*Gescheider und Hughson,* 1991; *Hellman und Meiselman*, 1993). Das Problem bei diesen Methoden ist der »logarithmische Antwort-Bias« (*Poulton*, 1989), d.h. die Tendenz der Probanden, den Logarithmus der Antwort-Nummer statt der Nummer selbst zu verwenden. Dies führt zu einer ungleichen subjektiven Distanz zwischen Antwortkategorien in Bereichen hoher und niedriger Antwort-Nummern. Zum Beispiel wird die Distanz zwischen den Kategorien 45 und 46 implizit als kleiner denn die Distanz zwischen den Kategorien 5 und 6 angenommen. Dies gilt zumindest für untrainierte Versuchspersonen.

Im folgenden wird daher ein einstufiges Verfahren mit 10 + 1 Kategorien als Kompromiss zwischen den beiden zuvor beschriebenen Verfahren verwendet. Dieses Verfahren sollte eine höhere Genauigkeit als das einstufige Verfahren mit 5 Kategorien liefern und einen geringeren »logarithmischen Antwort-Bias« als das einstufige Verfahren mit 50 Kategorien aufweisen. Gleichzeitig sollte es einfacher und schneller als das zweistufige Unterteilungsverfahren nach *Heller* durchführbar sein. Als Antwortskala werden 5 benannte Kategorien (»sehr leise«, »leise«, »mittellaut«, »laut«, »sehr laut«) mit jeweils einer unbenannten Zwischenstufe, sowie »zu laut« und die begrenzende Kategorie »nicht gehört« verwendet. Abb. 3.1.2. zeigt die Antwortmöglichkeiten des einstufigen Verfahrens, wie sie auf der Antwortbox dargestellt werden. Das so definierte einstufige Verfahren wurde mit dem ursprünglichen zweistufigen Unterteilungsverfahren nach Heller verglichen. Um das Verfahren in Bezug auf Genauigkeit und Zeitaufwand zu optimieren, wurde der Einfluß verschiedener Parameter des Meßverfahrens auf die Ergebnisse bestimmt (i.e. Skalierung mit und ohne Orientierung der Versuchspersonen über den Bereich der zu erwartenden Stimuli und Pegel, unterschiedliche Auswahlregeln für die Reihenfolge der Darbietungspegel, sowie gemischte und nicht gemischte Darbietung der unterschiedlichen Mittenfrequenzen und Seiten). Weiterhin wurde die Variabilität des Verfahrens mit Normal- und Schwerhörenden untersucht. Die Ergebnisse des Verfahrens bei einer großen Gruppe von Schwerhörenden wurden mit den Parametern des Tonschwellenaudiogramms verglichen, um den erzielbaren Informationsgewinn abzuschätzen.

3.2.2. Auswahl der Versuchspersonen

Vier Gruppen von Normalhörenden und drei Gruppen von Schwerhörenden nahmen an den Experimenten freiwillig teil. Alle Probanden wurden einer audiometrischen Routine-Diagnostik unterzogen, die ein Tonschwellenaudiogramm und, falls benötigt, Impedanzaudiometrie, BERA und weitere klinische Tests umfaßte. Die erste Gruppe normalhörender Probanden (Gruppe NH-1) umfaßte 26 Probanden im Alter zwischen 21 und 30 Jahren mit einem Luftleitungs-Hörverlust von kleiner als 15 dB HL bei allen untersuchten audiometrischen Frequenzen. Fünf von ihnen waren in der Durchführung psychoakustischer Messungen geübt. An einigen Experimenten nahm nur eine Untergruppe von 9 der 26 Personen dieser Gruppe teil (Gruppe NH-2). Die dritte Gruppe normalhörender Probanden (Gruppe NH-3) umfaßte 25 männliche und 25 weibliche Patienten der HNO-Klinik Kiel im Alter zwischen 21 und 70 Jahren (Durchschnittsalter: 35). Sie berichteten über keine Hörprobleme und ihr Tonschwellenaudiogramm lag im Bereich der besten 10 % der altersspezifischen Verteilung. Die vierte Gruppe (Gruppe NH-4) bestand aus 4 männlichen und 5 weiblichen Probanden im Alter zwischen 23 und 31 Jahren mit einem Luftleitungs-Hörverlust von kleiner als 15 dB HL bei allen untersuchten audiometrischen Frequenzen.

Die Gruppe der schwerhörigen Probanden (Gruppe SH-1) umfaßte 60 Patienten der HNO-Klinik und der niedergelassenen HNO-Ärzte in Göttingen im Alter zwischen 12 und 89 Jahren (Durchschnittsalter: 50). Sie wiesen einen leichten bis mittelgradigen sensorineuralen Hörverlust auf. Bei 500 Hz lag der Luftleitungs-Hörverlust im Mittel bei 36 dB (Standardabweichung 19 dB) und der Knochenleitungs-Hörverlust bei im Mittel 26 dB (Standardabweichung 13 dB). Bei 4 kHz waren die entsprechenden Werte 59 dB (19 dB) bzw. 43 dB (18 dB). Einige Experimente wurden mit einer Untergruppe von 21 (Gruppe SH-2), ein weiteres mit einer Untergruppe von 10 der 60 Probanden durchgeführt (Gruppe SH-3).

In der Gruppe SH-2 lag der Luftleitungs-Hörverlust bei 500 Hz im Mittel bei 33 dB (Standardabweichung 17 dB) und der Knochenleitungs-Hörverlust bei im Mittel 23 dB (Standardabweichung 11 dB). Bei 4 kHz waren die entsprechenden Werte 62 dB (15 dB) bzw. 48 dB (16 dB). In der Gruppe SH-3 lag der Luftleitungs-Hörverlust bei 500 Hz im Mittel bei 38 dB (Standardabweichung 21 dB) und der Knochenleitungs-Hörverlust bei im Mittel 29 dB (Standardabweichung 15 dB). Bei 4 kHz waren die entsprechenden Werte 61 dB (20 dB) bzw. 45 dB (21 dB). Zwei Probanden in Gruppe SH-2 (und entsprechend in Gruppe SH-1) waren auf einem Ohr taub.

3.2.3. Stimuli

Als Stimuli wurde Schmalbandrauschen der Länge 2 s mit der Bandbreite einer Terz und Mittenfrequenzen von 250 Hz, 500 Hz, 1 kHz, 2 kHz und 4 kHz verwendet. Sie wurden aus einem 5 s langen Abschnitt Gausschen Rauschens generiert, indem der gesamte Abschnitt mit Hilfe einer Fourier-Transformation in den Frequenzbereich transformiert, die Spektralwerte ausserhalb des gewünschten Durchlassbereichs auf den Betrag 0 gesetzt und eine Fourier-Rücktransformation durchgeführt wurde. Der Stimulus wurde durch zufälliges Selektieren eines 2 s langen Abschnitts des gefilterten Signals generiert, wobei das Signal am Anfang und am Ende eine cos^2-Flanke der Länge 100 ms erhielt. Auf diese Weise wurden quasi-zufällige Abschnitte von Terzrauschen mit sehr hoher Filtersteilheit erzeugt.

3.2.4. Meßverfahren

Die Skalierungsexperimente wurden über Kopfhörer (Beyer DT48) getrennt für die rechte und linke Seite entweder mit dem ein- oder dem zweistufigen Verfahren durchgeführt. Beim einstufigen Verfahren wurde das jeweilige Signal bei jedem Darbietungspegel zweimal mit einer Pause von 1 s dargeboten. Danach erfolgte die Antwort auf der oben beschriebenen (10 + 1)-stufigen Skala. Bei dem zweistufigen Verfahren wurde das Signal einmal dargeboten und eine Antwort auf der 5-teiligen verbalen Skala abgefragt. Danach wurde derselbe Stimulus nochmals dargeboten und ein weiteres Urteil erfragt, was innerhalb der 10 Unterteilungen der gewählten groben Kategorie und zusätzlich der niedrigsten Unterteilung der nächsthöheren groben Kategorie liegen konnte (z.B. 20 bis einschließlich 30, wenn das grobe Urteil »mittellaut« war). Die Probanden konnten sich für die Antworteingabe beliebig lange Zeit lassen. Sie wurden aber angehalten, spontan zu antworten. Nach der Eingabe konnte innerhalb von 1 s eine Korrektur vorgenommen werden.

Für normalhörende Probanden wurden sieben äquidistant im Bereich zwischen 40 und 100 dB HL verteilte Pegel jeweils zweimal dargeboten. Bei Schwerhörenden wurde der Bereich individuell festgelegt. Die untere Grenze wurde als das Maximum aus 40 dB HL und der individuellen Hörschwelle festgelegt. Als obere Grenze wurde 100 dB HL für Hörverluste kleiner als 60 dB und 110 dB HL für größere Hörverluste verwendet. Die Abfolge der Pegel wurde randomisiert, wobei die maximal zwischen zwei aufeinanderfolgenden Darbietungen auftretende Pegeldifferenz nicht über die Hälfte des gesamten angebotenen Pegelbereichs hinausging. Bis auf den Teil der Untersuchung, der sich mit dem Einfluß der Randomisierung der angebotenen Frequenzen und Seiten beschäftigt, wurde keine Randomisierung dieser Parameter vorgenommen, d.h. für jede Seite und Frequenz wurden erst alle Pegel dargeboten und dann zur nächsten Frequenz bzw. Seite übergegangen.

Zur optionalen Orientierung der Probanden über den zu erwartenden Pegel- und Frequenzbereich wurde vor der eigentlichen Skalierung eine Orientierungsphase durchgeführt. In dieser Phase wurde der Pegel des jeweiligen Signals monoton ausgehend von unterschwelligen Werten in 5 dB-Schritten erhöht. Der Proband sollte antworten, sobald der Stimulus wahrnehmbar war. Der Pegel wurde solange weiter erhöht, bis der Proband antwortete, daß es ihm zu laut sei. Der maximal dargebotene Pegel war 115 dB HL. Bei diesem Pegel wurde abgebrochen, selbst wenn keine »zu laut«-Antwort erfolgt war. Neben der Orientierung des Probanden, die mit dem beschriebenen Vorgehen erzielt wird, können die Antworten zur Schätzung des individuellen Pegelbereichs zwischen Hör- und Unannehmlichkeitsschwelle herangezogen werden. Dieses Verfahren wurde zusammen mit dem einstufigen Meßverfahren durchgeführt und wird im folgenden als »orientiertes« einstufiges Meßverfahren bezeichnet.

Um einen Vergleich der Ergebnisse der verschiedenen Meßverfahren zu ermöglichen, werden alle Skalierungsdaten auf einer 50-stufigen numerischen Skala angegeben, die die Werte 0 (»unhörbar«), 5 (»sehr leise«), 15 (»leise«), 25 (»mittellaut«), 35 (»laut«), 45 (»sehr laut«) und 50 (»zu laut«) einschließt.

3.2.5. Ergebnisse

Vergleich zwischen ein- und zweistufigem Meßverfahren
Abb. 3.2.1. zeigt ein typisches Ergebnis bei einer Mittenfrequenz von 1 kHz für einen sensorineural schwerhörenden Probanden (hier: zweistufiges Meßverfahren). Dargestellt sind die Antworten als Funktion des Darbietungspegels. Mit der Methode der kleinsten Quadrate wurde dem ansteigenden Abschnitt der Funktion eine Gerade angepaßt. Falls die Antworten bei hohem Pegel eine Sättigung aufwiesen, wurde zusätzlich eine horizontale Linie an diesen Bereich angepaßt. Die wichtigsten Parameter dieser Anpassung sind der Darbietungspegel L_{25}, der zu einer Lautstärkeempfindung von 25 Skalenteilen (»mittellaut«) führt, sowie die Steigung m (in

Skalenteilen/dB). Zusätzlich ist in Abb. 3.2.1. die gemittelte Kurve von Normalhörenden eingezeichnet, die durch Mittelung der individuell angepaßten Parameter L_{25} und m (und nicht durch Mittelung der Antworten und anschließende Anpassung der Parameter) berechnet wurde. Die Kurve für die Normalhörenden legt scheinbar eine Hörschwelle von ca. 20 dB HL nahe, wobei die wirkliche Hörschwelle im Mittel bei etwa 0 dB HL liegt. Diese scheinbare Diskrepanz erklärt sich daraus, daß die empfundene Lautstärke bei Normalhörenden im schwellennahen Bereich nur sehr langsam ansteigt und die gewählte Anpassungsmethode diesen Bereich nicht repräsentiert. Für die Anpassung eines weiteren Parameters, der die Kurve im schwellennahen Bereich repräsentiert, reicht die Meßgenauigkeit nicht aus.

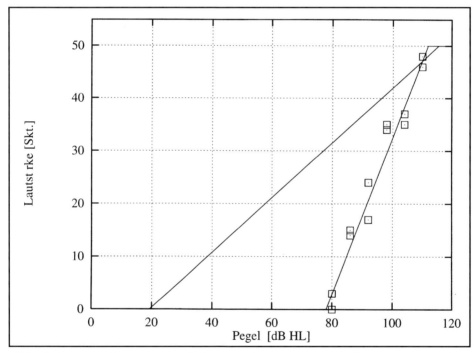

Abb. 3.2.1. Ergebnis einer Skalierung bei einer Mittenfrequenz von 1 kHz für einen sensorineural schwerhörigen Probanden. Aufgetragen ist die empfundene Lautstärke in Skalenteilen über dem Pegel in dB HL (relativ zur genormten Hörschwelle Normalhörender). Die Quadrate stellen die Antworten des Probanden und die durchgezogene Kurve die daran angepaßte Gerade dar. Parameter der Anpassung sind die Steigung m und der Pegel L_{25}, der zu der Lautstärkempfindung 25 Skalenteile (»mittellaut«) führt. Zum Vergleich ist die gemittelte Kurve für Normalhörende eingezeichnet (ohne Datenpunkte, siehe Text)

Kapitel 3

Es müßten zu diesem Zweck weit mehr Daten im Bereich kleiner Pegel erhoben werden, da die Schätzung einer Steigung bei gegebener Schwankungsbreite der Meßpunkte mit fallenden Absolutwerten der Steigung unsicherer wird. Bei Schwerhörenden mit Recruitment (d.h. größerer Steigung m der Lautstärkefunktion) wird im allgemeinen keine herabgesetzte Steigung im schwellennahen Bereich beobachtet (siehe zum Beispiel Abb. 3.2.1.), so daß die Wahl der Anpassungsmethode in jedem Fall für klinische Anwendungen gerechtfertigt erscheint. Bei Vergleichen mit Daten von Normalhörenden muß der schwellennahe Bereich jedoch gesondert betrachtet werden (vgl. Abschnitt 3.4.).

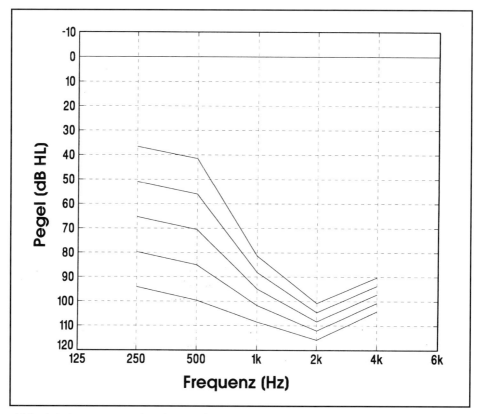

Abb. 3.2.2. Kurven gleich empfundener Lautstärke als Funktion der Frequenz für den Probanden aus Abb. 3.2.1., dargestellt im Format eines Audiogramms. Der Darbietungspegel ist auf der Ordinate aufgetragen. Die zu bestimmten Werten der Kategoriallautheit gehörenden Pegel sind durch verschiedene Linien repräsentiert (von oben nach unten: »sehr leise« (5), »leise« (15), »mittellaut« (25), »laut« (35) und »sehr laut« (45)). Für Normalhörende sind diese Linien annähernd horizontal

Abbildung 3.2.2. zeigt die Daten des Probanden aus Abbildung 3.2.1. als Kurven gleich empfundener Lautstärke über der Frequenz für die Kategorien »sehr leise«, »leise«, »mittellaut«, »laut« und »sehr laut«. Aus dieser Darstellung im Format eines Audiogramms ist auf einfache Weise der »funktionale« Hörverlust bei verschiedenen Darbietungspegeln sowie die Einschränkung des Dynamikbereichs (»Recruitment«) ablesbar.

Um einen Überblick über die mit dem einstufigen Verfahren erhaltenen Daten zu bekommen, sind in Tabelle 3.2.1. die getrennt für die Gruppen NH-1 (52 normalhörende »Ohren«) und SH-2 (40 schwerhörende »Ohren«) gemittelten Werte der angepaßten Parameter m und L_{25} zusammengefaßt. Zusätzlich sind die gemittelten Werte des nichtlinearen Korrelationskoeffizienten Δ_{FIT} aufgeführt, der zur Beurteilung der Güte der Anpassung dient (*Schach und Schäfer*, 1978).[1] Zu beachten ist, daß die Güte der Anpassung mit steigendem Δ_{FIT} zunimmt und der Maximalwert von Δ_{FIT} eins beträgt.

Alle Daten von Normalhörenden aus Tabelle 3.2.1. variieren mit der Frequenz. Diese Frequenzabhängigkeit ist hoch signifikant für L_{25} und m (U-Test nach *Wilcoxon*, $p < 0.1\,\%$, nach *Sachs*, 1979) und signifikant für Δ_{FIT} ($p < 1\,\%$). Die Variation von L_{25} könnte dadurch bedingt sein, daß der frequenzabhängige Referenzpegel 0 dB HL nicht exakt mit der mittleren Hörschwelle in der untersuchten Gruppe NH-1 übereinstimmt. Die Frequenzabhängigkeit der Steigung ist auf die auch aus den Kurven gleicher Pegellautstärke bekannte Verringerung des Dynamikbereichs zwischen Ruhehörschwelle und Unbehaglichkeitsschwelle bei hohen Frequenzen zurückzuführen, was mit einer erhöhten Steigung der Lautstärkefunktion einhergeht.

---

[1] Der nichtlineare Korrelationskoeffizient berechnet sich aus der auf die Gesamtvarianz der Daten normierte quadratische Abweichung der Meßwerte von der angepaßten Funktion. Der Koeffizient nimmt den Wert 1 an, wenn keine Abweichungen auftreten, d.h. wenn die Güte der Anpassung optimal ist. Nimmt der Koeffizient den Wert 0 an, so entspricht die Anpassung einer Modellierung der Daten allein durch den Mittelwert der Daten. Der nichtlineare Korrelationskoeffizient berechnet sich aus N Datenpunkten S_i, dem Mittelwert $\bar{S}$ aller Datenpunkte S_i sowie den jeweiligen angepaßten Werten $S(i)$ nach folgender Formel

$$\Delta_{FIT} = \sqrt{1 - \frac{\sum_{i=1}^{N}[S_i - S(i)]^2}{\sum_{i=1}^{N}[S_i - \bar{S}]^2}}$$

Tabelle 3.2.1. Mittelwerte und Standardabweichungen (in Klammern) der angepaßten Parameter getrennt für die Gruppen NH-1 (52 normalhörende »Ohren«) und SH-2 (40 schwerhörende »Ohren«) für das einstufige Meßverfahren und Schmalband-Rauschsignale mit fünf verschiedenen Mittenfrequenzen. Die Parameter sind die Steigung m der Lautstärkefunktion, der Pegel L_{25}, der zu der Lautstärkeempfindung »mittellaut« führt, und der Anpassungsfehler Δ_{FIT}

Freq. [Hz]	m [Skt/dB] NH	m [Skt/dB] SH	L_{25} [dB HL] NH	L_{25} [dB HL] SH	Δ_{FIT} [1] NH	Δ_{FIT} [1] SH
250	.66 (.12)	.45 (1.13)	69.0 (8.2)	74.8 (9.2)	.97 (.02)	.91 (.16)
500	.70 (.16)	.72 (.24)	71.9 (6.8)	76.6 (6.9)	.97 (.02)	.96 (.04)
1000	.70 (.17)	.83 (.32)	72.4 (8.1)	76.8 (6.9)	.96 (.03)	.96 (.04)
2000	.69 (.18)	1.04 (.40)	75.2 (8.9)	86.2 (7.5)	.96 (.03)	.96 (.04)
4000	.80 (.17)	1.43 (1.09)	67.0 (7.9)	83.1 (15.2)	.97 (.02)	.89 (.23)

Für die Gruppe Schwerhöriger ergibt sich aufgrund der Frequenzabhängigkeit des Hörverlusts eine hoch signifikante Abhängigkeit der Parameter L_{25} und m von der Frequenz ($p < 0.1$ %). Die Güte des Fits Δ_{FIT} variiert nicht signifikant mit der Frequenz ($p > 5$ %) und ist im Mittel kleiner als in der Gruppe der Normalhörenden. Dies deutet darauf hin, daß die Skalierungsdaten bei Schwerhörigen stärker von der angepaßten Geraden abweichen und möglicherweise weniger verläßlich sind. Im Vergleich zu der Gruppe der Normalhörenden sind die Mittelwerte der Parameter L_{25} und m aufgrund des Hörverlusts sowie des Recruitments erhöht. Darüber hinaus sind die beobachteten Variabilitäten der Parameter höher, was auf die größeren interindividuellen Unterschiede in der Gruppe der Schwerhörigen zurückzuführen ist. Zusätzlich kann eine erhöhte intraindividuelle Variabilität in den Skalierungsdaten von Schwerhörigen zu diesem Effekt beitragen. Eine Unterscheidung zwischen beiden Quellen der Varianz wurde in einem weiteren Experiment untersucht (vgl. Abschnitt 3.2.5.).

Die in Tabelle 3.2.1. aufgeführten Daten wurden auch für das zweistufige Meßverfahren erhoben. Mit dem U-Test konnte für keine der Mittenfrequenzen und keinen der Parameter ein signifikanter Unterschied zwischen den Meßverfahren nachgewiesen werden. Bei Schwerhörigen war das Signifikanzniveau in allen Fällen größer als 11 %, bei Normalhörenden größer als 7 %. Dieses Ergebnis zeigt, daß das zweistufige Kategorien-Unterteilungsverfahren keine signifikant anderen Daten als das einstufige Verfahren liefert. Das einstufige Verfahren ist daher aufgrund seiner schnelleren Durchführbarkeit und der einfacheren Probandeninstruktion vorzuziehen.

Inter- und intraindividuelle Variabilität
Um die Genauigkeit der Skalierung, den Einfluß von Lerneffekten und interindividuelle Unterschiede im Antwortverhalten zu untersuchen, wurden wiederholte Skalierungen für die Mittenfrequenz 1 kHz mit der Gruppe NH-2 (9 Normalhörende) und SH-3 (10 Schwerhörige) durchgeführt. Die Messungen wurden sowohl für das einstufige als auch für das zweistufige Meßverfahren durchgeführt und mit jeder Versuchsperson für jedes Ohr zehnmal wiederholt. Ausgewertet wurden die angepaßten Parameter L_{25} und m. Die beobachteten Mittelwerte sowie die inter- und intraindividuellen Standardabweichungen für diese Parameter sind in Tabelle 3.2.2. zusammengefaßt.

Bei Normalhörenden ergab sich für beide Anpaßparameter kein signifikanter Unterschied in den Standardabweichungen zwischen dem ein- und zweistufigen Verfahren. Die intra-individuellen Standardabweichungen betragen im Mittel ca. 60 % der interindividuellen Abweichungen, so daß für diese Gruppe kleine individuelle Unterschiede nachgewiesen sind. Bei Schwerhörigen ist der Unterschied zwischen intra- und interindividuellen Abweichungen deutlich höher, was aufgrund der Inhomogenität der Gruppe in Bezug auf Hörverlust und Ausmaß des Recruitments zu erwarten war. Die interindividuellen Schwankungen des ein- und des zweistufigen Verfahrens sind für diese Gruppe gleich, aber die intraindividuellen Abweichungen sind für das zweistufige Verfahren kleiner und erreichen annähernd die

Tabelle 3.2.2. *Inter- und intraindividuelle Schwankungen des ein- und des zweistufigen Verfahrens und zugehörige Mittelwerte für die angepaßten Parameter m und L_{25}. Den Berechnungen liegen die Daten einer zehnfach mit 10 Schwerhörigen (Gruppe SH-3) und 9 Normalhörenden (Gruppe NH-2) wiederholten Messung bei 1 kHz zugrunde*

Gruppe	Verfahren	m [Skt/dB]			L_{25} [dB HL]		
		$\overline{m}$	σ_{inter}	σ_{intra}	$\overline{L_{25}}$	σ_{inter}	σ_{intra}
NH	einstufig	0.75	0.11	0.09	67.2	5.3	2.8
"	zweistufig	0.75	0.13	0.07	67.2	5.1	2.9
SH	einstufig	0.94	0.35	0.20	84.3	14.7	3.4
"	zweistufig	0.92	0.36	0.13	83.0	14.8	2.9

Kapitel 3

Werte Normalhörender. Der Unterschied in der intraindividuellen Variabilität der beiden Meßverfahren ist nicht signifikant und könnte auf die kleine Stichprobe von 10 Probanden zurückzuführen sein. Da beide Verfahren in zufälliger Reihenfolge wiederholt wurden, kann es sich dabei nicht um einen Lerneffekt handeln. Die weitere Behandlung von Lerneffekten findet sich in Abschnitt 3.3.

Um den Einfluß der verschiedenen Faktoren auf das Ergebnis der Skalierung abzuschätzen, wurde getrennt für die Gruppen der Normal- und Schwerhörigen ein ANOVA-Test (»Analysis of Variance«) durchgeführt. Untersucht wurden die Faktoren »Proband«, »Nummer der Wiederholungsmessung« und »Meßverfahren«. Zusätzlich wurde der gemeinsame Effekt der Linearkombinationen von je zwei dieser Einzelfaktoren berücksichtigt.

Bei der Gruppe der Normalhörenden hatte der Proband einen hochsignifikanten Einfluß ($p < 0.1$ %) auf die Steigung m und den Mittelpunktpegel L_{25} und einen wenig signifikanten Einfluß ($p < 5$ %) auf den Anpassungsfehler Δ_{FIT}. Weiterhin hing L_{25} signifikant ($p < 1$ %) vom Produkt aus Proband und Wiederholung ab. Alle anderen Einflüsse waren nicht signifikant ($p > 5$ %). Diese Ergebnisse deuten darauf hin, daß die interindividuellen Unterschiede (d.h. der Faktor »Proband«) einen dominierenden Einfluß auf alle anderen Effekte ausüben. Der Effekt der Wiederholung, der den Lerneffekt einschließt, ist nur sehr gering ausgeprägt. Die Signifikanz des Produkts aus Proband und Wiederholung für den Pegel L_{25} weist aber darauf hin, daß sich das Antwortverhalten bei einigen Probanden während der wiederholten Messungen verändert hat. Zusätzlich deutet der marginale Einfluß des Probanden auf den Parameter Δ_{FIT} darauf hin, daß einige Probanden sicherer skalieren als andere.

Für die Gruppe der Schwerhörigen ergeben sich die gleichen Folgerungen, was den dominierenden Einfluß der Versuchsperson angeht: Alle angepaßten Parameter hingen hoch signifikant ($p < 0.1$ %) von dem Faktor »Proband« ab. Keiner der Parameter war signifikant durch die Wiederholung oder das Produkt aus Versuchsperson und Wiederholung beeinflußt, so daß bei dieser Gruppe in keinem Fall ein Lerneffekt nachweisbar war. Dagegen war die Steigung m wenig signifikant ($p < 1.4$ %) und der Pegel L_{25} signifikant ($p < 0.8$ %) vom Produkt aus Versuchsperson und Meßverfahren abhängig. Offensichtlich zeigen nur einige Schwerhörige die anhand der intraindividuellen Standardabweichungen gefundenen Unterschiede zwischen den beiden Verfahren, andere wiederum nicht.

Orientiertes und unorientiertes Meßverfahren
Um den Einfluß der Orientierung der Probanden über den zu erwartenden Pegel- und Frequenzbereich abzuschätzen, wurden die Skalierungsergebnisse der Gruppe NH-2 (9 Normalhörende) aus dem einstufigen und dem »orientierten« einstufigen Verfahren verglichen. Tabelle 3.2.3. zeigt die Mittelwerte und Standardabweichungen der angepaßten Parameter L_{25}, m und Δ_{FIT} getrennt für die beiden Meßverfahren und die 5 Meßfrequenzen. Im Fall der Steigung m sind sowohl der Mittelwert als auch die Standardabweichung kleiner für das »orientierte« Verfahren. Der Unterschied in der mittleren Steigung ist für alle Meßfrequenzen hoch signifikant ($p < 0.1\%$). Auch Mittelwert und Standardabweichung von L_{25} unterscheiden sich für die beiden Meßverfahren, allerdings ist der Effekt nicht systematisch: Für 250 Hz und 500 Hz ist der Unterschied wenig signifikant ($p < 5\%$), bei den anderen Frequenzen ist er nicht signifikant ($p > 5\%$). Für die Güte der Anpassung Δ_{FIT} wurde kein signifikanter Unterschied beobachtet.

Tabelle 3.2.3. *Mittelwerte und Standardabweichungen (in Klammern) der angepaßten Parameter von 9 Normalhörenden (Gruppe NH-2) für das einstufige und das »orientierte« einstufige Meßverfahren, jeweils für Schmalband-Rauschsignale bei 5 verschiedenen Mittenfrequenzen durchgeführt*

Freq. [Hz]	m [Skt/dB]		L_{25} [dB HL]		Δ_{FIT} [1]	
	einstufig	orientiert	einstufig	orientiert	einstufig	orientiert
250	.71 (.15)	.52 (.09)	65.7 (6.7)	59.6 (9.1)	.96 (.03)	.97 (.02)
500	.69 (.15)	.51 (.10)	68.8 (7.4)	62.1 (7.7)	.97 (.03)	.97 (.02)
1000	.70 (.16)	.52 (.10)	68.8 (6.1)	67.4 (10.0)	.96 (.04)	.96 (.04)
2000	.66 (.12)	.52 (.11)	71.6 (4.9)	72.0 (8.2)	.96 (.03)	.95 (.03)
4000	.81 (.18)	.57 (.12)	65.6 (7.1)	61.7 (10.4)	.97 (.01)	.95 (.03)

Offensichtlich ändert sich das Antwortverhalten der Probanden signifikant, je nachdem ob sie über den Bereich der zu erwartenden Pegel orientiert werden und ob der Bereich der angebotenen Pegel den gesamten individuellen Dynamikbereich zwischen Hör- und Unannehmlichkeitsschwelle abdeckt. Die niedrigere Steigung für das »orientierte« Verfahren resultiert daher, daß die Probanden dazu tendieren, den Bereich der zur Verfügung stehenden Kategorien auf den gesamten angebotenen und/oder erwarteten Pegelbereich zu »spreizen«: Ist der Pegelbereich begrenzt, wie im Fall des einstufigen Verfahrens, das mit einem festen Pegelbereich von 40 dB bis 100 dB HL durchgeführt wurde, ergeben sich höhere Steigungen als für das »orientierte« Verfahren, das jeweils den gesamten individuellen Dynamikbereich abdeckt. Das hier gefundene Verhalten, die Kategorialskala auf den gesamten Dynamikbereich der Stimuli zu verteilen (der »Gummiband-Effekt«) ist konsistent mit Daten aus der Literatur (*Heller*, 1991, *Kießling et al.*, 1994;) und scheint ein wichtiger Faktor für die praktische Anwendbarkeit der Hörflächenskalierung zu sein.

Einfluß der Pegelfolge
Ein weiterer wichtiger Parameter der Hörflächenskalierung ist die Abfolge der Darbietungspegel innerhalb des Skalierungsexperiments. Der Einfluß der Pegelfolge wurde an der HNO-Universitätsklinik Kiel mit der Probandengruppe NH-3 (50 Normalhörende) unter Benutzung der oben beschriebenen Apparatur und des einstufigen Meßverfahrens untersucht. In einem ersten Experiment wurden Stimuli bei 1 kHz Mittenfrequenz mit aufsteigender Pegelfolge von 10 dB bis 100 dB HL in 10 dB-Schritten angeboten. Im zweiten Experiment wurden dieselben Pegel in absteigender Reihenfolge dargeboten. Abbildung 3.2.3. zeigt die gemessenen Kategoriallautheitswerte für beide Pegelfolgen als Funktion des Darbietungspegels (Mittelwerte und Quartilsbereiche der Antworten aller Versuchspersonen bei jedem Pegel). Im Bereich mittlerer Pegel sind die resultierenden Lautheitswerte für die aufsteigende Pegelfolge (gestrichelte Linie) signifikant größer als die der absteigenden Folge (durchgezogene Linie), während sich beide Kurven bei niedrigen bzw. hohen Pegeln den limitierenden Kategoriallautheiten 0 bzw. 50 annähern. Bei mittleren Pegeln ist der Unterschied zwischen beiden Kurven im Mittel 8.1 Einheiten mit einer Standardabweichung von 7.6 Einheiten. Diese Abweichung ist hoch signifikant (Wilcoxon-Test, $p < 0.1\%$).

Der beobachtete Unterschied kann als Effekt der »fortschreitenden« Orientierung der Probanden erklärt werden, die den Bereich der möglichen Darbietungspegel aus dem bisher gehörten Bereich ableiten: Für eine aufsteigende Pegelfolge ist die »fortschreitende« Orientierung an kleinere Pegel als bei der absteigenden Folge adaptiert. Daher wird ein Darbietungspegel als lauter auf der zur Verfügung stehenden Skala eingestuft als derselbe Pegel innerhalb der absteigenden Folge. Weiterhin ergaben die Messungen, daß die Reproduzierbarkeit der Skalierung unter Benutzung stetiger Pegelfolgen etwas höher als bei der Verwendung zufälliger Pegelfolgen ist. Dennoch sollten stetige Pegelfolgen zur Vermeidung der beobachteten systematischen Effekte vermieden werden.

Optimierung der Methodik

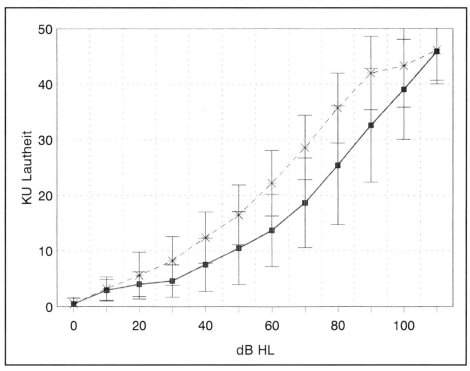

Abb. 3.2.3. Kategoriallautheit (in Einheiten von 0 bis 50) für eine Folge von Darbietungen eines Schmalbandrauschens (Mittenfrequenz 1 kHz) mit stetig ansteigendem (gestrichelte Linie) und stetig abfallendem Pegel (durchgezogene Linie). Mittelwerte und Quartilsbereiche von 50 Normalhörenden (Gruppe NH-3) sind als Symbole bzw. Fehlerbalken angegeben

Weil unstete Pegelfolgen große Pegelsprünge zwischen aufeinanderfolgenden Darbietungen aufweisen, wurde der Einfluß dieser Pegelsprünge auf das Antwortverhalten der Probanden untersucht. Dazu wurden Skalierungen mit der Gruppe NH-3 und dem einstufigen Meßverfahren mit unterschiedlichen Pegelfolgen durchgeführt, die alle den Pegel 70 dB HL beinhalteten. Die Pegelfolgen wurden so gewählt, daß der dem Stimuluspegel 70 dB vorausgehende Darbietungspegel zwischen 30 dB und 110 dB HL variiert und so eine systematische Variation der Pegelsprünge erzielt wurde. Abbildung 3.2.4. zeigt die Skalierungsergebnisse für den 70 dB-Stimulus in Abhängigkeit von dem vorangehenden Darbietungspegel. Angegeben sind jeweils der Mittelwert, die Quartilsbereiche sowie die Extremwerte der Antworten aller Pobanden. Abgesehen von einer Ausnahme (60 dB HL als vorangehender Pegel) ist die Kategoriallautheit des Stimulus bei 70

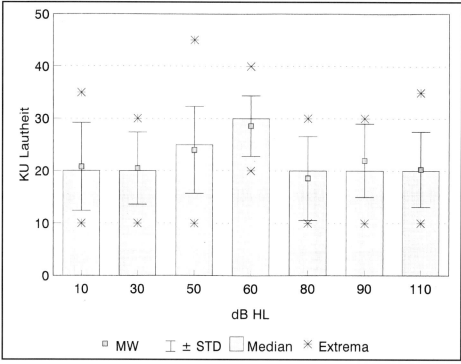

Abb. 3.2.4. Kategoriallautheit (in Einheiten von 0 bis 50) für ein Schmalbandrauschen mit Mittenfrequenz 1 kHz und einen Darbietungspegel von 70 dB HL als Funktion des Pegels der vorhergehenden Darbietung. Mittelwerte und Quartilsbereiche sowie Extremwerte der Antworten von 50 Normalhörenden (Gruppe NH-3) sind als Symbole, Fehlerbalken bzw. Punkte angegeben

dB HL relativ unabhängig von dem vorangehenden Pegel und beträgt im Mittel 21 Einheiten bei einer Standardabweichung von 7.7 Einheiten. Die einzige Ausnahme resultiert aus der stetig ansteigenden Pegelfolge, deren systematische Abweichung zu höheren Lautheitswerten zuvor schon gezeigt wurde. Die Ergebnisse zeigen, daß die Kategoriallautheit eines gegebenen Stimulus nicht signifikant von dem Pegel des vorhergehenden Stimulus abhängt, solange keine systematische Abweichung aufgrund einer »fortschreitenden« Orientierung auftritt.

Insgesamt legen die Daten nahe, daß relativ große Variationen des Pegels in aufeinanderfolgenden Darbietungen verwendet werden sollten, um direkte Pegelvergleiche zu verhindern. Dennoch sollte die Pegeldifferenz in aufeinanderfolgenden Darbietungen nicht zu groß sein, um für den Probanden unerwartet laute oder leise Stimuli zu vermeiden. Zum Beispiel kann der Pegelsprung auf 50 % des jeweils angebotenen Pegelbereichs beschränkt werden. Eine weitere Voraussetzung ist, daß jeder Pegel innerhalb eines Blocks von Darbietungen nur wenige Male vorkommt. Da eine einfache Zufallsfolge die genannten Anforderungen nicht erfüllt, müssen Pseudo-Zufallsfolgen generiert werden, die die vorstehenden Einschränkungen erfüllen. Leider verhindern die genannten Anforderungen, daß die Orientierung der Probanden innerhalb eines Blocks von Darbietungen konstant bleibt, vielmehr müssen Pegelfolgen verwendet werden, die im Mittel entweder ansteigen oder abfallen. Da die letzteren Folgen eine kleinere systematische Abweichung erzeugen (siehe Abb. 3.2.3.), sind diese vorzuziehen. Tabelle 3.2.4. zeigt Beipiele für solche ansteigenden Pseudo-Zufallsfolgen für verschiedene Blockgrößen. Der maximale Pegelsprung beträgt 50 % des Dynamikbereichs und im Mittel steigen die Pegel an.

Tabelle 3.2.4. *Beispiele für Pseudo-Zufallsfolgen des Darbietungspegels, die den im Text genannten Anforderungen genügen. Alle Folgen sind so generiert, daß sie den Pegelbereich von 0 dB bis 100 dB HL mit einer bestimmten Anzahl* n *von Schritten abdecken. Die maximale Schrittgröße zwischen aufeinanderfolgenden Darbietungen beträgt 50 dB, d.h. 50 % des Gesamtpegelbereichs. Jeder Pegel wird einmal dargeboten*

n	Pegel / dB HL									
5	0	50	25	100	75					
	25	0	50	100	75					
6	20	0	40	80	60	100				
	0	40	20	60	100	80				
7	0	33	17	50	67	100	83			
	0	17	50	33	83	67	100			
8	0	29	14	57	43	71	100	86		
	14	0	43	29	57	86	71	100		
9	25	0	13	38	75	63	50	100	88	
	0	13	25	50	38	63	100	88	75	
10	0	22	44	11	33	56	89	67	78	100
	22	11	0	33	44	78	56	100	67	89

Kapitel 3

Einfluß des Mischens von Frequenzen und Seiten
In den bisher beschriebenen Experimenten wurde die Pegelfolge randomisiert, während die Frequenzen der Stimuli und die Darbietungsseiten jeweils konstant innerhalb eines Meßblocks waren. Im Sinne einer »absoluten« Beurteilung der Lautstärke eines Stimulus könnte es günstig sein, die Folge der Frequenzen und/oder Seiten ebenfalls zu randomisieren, um eine relative Lautstärkebeurteilung zu vorausgegangenen Darbietungen wirksamer zu verhindern, als es durch alleinige Randomisierung der Pegelfolge geschieht. Um diese Hypothese zu testen, wurde eine Reihe von Untersuchungen unter Benutzung des bereits beschriebenen einstufigen Meßverfahrens ((10 + 1)-Kategorien, unorientiertes Verfahren mit 7 verschiedenen Darbietungspegeln im Bereich von 10 dB bis 90 dB HL, 2 Darbietungen jedes Pegels, mit den 9 Normalhörenden der Gruppe NH-4 durchgeführt. In einem ersten Experiment wurden Skalierungen von Schmalbandrauschen der Mittenfrequenzen 250 Hz, 500 Hz, 1 kHz, 2 kHz und 4 kHz durchgeführt. Alle Frequenzen wurden zweimal getestet. In einem Meßblock wurden alle Frequenzen sequentiell nacheinander angeboten, während im anderen Meßblock alle Frequenzen randomisiert wurden, d.h. in aufeinanderfolgenden Darbietungen wurden Stimuli mit unterschiedlichen Frequenzen dargeboten. In einem zweiten Experiment wurde nur das Signal mit 1 kHz Mittenfrequenz in 2 Meßblöcken getestet. Dabei wurden die Darbietungsseiten zum einen sequentiell nacheinander und zum anderen randomisiert dargeboten. Innerhalb der Meßblöcke wurde die Pegelfolge jeweils nach dem im vorigen Abschnitt erläuterten Verfahren randomisiert. Jeder der Meßblöcke wurde mit jedem Probanden zweimal an verschiedenen Tagen durchgenommen, wobei die Reihenfolge der Meßblöcke (sequentiell/randomisiert) jeweils gewechselt wurde. Wie bereits beschrieben, wurden Lautstärkefunktionen durch Anpassung der Parameter L_{25} und m an die Antworten der Probanden zu jeder Frequenz, Darbietungsseite und Testversion berechnet. Zusätzlich wurde die Güte der Anpassung Δ_{FIT} berechnet.

Zur statistischen Evaluation der Ergebnisse wurde für jedes der beiden Experimente und jeden der 3 angepaßten Parameter eine Varianzanalyse (ANOVA) mit den Faktoren »Proband«, »Wiederholung der Messung«, sowie »Testverfahren« (d.h. sequentiell oder randomisiert) durchgeführt. In allen Fällen war der Faktor »Proband« hoch signifikant ($p < 0.1$ %), während der Faktor »Wiederholung« in keinem Fall signifikant war ($p > 5$ %). Dies ist in guter Übereinstimmung mit dem bereits erläuterten Ergebnis, daß die interindividuelle Variabilität höher als die intraindividuelle Variabilität ist. Der Faktor »Testverfahren« hatte nur auf den Pegel L_{25} im ersten Experiment einen hoch signifikanten Einfluß ($p < 0.1$ %): Im Meßblock mit randomisierter Darbietung der Frequenzen lag der Mittelwert des Pegels L_{25} 2.8 dB niedriger als im Meßblock mit sequentiell dargebotenen Frequenzen. Dies deutet auf ein »konservativeres« Antwortverhalten der Probanden im Falle der sequentiellen Darbietung hin. Abgesehen von diesem systematischen Unterschied bezüglich des Pegels L_{25} wurde kein weiterer Einfluß der Randomisierung der Frequenzen bzw. Darbietungsseiten auf die Parameter der Lautstärkefunktion festgestellt. Daher sollten andere prozedurale Faktoren herangezogen werden, um zu entscheiden, ob eine Randomisierung der genannten Parameter erfolgen soll:

Bei Anwendung des Verfahrens mit randomisierten Frequenzen zeigten sich beispielsweise einige Probanden durch das Aufeinanderfolgen von Stimuli verschiedener Frequenz irritiert, insbesondere wenn es sich um ungeübte Personen handelte. Weiterhin ist die Anzahl der Darbietungen pro Meßblock in diesem Verfahren höher als in dem Verfahren ohne Randomisierung der Frequenzen und/oder Seiten, das eine Unterbrechung der Messung jeweils nach der Darbietung aller Pegel bei einer Frequenz erlaubt. Andererseits hat dieses Verfahren den Nachteil, daß die zuletzt gemessenen Frequenzen aufgrund von Ermüdungs- und/oder Lerneffekten systematisch von den zuerst gemessenen Frequenzen abweichen können. Da der Lerneffekt, wie bereits gezeigt, relativ gering ist, und ein Ermüdungseffekt durch Pausen zwischen den Meßblöcken reduziert werden kann, sollte das Meßverfahren mit sequentieller Darbietung der Frequenzen in der klinischen Anwendung der Hörflächenskalierung vorgezogen werden.

Korrelation mit dem Hörverlust
Um eine Aussage darüber zu erhalten, ob das Verfahren der Hörflächenskalierung mehr aussagt als das etablierte und einfach durchzuführende Tonschwellenaudiogramm, wurde die Vorhersagbarkeit der Ergebnisse des einstufigen Meßverfahrens aus dem Tonschwellenaudiogramm untersucht. Dazu wurden die Spearmanschen Rang-Korrelationskoeffizienten für die Parameter des Tonschwellenaudiogramms (Knochenleitungs- und Luftleitungs-Hörverlust) und die zugehörigen angepaßten Parameter der Lautstärkefunktionen (Pegel L_{25} und Steigung m) für die Gruppe SH-1 (60 Schwerhörige) berechnet. Da alle Parameter bei 4 kHz die größte Varianz zwischen den Probanden aufwiesen, wurde die Berechnung nur für diese Frequenz durchgeführt. Zur Berechnung der Korrelationskoeffizienten wurde die Methode nach Spearman verwendet, da diese eine robuste, verteilungsfreie Schätzung der Korrelation ermöglicht (vgl. *Sachs*, 1978).

Tabelle 3.2.5. Spearmansche Rang-Korrelationskoeffizienten und Signifikanzniveaus (in Klammern) zwischen den Hörverlusten im Tonschwellenaudiogramm bei 4 kHz (Knochenleitungs(KL)- und Luftleitungs(LL)-Hörverlust und den zugehörigen angepaßten Parametern m und L_{25} der Lautstärkefunktion für die Gruppe SH-1 (60 Schwerhörige) und das einstufige Meßverfahren

	m [Skt/dB]	L_{25} [dB HL]
LL	0.39 (<0.1 %)	0.82 (<0.1 %)
KL	0.52 (<0.1 %)	0.67 (>5 %)

Tabelle 3.2.5. gibt die berechneten Rang-Korrelationskoeffizienten und Signifikanzniveaus für die beobachtete Korrelation an. Für den Pegel L_{25} ergibt sich eine relativ hohe Korrelation von 0.82 mit dem Luftleitungs-Hörverlust (hoch signifikant). Dies ist darauf zurückzuführen, daß beide Parameter die lineare Abschwächungswirkung der Hörschädigung sowie die Mittelohrkomponente in gleicher Weise enthalten. Die Korrelation des Pegels L_{25} mit dem Knochenleitungs-Hörverlust ist mit 0.67 etwas geringer, da hier die Mittelohrkomponente nicht enthalten ist. Trotzdem ist die Korrelation hoch signifikant. Die Korrelation der Steigung m mit den Parametern des Audiogramms dagegen ist wesentlich geringer. In diesem Fall ist die Korrelation mit dem Knochenleitungs-Hörverlust höher als diejenige mit dem Luftleitungs-Hörverlust. Dies deutet darauf hin, daß der Knochenleitungs-Hörverlust und die Steigung m der Lautstärkefunktion einen gemeinsamen Faktor, nämlich das Maß der Schädigung des Innenohres, besitzen.

Die beobachteten signifikanten Korrelationen zwischen Parametern des Audiogramms und der Hörflächenskalierung sind konsistent mit Literaturdaten von *Pascoe* (1988) über die Korrelation zwischen Hörschwelle, MCL und UCL, sowie von *Hellman* und *Meiselman* (1993) über die inter-individuelle Variabilität der Steigung gemessener Lautstärkefunktionen in Relation zum Hörverlust. Dennoch ist die absolute Größe der Koeffizienten, insbesondere im Fall der Steigung *m*, gering, so daß für den individuellen Fall keine verläßliche Schätzung der Lautstärkefunktion aus den Parametern des Audiogramms möglich ist. Offensichtlich gibt die Hörflächenskalierung zusätzliche Informationen über den individuellen Hörverlust und das Ausmaß des Recruitments, die nicht aus dem Audiogramm ableitbar sind.

3.2.6. Diskussion

In diesem Abschnitt wurde der Einfluß verschiedener prozeduraler Faktoren der Hörflächenskalierung auf das Antwortverhalten der Probanden und die gemessenen Lautstärkefunktionen untersucht. Es zeigte sich, daß selbst bei Normalhörenden Unterschiede in der Lautheitswahrnehmung bestehen, die sich mit der Methode der Hörflächenskalierung signifikant nachweisen ließen. Diese interindividuellen Unterschiede dominieren die Variabilität der Ergebnisse. Es haben aber auch der Bereich der angebotenen Pegel und die Orientierung der Probanden über den zu erwartenden Pegelbereich einen signifikanten Einfluß auf die Ergebnisse. Auch das Mischen der Darbietungen bezüglich der Frequenz der Stimuli hat einen Einfluß auf das Antwortverhalten der Probanden. Um die Vergleichbarkeit von Ergebnissen der Hörflächenskalierung zu sichern, muß daher ein Standard-Protokoll erstellt werden, das diese Parameter festlegt. Für alle anderen untersuchten Parameter konnte kein signifikanter Einfluß auf das Ergebnis einer Skalierung nachgewiesen werden. Insbesondere konnte kein signifikanter Unterschied zwischen der Lautstärkebeurteilung auf einer groben (10 + 1)-stufigen Skala und einer 50-stufigen Skala festgestellt werden, zumindest nicht, was die mit den unterschiedlichen Skalen gemessenen Lautstärkefunktionen sowie die Reproduzierbarkeit der Messung betrifft. Ein signifikanter Lerneffekt konnte ebenfalls nicht nachgewiesen werden.

Obwohl die Ergebnisse der Hörflächenskalierung signifikant mit den Parametern des Tonschwellenaudiogramms korreliert sind, liefert die Skalierung im individuellen Fall zusätzliche Informationen über den Hörverlust und das Ausmaß des Recruitments, die nicht aus dem individuellen Audiogramm vorhergesagt werden können. Allerdings ist die Auflösung der Skalierung im schwellennahen Bereich insbesondere bei Normalhörenden begrenzt, so daß das Audiogramm nicht durch die Hörflächenskalierung ersetzt werden kann.

Insgesamt erscheint die Methode der Hörflächenskalierung eine verläßliche und wertvolle Methode zur Diagnose von Hörstörungen und zur Anpassung von Hörgeräten zu sein, wenn sie in angemessener Weise durchgeführt wird. Für klinische Anwendungen erscheint nach den hier vorgestellten Untersuchungen ein einstufiges Meßverfahren mit Orientierung der Probanden und Beurteilung auf einer (10 + 1)-stufigen Skala sinnvoll. In einem Block von Darbietungen sollte nur eine Frequenz (vorzugsweise Schmalbandrauschen) und eine Darbietungsseite getestet werden. Dabei

Kapitel 3

sollte eine pseudo-zufällige Abfolge der Darbietungspegel gewählt werden.

Literatur

Allen, J., Hall, J. und Jeng, P., (1990). »Loudness growth in 1/2-octave bands (LGOB) A procedure for the assessment of loudness«, J. Acoust. Soc. Am. **88**, 745–753.

Boretzki, M., Heller, O., Knoblach, W., Fichtl, E., Stock, A., und Opitz, M., (1994). »Untersuchungen zur Reliabilität und Sensitivität der Hörfeldaudiometrie«. In Fortschritte der Akustik, DAGA '94, 1433–1436. DPG Kongreßgesellschaft, Bad Honnef.

Gescheider, G. A. und Hughson, B. A., (1991). »Stimulus context and absolute magnitude estimation: A study of individual differences«, Perception and Psychophysics **50**, 45–57.

Hellbrück, J., Moser, L., (1985). »Hörgeräte-Audiometrie: Ein computerunterstütztes psychologisches Verfahren zur Hörgeräteanpassung«, Psychol. Beiträge **27**, 494–508.

Heller, O., (1985). »Hörfeldaudiometrie mit dem Verfahren der Kategorienunterteilung (KU)«, Psychol. Beiträge **27**, 478–493.

Heller, O., (1991). »Oriented category scaling of loudness and speech audiometric validation«. In Schick, A., Hrsg., Contributions to Psychological Acoustics. Bibliotheks- und Informationssystem der Universität Oldenburg. ISBN 3-8142-0400-X.

Hellman, R. P., und Meiselman, C. H., (1993). »Rate of loudness growth for pure tones in normal and impaired hearing«, J. Acoust. Soc. Am. **93**, 966–975.

Kießling, J., Schubert, M., und Wagner, I., (1994). »Lautheitsskalierung – Ein Verfahren zum quantitativen Recruitmentnachweis«, HNO **42**, 350–357.

Launer, S., (1995). »Loudness perception in Listeners with Sensorineural Hearing Impairment«. Dissertation, Universität Oldenburg.

Pascoe, D., (1988). »Clinical measurements of the auditory dynamic range and their relation to formulas for hearing aid gain«. In Jensen, J., Hrsg., Hearing Aid fitting, 13th Danavox Symposium.

Poulton, E. C., (1989). »Bias in Quantifying judgements«. Lawrence Erlbaum, Hillsdale, New Jersey.

Sachs, L., (1978). »Angewandte Statistik: Statistische Methoden und ihre Auswertungen«. Springer, Heidelberg.

Schach, S., und Schäfer, T., (1978). »Regressions- und Varianzanalyse: Eine Einführung«. Springer, Heidelberg.

3.3. Reproduzierbarkeit und klinische Anwendbarkeit
(J. Kießling, T. Steffens, I. Wagner)

Einleitung

Bereits in den fünfziger Jahren hat *Stevens* (1955, 1956, 1959) eine direkte Schätzung von sensorischen Größen vorgeschlagen, um einen unmittelbaren Zugang zu den Empfindungsgrößen zu schaffen. Die direkte Lautheitsskalierung in Form der Kategorial-Skalierung hat zunächst in der Psychologie ihren Niederschlag gefunden, so z. B. in Deutschland durch *Heller* (1985, 1991), *Hellbrück et al.* (1981, 1984) und *Hellbrück* (1983), bevor das Verfahren unter dem Aspekt der audiologischen Diagnostik und der Hörgeräteversorgung aufgegriffen wurde (*Geller und Margolis* 1984, *Knight und Margolis* 1984, *Moser und Hellbrück* 1984, *Hellbrück und Moser* 1985, *Margolis* 1985, *Pascoe* 1986 und 1988, *Moser* 1987, *Pluvinage und Benson* 1988, *Pluvinage* 1989, *Allen et al.* 1990, *Moore et al.* 1992, *Hohmann* 1993). In Abschnitt 2.2. wird ein Überblick über die verschiedenen methodischen Ansätze zur Lautheitsmessung gegeben.

Angesichts der langen Tradition und der zahlreichen Untersuchungen zum Thema Lautheitsskalierung mag man sich fragen, warum dieses Verfahren nicht schon früher eine stärkere Verbreitung in der audiologischen Diagnostik und insbesondere in der Hörgeräte-Akustik gefunden hat. Die Gründe dafür sind wohl vielfältiger Natur, doch dürfte die Tatsache, daß die Kategorial-Lautheitsskalierung in der Vergangenheit nur von wenigen Audiometer-Herstellern kommerziell angeboten wurde, eine wesentliche Rolle spielen. Ein anderer Grund für die anfängliche Zurückhaltung mag darin zu sehen sein, daß der Beweis für ein positives Aufwand-Nutzenverhältnis nicht in ausreichender Deutlichkeit erbracht wurde.

Inzwischen findet die Kategorial-Lautheitsskalierung zunehmend Eingang in die audiologische Diagnostik und die Hörgeräte-Akustik und so ist die Frage nach der praktischen Anwendbarkeit des Verfahrens für den potentiellen Nutzer von besonderem Interesse. Einen Beitrag dazu soll die vorliegende Studie leisten, indem Fragestellungen untersucht werden (*Kießling et al. 1993*), die für die Verwendbarkeit des Verfahrens in Hörgeräte-Akustik und Audiologie relevant sind:

- Zuverlässigkeit von Test/Retest-Untersuchungen innerhalb einer Sitzung (Kurzzeit)
- Zuverlässigkeit von Test/Retest-Untersuchungen nach 8 bis 10 Tagen (Langzeit)
- Einfluß von Testfrequenz, Hörverlust, Geschlecht und Alter der Probanden
- Einfluß von Lerneffekten
- zweistufige bzw. einstufige Skalierung
- Vorgabe der Dynamikgrenzen auf der Grundlage des Tonschwellenaudiogramms bzw. einer individuellen Dynamikbestimmung
- Eingabe der Lautheitsschätzung durch den Probanden bzw. den Testleiter
- (geschlechtsspezifische) Ermittlung normaler Pegel-Lautheitsfunktionen.

3.3.1. Probanden und Methoden

Die Untersuchungen wurden an insgesamt 103 Versuchspersonen durchgeführt. Dabei handelte es sich um 88 Probanden mit Innenohrschwerhörigkeiten, die auf freiwilliger Basis unter den Patienten der HNO-Klinik der Universität Gießen rekrutiert wurden, sowie um 15 Normalhörende. Während die psychosoziale Struktur und die Altersverteilung der schwerhörigen Versuchspersonen als repräsentativ für die Patientenschaft einer HNO-Klinik gelten dürfen, bestand das Vergleichskollektiv aus jungen, ohrgesunden Probanden, die sich für diese Studie zur Verfügung gestellt hatten.

Bei allen Probanden lagen zum Zeitpunkt der Untersuchung komplette HNO-ärztliche und konventionell-audiometrische Untersuchungsbefunde vor, die eine eindeutige Klassifizierung (Normakusis bzw. cochleäre Hörstörung) ermöglichen. Ausgehend von der Hörfeldaudiometrie auf der Grundlage der Kategorienunterteilung erfolgt die Lautheitsskalierung nach Darbietung von pegelrandomisierten Schmalband-Rausch-Bursts (vgl. Abschnitt 3.2.). Die terzbreiten Rausch-Bursts werden im Sinne eines Ankündigungssignals jeweils als Doppel-Burst präsentiert. In der ersten Phase der Studie wird ein zweistufiges Skalierungsverfahren verwendet, wie es von *Heller* (1985) beschrieben wurde. Dabei nimmt der Proband zunächst eine Grobskalierung anhand der Kategorien »sehr leise«, »leise«, »mittellaut«, »laut« und »sehr laut« vor, bevor in einem zweiten Schritt auf einer zehnstufigen Skala feinskaliert wird. Somit wird das Skalierungsergebnis auf einer Skala mit insgesamt 50 Kategorien angegeben. Hinzu kommt der Wert »0«, für den Fall, daß der Reiz nicht wahrgenommen wird.

Im weiteren Verlauf der Studie wird eine einstufige Skalierungsprozedur auf einer 10-Kategorienskala (plus »0« für »unhörbar«) erprobt und für die weiteren Untersuchungen im Rahmen dieser Arbeit beibehalten. Um die Ergebnisse mit denen der Würzburger Arbeitsgruppe vergleichen zu können, werden die Lautheitsurteile gemäß Abb. 3.3.1. in eine Skala mit 50 (+1) Kategorien linear überführt.

Sämtliche Untersuchungen der vorliegenden Studie wurden mit dem in Abschnitt 3.1. beschriebenen zweikanaligen Forschungsaudiometer durchgeführt, dessen Hard- und Software im Rahmen des angesprochenen Ver-

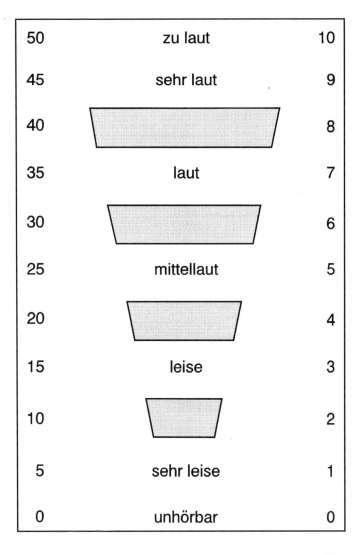

Abb. 3.3.1. Kategorial-Skala mit 10 (+ 1) Kategorien zur Lautheitsskalierung

Kapitel 3

bundforschungsvorhabens von der Arbeitsgruppe Medizinische Physik an der Universität Oldenburg entwickelt worden waren (*Müller* 1992, *Hohmann* 1993, *Hohmann und Kollmeier* 1995, *Launer* 1995). Mit diesem Forschungsaudiometer können neben der Kategorial-Lautheitsskalierung auch Sprachverständlichkeitsmessungen sowie psychoakustische Untersuchungen in sehr flexiber Weise vorgenommen werden. Durch entsprechende Softwareerweiterung sind auch die herkömmlichen audiometrischen Untersuchungen realisierbar.

Die Abbildung 3.3.2. zeigt das Funktionsdiagramm der audiometrischen Untersuchungseinheit, deren Kernstück ein IBM-AT-kompatibler Rechner mit Signalprozessorkarte ist. Dieser Rechner steuert die Abläufe der verschiedenen Testverfahren. Die Schallreize können wahlweise von der Festplatte, über ein Netzwerk vom Server (Sun SPARC-Station) oder von externen Signalquellen (CD-Spieler, DAT-Recorder) eingespielt, mit dem Signalprozessor-Board digital bearbeitet und über den in Göttingen entwickelten, digital steuerbaren Zweikanal-Audiometrie-Verstärker über Kopfhörer oder Lautsprecher dargeboten werden. Die grundlegenden Untersuchungen, über die hier berichtet wird, wurden monaural über Kopfhörer

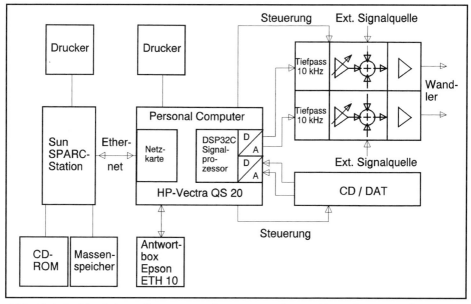

Abb. 3.3.2. Funktionsdiagramm des verwendeten Forschungsaudiometers (vgl. auch Abschnitt 3.1. und Abb. 3.1.1.)

(Beyer, DT 48) durchgeführt, sofern nicht andere Angaben gemacht werden.

Die Reizparameter können in vielfältiger Weise bezüglich Pegel, Frequenz und Testohr randomisiert werden. Bei der Pegelrandomisierung kann zwischen zwei Strategien gewählt werden: randomisiert mit ansteigender Tendenz bzw. gänzlich randomisiert. In der vorliegenden Untersuchung werden die Testfrequenzen und Ohren sequentiell separat angeboten. Die Pegel werden mit ansteigender Tendenz in randomisierter Folge appliziert. Sämtliche Testparameter, u. a. der Start- und der Endpegel zur Einstellung des Pegelumfangs, werden softwaremäßig eingestellt. Start- und Endpegel können auf der Basis des Tonschwellenaudiogramms geschätzt oder, wie es sich als zweckmäßiger erwiesen hat, vorab mit Hilfe eines Programms (»HF-Sweep«: Hörfeld-Sweep) zur Bestimmung der individuellen Restdynamik ermittelt werden. Die Testpegel (typisch 8 bis 10) werden linear im individuellen Restdynamikbereich verteilt.

Als Antwortmedium fungiert ein frei programmierbarer Handheld-Computer (Epson ETH 10), der mit einem berührungsempfindlichen LCD-Bildschirm ausgestattet ist und der über eine serielle Schnittstelle mit dem Steuerrechner kommuniziert. Der ETH 10 basiert auf einem Z80-Prozessor und erlaubt die Darstellung von 12 x 14 alphanumerischen oder graphischen Zeichen. Für Zwecke der Kategorial-Lautheitsskalierung wird nach der akustischen Darbietung auf dem Touch-Screen eine Graphik visualisiert, die der Abb. 3.3.1. ohne die Zahlenangaben entspricht. Anhand dieser Darstellung gibt der Proband seine Lautheitsurteile durch Berührung des Bildschirms ein (vgl. Abb. 3.1.2.).

Nach Abschluß der Untersuchung werden die Pegel-Lautheitsfunktionen für die geprüften Stimuli mit einem least-squares-Fit an die Meßwerte angepaßt und es werden die Steigung und der Schwellenwert der linear angefitteten Pegel-Lautheitsfunktion ausgegeben. Wenn frequenzspezifische Reize verwendet werden, kann der Isophonenverlauf für die betreffenden Stimuli in einem Audiogrammformular dargestellt werden. Für Dokumentationszwecke können die Pegel-Lautheitsfunktionen sowie die Isophonenschar ausgedruckt werden.

3.3.2. Ergebnisse

Da die Reliabilität der Kategorial-Lautheitsskalierung gelegentlich in Frage gestellt wird, wurden zunächst Test/Retest-Untersuchungen durchgeführt, um eine Klärung dieser Frage herbeizuführen. Dazu absolvierten alle schwerhörigen Probanden (n = 88) und Normalhörenden (n = 15) bei 500, 1 500 und 4 000 Hz je zwei Skalierungen in unmittelbarer Folge. Die Auswertung der Test/Retest-Abweichungen erfolgte hinsichtlich des Einflusses von Testfrequenz, Hörverlust, Geschlecht und Alter. Die Abweichungen bei Wiederholungsskalierung sind normalverteilt und durch Standardabweichungen in der Größenordnung von 5 bis 7 KU-Einheiten auf der 50-Kategorienskala gekennzeichnet. Da sich die Test/Retest-Reliabilität als unabhängig von der Testfrequenz, dem Hörverlust und dem Geschlecht der Probanden erwiesen hat, werden im folgenden die Daten diesbezüglich (Testfrequenz, Hörverlust, Geschlecht) zusammengefaßt.

Für die praktische Verwendbarkeit der Kategorial-Lautheitsskalierung speziell im Bereich der Hörgeräteversorgung, wo man es mehrheitlich mit älteren Patienten zu tun hat, ist der Alterseinfluß auf die Skalierungsergebnisse von hohem Interesse. In diesem Sinne wurden die Befunde altersbezogen für zwei Altersklassen (20 bis 39 bzw. 60 bis 79 Jahre) evaluiert, wobei die Daten für verschiedene Testfrequenzen und Darbietungspegel zusammengefaßt wurden. In der Abb. 3.3.3. sind die Häufigkeitsverteilungen der Skalierungsabweichung bei Test/Retest-Untersuchungen und die daran angepaßten Normalverteilungen für die beiden Altersklassen dargestellt. Die Ergebnisse lassen erkennen, daß die Standardabweichung mit steigendem Alter zwar geringfügig zunimmt, dieser Effekt jedoch keine relevante Zuverlässigkeitseinbuße darstellt.

Unsere mehrjährigen klinischen Erfahrungen mit der Kategorial-Lautheitsskalierung haben gezeigt, daß auch ältere Patienten, wie sie für ein klinisches Klientel typisch sind, nach kurzer Einübung fast immer in der Lage sind, die Lautheit mit ausreichender Zuverlässigkeit zu skalieren. Nur in Ausnahmefällen ergeben sich dahingehend Probleme, daß entweder der Untersuchungsablauf nicht verstanden wird oder die Anweisungen auf der Antwortbox nicht gelesen werden können. Das gilt insbesondere für stark fehlsichtige Patienten, die bei Untersuchungen mittels Kopfhörer ihre Brille nicht, bzw. nicht adäquat tragen können. Im allgemeinen kann dieses Problem durch geeignete Beleuchtung des Bildschirms und durch Wahl großer Schrifttypen ausreichend gelöst werden. Für Extremfälle wird von

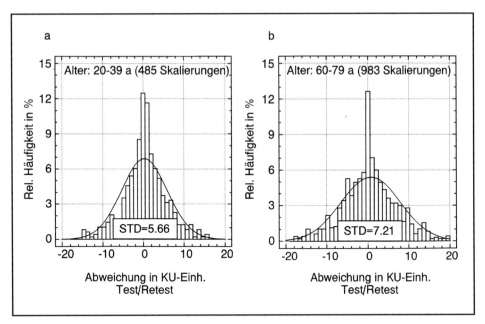

Abb. 3.3.3. *Häufigkeitsverteilung der Skalierungsabweichung bei Test/Retest-Untersuchungen mit approximierter Normalverteilung und Angabe der Standardabweichung (STD):*
a. bei Probanden im Alter von 20 bis 39 Jahren
b. bei Probanden im Alter von 60 bis 79 Jahren

der Aachener Arbeitsgruppe ein großformatiger Touch-Screen als Eingabemedium erprobt.

Um auch die langzeitliche Reliabilität zu erfassen, wurde bei 15 der 103 Probanden nach 8 bis 10 Tagen eine zweite Wiederholungsskalierung durchgeführt. Bei Gegenüberstellung der Kurzzeit- und Langzeit-Test/Retest-Abweichungen (Abb. 3.3.4.) stellte sich heraus, daß die Skalierungsabweichungen über einen längeren Zeitraum zwar tendenziell größer werden (Standardabweichung von 6,67 gegenüber 5,60), die Skalierungsergebnisse unter dem Aspekt der praktischen Verwertbarkeit jedoch ausreichend stabil erscheinen.

Neben den bisher genannten Faktoren wurden auch andere Einflußgrößen untersucht, so zum Beispiel der Einfluß von Lerneffekten auf die Kategorial-Lautheitsskalierung. Als Maße für die Güte der Skalierung wurden folgende Größen herangezogen: 1. der Korrelationskoeffizient, der sich aus

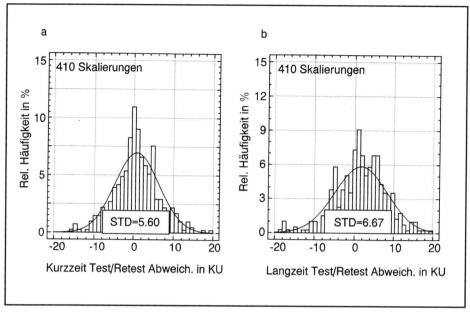

Abb. 3.3.4. Häufigkeitsverteilung der Skalierungsabweichung bei Test/Retest-Untersuchung mit approximierter Normalverteilung und Angabe der Standardabweichung (STD):
a. bei Wiederholung innerhalb einer Sitzung
b. bei Wiederholung nach 8 bis 10 Tagen

der Regressionsrechnung für die individuelle Pegel-Lautheitsfunktion ergibt und 2. die relative Anzahl von Nicht-Monotonitäten bei der Lautheitsskalierung, also die Anzahl der Wendepunkte in der Pegel-Lautheitsfunktion bezogen auf die Zahl der angebotenen Pegel. Die Ergebnisse dieser Betrachtungen auf der Grundlage von Test/Retest-Messungen an 20 Probanden sind in Abb. 3.3.5.a und b wiedergegeben. Dort sind die Medianwerte, obere und untere Quartile sowie Extremwerte der genannten Gütekriterien für den 1. bzw. 2. Skalierungsdurchgang aufgetragen. Die Einkerbungen in den 50 %-Bereichen stellen die 95 %-Konfidenzintervalle dar. Sofern sich diese nicht überlappen, ist von einer signifikanten ($p < 0{,}05$) Abweichung der betreffenden Größe im 1. bzw. 2. Durchgang auszugehen.

Dementsprechend ist der Korrelationskoeffizient für die Regressionsgerade zur Approximation der Einzelantworten, also die Güte der zweiten Skalierung, signifikant höher als im ersten Durchgang (Abb. 3.3.5.a). Auch liegt der Medianwert für die Zahl der Nicht-Monotonitäten der Pegel-

Optimierung der Methodik

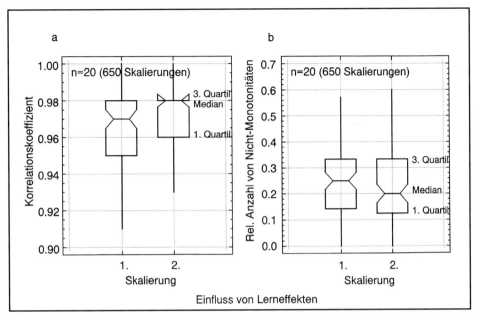

Abb. 3.3.5. *Einfluß von Lerneffekten auf die Skalierungsgüte. Als Gütekriterien dienen:*
a. der Korrelationskoeffizient, der sich bei linearer Approximation der individuellen Pegel-Lautheitsfunktion ergibt
b. die Anzahl der Nicht-Monotonitäten der Pegel-Lautheitsfunktion, bezogen auf die Zahl der Pegeldarbietungen, d. h. die Anzahl der »Knicke« in der Pegel-Lautheitsfunktion

Lautheitsfunktion beim Retest niedriger als beim Test, wenn auch dieser Effekt nicht signifikant auf dem 5 %-Niveau ist (Abb. 3.3.5.b). Aufgrund dessen kann die Skalierungsqualität durch Lerneffekte offenbar deutlich gesteigert werden, was unter dem Aspekt der praktischen Anwendung für die Vorschaltung eines Einübungsdurchgangs spricht. Das scheint auch unter dem Gesichtspunkt der »Orientiertheit« (*Heller* 1991) angeraten, worauf noch eingegangen werden wird.

Ferner wurden die Ergebnisse des zweistufigen Verfahrens mit denen des einstufigen Skalierungverfahrens an 10 Normalhörenden (Abb. 3.3.6.a) und 47 Innenohrschwerhörigen (Abb. 3.3.6.b) verglichen. Um den Einfluß von Lerneffekten auszuschalten, wurde abwechselnd von Proband zu Proband mit dem einstufigen (10-Kategorienskala) bzw. zweistufigen (50-Kategorienskala) Prozedere begonnen. Ähnlich wie bei den Untersuchun-

Kapitel 3

gen zur Reproduzierbarkeit wurde die Verteilung der Skalierungsabweichungen im Vergleich beider Verfahren ausgewertet.

Wie die Abb. 3.3.6. zeigt, skalieren knapp 25 % aller Probanden mittels beider Verfahren absolut identisch. Die Standardabweichung liegt für Normalhörende wie für die Gruppe innenohrschwerhöriger Patienten bei etwa 7 KU-Einheiten auf der 50-Kategorienskala und liegt damit in der Größenordnung der Test/Retest-Reliabilität des zweistufigen Verfahrens. Demzufolge trägt der Wechsel von einem Verfahren zum anderen nicht zu einer zusätzlichen Varianz bei, so daß das hier verwendete einstufige Verfahren dem klassischen zweistufigen Kategorienunterscheidungsverfahren gleichberechtigt erscheint. Da die Dauer der Patienteneinweisung wie auch die Untersuchungsdauer selbst bei einstufiger Vorgehensweise gegenüber dem Zweistufen-Skalieren deutlich kürzer ist, wurde das einstufige Verfahren für die folgenden Untersuchungen gewählt und in die klinische Praxis übernommen.

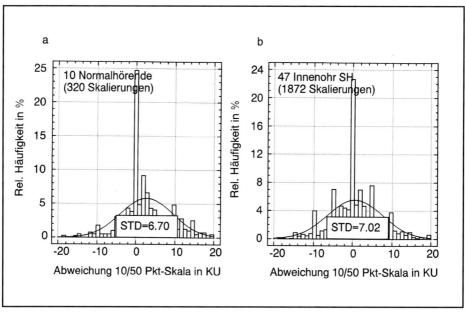

Abb. 3.3.6. Häufigkeitsverteilung der Skalierungsabweichung bei Verwendung einer 10 (+ 1)-Kategorienskala gegenüber einer 50-Kategorienskala mit approximierter Normalverteilung und Angabe der Standardabweichung (STD):
a. 10 Normalhörende
b. 47 Probanden mit Innenohrschwerhörigkeit

Heller (1991) weist auf die Bedeutung der »Orientiertheit« des Probanden für eine zuverlässige Direktskalierung von Lautheiten hin. Diese Orientiertheit kann durch vorherige Bestimmung der Hör- und der Unbehaglichkeitsschwelle für den betreffenden Stimulus erreicht werden, wobei dem Probanden der Stimulus und dessen Dynamikumfang vorab präsentiert werden. Den Einfluß dieses Faktors haben wir an insgesamt 20 Probanden untersucht, die je einen Skalierungsdurchgang ohne bzw. mit vorheriger Bestimmung der Hör- und Unbehaglichkeitsschwelle absolvierten. Im ersten Fall wurden Start- und Endpegel auf der Basis der Tonaudiometrie geschätzt, im anderen Fall wurden die Werte direkt ermittelt. Zu diesem Zweck wurde ein Steuerprogramm (»HF-Sweep«) entwickelt, das die Bestimmung der Hör- und der Unbehaglichkeitsschwelle mit dem Forschungsaudiometer in 5 dB-Stufen ermöglicht, während der mittlere Dynamikbereich zur Beschleunigung des Verfahrens in 10 dB-Schritten durchlaufen wird.

Auch hier wurde zum Ausschluß von Lerneffekten abwechselnd mit bzw. ohne vorherige Orientierung begonnen. Der Abb. 3.3.7. ist zu entnehmen, daß der zur Verfügung stehende Skalenbereich bei vorheriger Orientierung und direkter Bestimmung von Hör- und Unbehaglichkeitsschwelle von den Probanden besser ausgenutzt wird (Abb. 3.3.7. a), als wenn Start- und Endwerte lediglich geschätzt werden (Abb. 3.3.7. b). So werden insbesondere die Lautheitsklassen am unteren und oberen Ende der Skala häufiger angewählt.

Grundsätzlich ist jedoch festzustellen, daß alle Versuchspersonen dazu neigen, sich durch tendenziell niedrige Lautheitsurteile Handlungsspielraum im oberen Dynamikbereich zu verschaffen. Infolgedessen sind alle derartigen Verteilungen schief im Sinne einer Bevorzugung der unteren Lautheitskategorien. Diesem Verhalten kann durch die Vorschaltung eines Orientierungsdurchgangs lediglich partiell entgegengewirkt werden. Trotz des zusätzlichen Zeitaufwands ist wegen des positiven Einflusses von Lerneffekten und Orientiertheit eine initiale, orientierende Bestimmung von Hör- und Unbehaglichkeitsschwelle mit den betreffenden Stimuli unbedingt zu empfehlen.

Anhand der Kammstruktur der Verteilungen in Abb. 3.3.7. fällt zudem auf, daß jene Lautheitsklassen bevorzugt werden, die auf der Antwortbox mit semantischen Inhalten belegt sind (»sehr leise«, ... , »sehr laut«; vgl. Abb. 3.3.1.). Dieses Phänomen ist unabhängig von Reiz- und Patientenparametern durchgängig zu beobachten. Ganz offensichtlich ist diese Bevorzugung auf die Formulierung bei der Instruktion der Probanden zurückzufüh-

Kapitel 3

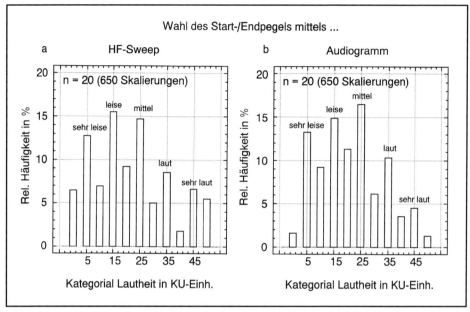

Abb. 3.3.7. *Häufigkeitsverteilung der Lautheitsurteile bei Wahl des Start- und Endpegels durch:*
a. individuelle Bestimmung der Restdynamik für den betreffenden Stimulus (»Hörfeld-Sweep/HF-Sweep«)
b. Abschätzung der Restdynamik aus der tonaudiometrischen Hörschwelle

ren, denn die Kieler Arbeitsgruppe berichtet über exakt gegenläufige Erscheinungen: Dort werden interessanterweise die »Tasten« unter der Beschriftung favorisiert (*Müller-Deile,* 1992). Ähnliche Bevorzugungsphänomene findet man auch bei zweistufiger Skalierung, wo die Primärkategorien (5, 15, ... , 45) und Halbkategorien (10, 20, ... , 40) zur Beschreibung der Lautheit besonders häufig genutzt werden. Diese Beobachtung mag ebenfalls als Indiz dafür dienen, daß die meisten Probanden mit einer relativ geringen Anzahl (ca. 10) von Lautheitskategorien auskommen.

Schließlich wurde der Frage nachgegangen, ob diejenigen Probanden, bei denen in der klinischen Praxis eine Kategorial-Lautheitsskalierung indiziert ist, grundsätzlich in der Lage sind, die Lautheitsurteile selbständig in die Antwortbox einzugeben. Dazu haben 5 Normalhörende und 40 Versuchspersonen mit cochleären Hörverlusten je zwei Skalierungen durchgeführt:

1. mit direkter Antworteingabe am Touch-Screen und
2. anhand einer Skalierungsvorlage auf Papier entsprechend Abb. 3.3.1. und mündlicher Übermittlung der Lautheitsurteile an den Untersuchungsleiter, der die Eingabe am Terminal besorgte. Ähnlich wie bei den anderen Experimenten wurde zur Vermeidung eines Einflusses von Lerneffekten mit wechselnden Bedingungen 1. oder 2. begonnen.

Die Abweichungen der Skalierung bei direkter (Versuchsperson) bzw. indirekter Antworteingabe (Operator) liegen für die Gruppe der Schwerhörigen (Standardabweichung = 7,95) ebenso wie für die Kontrollgruppe (Standardabweichung = 5,65) in der Größenordnung der altersbezogenen Test/Retest-Streuung (vgl. Abb. 3.3.3.). So liefern die normalhörenden, jüngeren Probanden (Abb. 3.3.8. a) in der Tendenz erwartungsgemäß etwas stabilere Skalierungen als die schwerhörigen, älteren Probanden (Abb. 3.3.8.b). Doch bereitet die Handhabung des Handy-Terminals den älteren Menschen

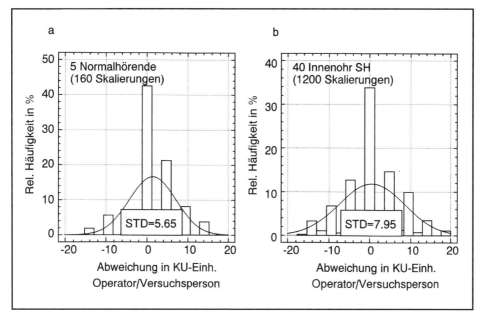

Abb. 3.3.8. Häufigkeitsverteilung der Skalierungsabweichung bei Eingabe der Lautheitsurteile durch die Versuchsperson bzw. durch den Untersucher mit approximierter Normalverteilung und Angabe der Standardabweichung (STD):
a. 5 Normalhörende
b. 40 Probanden mit Innenohrschwerhörigkeit

Kapitel 3

offenbar weniger Schwierigkeiten, als man annehmen mag. Da diese Untersuchung mit einstufiger Skalierung auf der Skala mit 10 (+1) Kategorien durchgeführt wurde, tritt wegen der schon erwähnten Favorisierung der Lautheitskategorien mit semantischer Bedeutung eine ausgeprägte Kammstruktur auf den Verteilungen der Abb. 3.3.8. auf.

Abschließend wurden die Normverläufe der Pegel-Lautheitsfunktionen für Schmalband-Rausch-Bursts unterschiedlicher Mittenfrequenz (500, 1 000, 2 000 und 4 000 Hz) an je 10 Normalhörenden ermittelt. Die Normwerte wurden sowohl für das zweistufige (5 mal 10 Kategorien) als auch für das einstufige Skalierungsverfahren (10 + 1 Kategorien) erhoben. Wie die Abb. 3.3.9. verdeutlicht, weisen die normalen Lautheitsfunktionen bei Kalibrierung, bezogen auf die Normhörschwelle (dB HL), für die hier geprüften Mittenfrequenzen einen weitgehend frequenzunabhängigen Verlauf auf. So

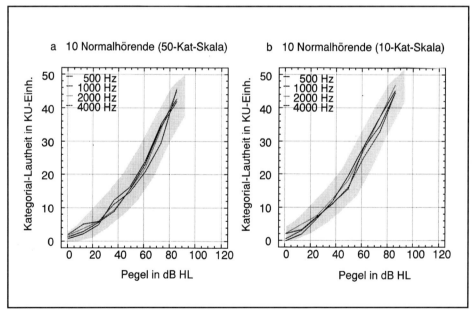

Abb. 3.3.9. Gemittelte Lautheitsurteile von 10 Normalhörenden für Schmalband-Rausch-Bursts der Mittenfrequenzen 500, 1 000, 2 000 und 4 000 Hz unter Verwendung:
a. eines zweistufigen Skalierungsverfahrens auf einer 50-Kategorienskala
b. eines einstufigen Verfahrens auf einer 10-Kategorienskala
Der Bereich der doppelten Standardabweichung ist grau dargestellt

unterschieden sich die Kurvenverläufe für die einzelnen Frequenzen nicht signifikant ($p \leq 0{,}05$).

Unabhängig von der Art der Skalierung folgt einem relativ flachen Anstieg im Bereich niedriger Pegel ein steilerer, nahezu linearer Verlauf oberhalb 40 dB HL. Bis zu Pegeln von 90 dB HL wird kein Sättigungsverhalten im Sinne einer rückläufigen Steigung beobachtet. Im Pegelbereich oberhalb 90 dB HL, der in der vorliegenden Studie nicht systematisch untersucht wurde, deutet sich jedoch ein derartiger Sättigungseffekt an. Der Vergleich der Befunde für die ein- bzw. zweistufige Skalierung (Abb. 3.3.9. a und b) ergibt keine signifikanten ($p \leq 0{,}05$) Unterschiede der Pegel-Lautheitsfunktionen. Dieses Resultat darf als weiterer (vgl. Abb. 3.3.6.) Hinweis darauf gewertet werden, daß das einstufige Verfahren unter dem Aspekt des geringeren Zeitbedarfs zu bevorzugen ist.

Die geschlechtsspezifische Auswertung der Daten bestätigt die Beobachtungen von *Hellbrück* (1983), *Hellbrück et al.* (1984) sowie anderer Autoren, daß weibliche Testpersonen die gleichen Pegel systematisch lauter einstufen als männliche Probanden. Dieser Effekt entspricht auf der Grundlage unseres Datenmaterials einer geschlechtsspezifischen Verschiebung der normalen Pegel-Lautheitsfunktion um etwa 6 dB. Bei Verwendung im Rahmen der Hörgeräteversorgung sollten demnach geschlechtsbezogene Norm-Lautheitsfunktionen herangezogen werden.

Während dieses Phänomen im allgemeinen einer geschlechtsspezifischen Lautheitsempfindlichkeit zugeordnet wird, führen *Hellbrück* (1983) sowie *Hellbrück et al.* (1984) diese Diskrepanz auf die geringeren Gehörgangsvolumina weiblicher Probanden zurück. Da unsere Untersuchungsergebnisse eine geschlechtsspezifische Differenz von ca. 6 dB ausweisen, was einer Volumenverdopplung entsprechen würde, und da das Gesamtvolumen unter dem Kopfhörer (Beyer, DT 48) und nicht das Gehörgangsvolumen allein berücksichtigt werden muß, erscheint ein reiner Volumeneffekt höchst unwahrscheinlich. Eher handelt es sich um ein multifaktorielles Geschehen, das durch eine höhere Lautheitsempfindlichkeit und durch geringere Gehörgangsvolumina bei weiblichen Individuen verursacht wird.

3.3.3. Zusammenfassung

Die vorliegenden Resultate machen deutlich, daß die Kategorial-Lautheitsskalierung mit der hier beschriebenen Hard- und Software von einem für die Hörgeräteversorgung typischen Patientenklientel mit hoher Zuverlässigkeit durchgeführt werden kann. Das gilt insbesondere auch für ältere Patienten, die in einer derartigen Population besonders häufig vertreten sind. Zudem konnte gezeigt werden, daß diese Patienten durchaus in der Lage sind, die Lautheitsbewertung selbständig an einem berührungsempfindlichen Bildschirm (Format 7 cm x 14 cm) einzugeben. Lediglich in Ausnahmefällen kann das Verfahren z. B. wegen Visusproblemen oder mangelnder Auffassungsgabe nicht eingesetzt werden.

Vergleichsuntersuchungen über längere Zeiträume haben gezeigt, daß die Kategorial-Lautheitsskalierung auch langzeitlich ausreichend reproduzierbar ist. Ferner konnten anhand von Test/Retest-Untersuchungen deutliche Lerneffekte im Sinne einer konsistenteren Skalierung beim Retest nachgewiesen werden. Diese Erfahrung sowie die bessere Ausnutzung des vorgegebenen Skalierungsbereichs bei Vorgabe der Start- und Endpegel auf der Basis der individuellen Hör- und Unbehaglichkeitsschwelle lassen einen vorgeschalteten orientierenden Skalierungsdurchgang zur Ermittlung der Hör- und Unbehaglichkeitsschwelle (»HF-Sweep«) angeraten erscheinen.

Der Vergleich der zweistufigen mit der einstufigen Skalierung ergab für beide Vorgehensweisen ähnlich zuverlässige Lautheitsurteile sowie nahezu identische Verläufe der Pegel-Lautheitskennlinien für normalhörende Probanden. Deshalb ist aus Gründen des geringeren Zeitbedarfs das einstufige Verfahren auf der Grundlage von 10 (+ 1) Lautheitskategorien für die praktische Anwendung in Audiologie und Hörgeräte-Akustik zu empfehlen.

Die hier ermittelten Normkennlinien der Pegel-Lautheitsfunktionen weisen unter Zugrundelegung einer HL-Kalibrierung im untersuchten Frequenzbereich (500 bis 4 000 Hz) weitgehend einheitliche Verläufe für verschiedene Schmalbandstimuli auf, die erst oberhalb 90 dB HL ein gewisses Sättigungsverhalten zeigen. Das bekannte Phänomen, daß weibliche Versuchspersonen Stimuli gleichen Pegels lauter beurteilen als Männer, konnte bestätigt werden. Obwohl in einer neueren Untersuchung von *Hellbrück et al.* (1995) diesbezüglich über uneinheitliche Ergebnisse bei Prüfung mit Kopfhörern bzw. im Freifeld berichtet wird, ist es denkbar, daß Frauen im Mittel eine höhere Lautheitsempfindlichkeit aufweisen.

Literatur

Allen, J. B., Hall, J. L., Jeng, P. S. (1990). Loudness growth in 1/2-octave bands (LGOB) – A procedure for the assessment of loudness. J. Acoust. Soc. Am. **88**, 745-753

Geller, D., Margolis, R. H. (1984). Magnitude estimation of loudness I: application to hearing aid selection. J. Speech. Hear. Res. **27**, 20-27

Hellbrück, J., Heller, O., Nowak Th. (1981). Wie genau kann die Lautheitsempfindung bestimmt werden? In: Fortschritte der Akustik. DAGA '81. VDE-Verlag Berlin, S. 757-760

Hellbrück, J. (1983). Geschlechtsspezifische Unterschiede in der Lautstärkeempfindung – Realität oder Artefakt? Z. exp. angew. Psychol. **30**, 387-399

Hellbrück, J. Oguey, M.-C., Seiler, C. (1984). Sind geschlechtsspezifische Unterschiede in der Lautstärkeempfindung ein Artefakt der Gehörgangsgröße? Z exp angew Psychol **31**: 439-446

Hellbrück, J., Moser, L. M. (1985). Hörgeräte-Audiometrie: Ein computergesteuertes Verfahren zur Hörgeräte-Anpassung. Psychol. Beitr. **27**, 494-508

Hellbrück, J., Thomamüller D., Zeitler, A. (1995), Hörfeldaudiometrie mit Gruppen normalhörender Personen in natürlichen Schallfeldern. Audiol. Akust. **34**, 60-81

Heller, O. (1985). Hörfeldaudiometrie mit dem Verfahren der Kategorienunterteilung (KU). Psychol. Beitr. **26**, 478-493

Heller, O. (1991). Oriented category scaling of loudness and speechaudiometric validation. In: Schick, A., Hellbrück, J., Weber, R. (Eds.): Contributions to Psychological Acoustics. Results of the Fifth Oldenburg Symposium on Psychological Acoustics. BIS der Universität Oldenburg, 135-159

Hohmann, V. (1993). Dynamikkompression für Hörgeräte – Psychoakustische Grundlagen und Algorithmen. Dissertation, Universität Göttingen

Hohmann, V., Kollmeier, B. (1995). Weiterentwicklung und klinischer Einsatz der Hörfeldskalierung. Audiol. Akust. **34**, 48-59

Kießling, J., Steffens, T., Wagner I. (1993). Untersuchungen zur praktischen Anwendbarkeit der Lautheitsskalierung. Audiol. Akust. **32**, 100-115

Knight, K. K., Margolis, R. H. (1984). Magnitude estimation of loudness II: loudness perception in presbyacusis listeners. J. Speech. Hear. Res. **27**, 28-32

Launer, S. (1995). Modelling loudness perception in sensorineural hearing-impairment. Dissertation, Universität Oldenburg

Margolis, R. H. (1985). Magnitude estimation of loudness III: performance of selected hearing aid users. J. Speech. Hear. Res. **28**, 411-420

Moore, B. C. J., Johnson, J. S., Clark, T. M. (1992). Evaluation of a dual-channel full dynamic range compression system for people with sensorineural hearing loss. Ear Hear. **13**, 349-370

Moser, L. M., Hellbrück, J. (1984). The functional gain of hearing aids measured with a psycho-acoustical scaling test. Vortrag auf dem XVII. International Congress of Audiology, Santa Barbara, CA

Moser, L. M. (1987). Das Würzburger Hörfeld, ein Test für prothetische Audiometrie. HNO **35**, 318-321

Müller, C. (1992). Perzeptive Analyse und Weiterentwicklung eines Reimtestverfahrens für die Sprachaudiometrie. Dissertation, Universität Göttingen, 57-60

Müller-Deile, J. (1992). Persönliche Mitteilung

Pascoe, D. P. (1986). Hörgeräte-Auswahlverfahren am Central Institute for the Deaf in Saint Louis. Audiol. Akust. **25**, 90-106

Pascoe, D. P. (1988). Clinical measurements of auditory of the auditory dynamic range and their relation to formulas for hearing aid gain. In: Hartvig Jensen, J. (Ed.): Hearing Aid Fitting. Theoretical and Practical Views. 13th Danavox Symposium, 129-152

Pluvinage, V., Benson, D. (1988). New dimensions in diagnostics and fitting. Hear. Instr. **39**, 28-30

Pluvinage, V. (1989). Clinical measurement of loudness growth. Hear Instr **40**, 28-32

Stevens, S. S. (1955). The measurement of loudness. J. Acoust. Soc. Am. **27**, 815-829

Stevens, S. S. (1956). The direct estimation of sensory magnitude - loudness. Am. J. Psychol. **69**, 1-25

Stevens, S. S. (1959). On the validity of the loudness scale. J. Acoust. Soc. Am. **31**, 995-1003

3.4. Wie genau ist die kategoriale Lautheitsskalierung? (T. Brand, V. Hohmann, B. Kollmeier)

3.4.1. Einleitung

Für eine sinnvolle Einstellung von Hörgeräten mit Dynamikkompression ist es notwendig, das Ausmaß des Recruitments und damit den Restdynamikbereich des Patienten zu vermessen. Da die kategoriale Lautheitsskalieung die unmittelbare Messung des Restdynamikbereiches ermöglicht, wird sie in zunehmendem Maße bei der Hörgeräteanpassung verwendet. Dabei wird oft in wenigen Minuten Meßzeit festgelegt, mit welcher Einstellung der schwerhörende Patient sein Hörgerät für mehrere Jahre tragen wird. Die bei der Hörflächenskalierung auftretende Meßungenauigkeit hat damit entscheidenden Einfluß auf die Akzeptanz der Hörgeräteversorgung.

Im Abschnitt 3.2. wurde durch die wiederholte Durchführung von kategorialen Lautheitsskalierungen die Meßgenauigkeit für den »Mittellaut«-Pegel L_{25} und die Steigung m der Lautheitsfunktion bestimmt. Die dabei bestimmten intraindividuellen Streuungen gelten jedoch nur für das dort verwendete Verfahren.

In diesem Abschnitt soll ein allgemeiner Zugang zur Berechnung der Genauigkeit der kategorialen Lautheitsskalierung aufgezeigt werden, mit dem sich die Genauigkeit der unterschiedlichsten Verfahren durch Simulation der Messung auf dem Computer berechnen läßt. Verschiedene Verfahren können sich z.B. durch die Wahl der Pegel, die Anzahl der Kategorien und die Art der Anpassung der Lautheitsfunktion unterscheiden. Der Einsatz des Computers zur Simulation des Meßablaufes ermöglicht es, eine Vielzahl verschiedener Verfahren hinsichtlich ihrer Meßgenauigkeit zu untersuchen, ohne diese Verfahren durch Messungen mit vielen Versuchspersonen testen zu müssen. Hierdurch wird das bequeme Design einer schnellen und genauen Methode zur kategorialen Lautheitsskalierung ermöglicht. Im folgenden Abschnitt 3.5. wird ein adaptives Verfahren zur kategorialen Lautheitsskalierung vorgestellt, das mit Hilfe der in diesem Abschnitt vorgestellten Werkzeuge optimiert wurde.

Neben der allgemeinen Berechnung der Genauigkeit der Hörflächenskalierung werden in diesem Abschnitt weitere Einflüsse auf das Ergebnis der

Kapitel 3

Hörflächenskalierung aufgezeigt, die durch die Reihenfolge und den Dynamikbereich der Darbietungspegel bedingt sind. Das in Abschnitt 3.5. vorgestellte adaptive Verfahren versucht, diese möglichen Fehlerquellen zu vermeiden, um so die größtmögliche Meßgenauigkeit bei vorgegebener Meßzeit zu erzielen.

3.4.2. Statistisches Modell der kategorialen Lautheitsskalierung

Ziel der kategorialen Lautheitsskalierung ist es, den Zusammenhang zwischen dem Darbietungspegel eines Signals und der subjektiven Lautheitsempfindung zu bestimmen. Da die subjektive Lautheit als Empfindungsgröße nicht direkt meßbar ist, wird sie bei der kategorialen Lautheitsskalierung mit Hilfe einer Skala, auf der die Versuchsperson der Lautheit eine Kategorie zuordnen soll, quantifizierbar gemacht. Der Meßvorgang läßt sich damit als eine Abbildung des physikalischen Pegels auf eine subjektiv empfundene Lautheit, die wiederum auf eine Kategorialskala abgebildet wird, auffassen. Im folgenden soll ein Modell erläutert werden, das diesen Vorgang beschreibt (siehe hierzu auch Abbildung 3.4.1.):

Ein Signal mit dem bekannten Pegel L wird der Versuchsperson dargeboten. Dies führt bei der Versuchsperson zu einer internen Repräsentation der

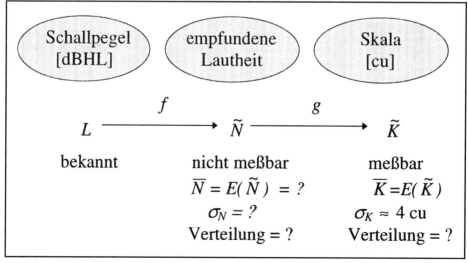

Abb. 3.4.1. Skizze des statistischen Modells für die kategoriale Lautheitsskalierung

Darbietung mit dem subjektiven Lautheitseindruck $\tilde{N}$. Es ist anzunehmen, daß die Abbildung f des Pegels auf die Lautheit $\tilde{N} = f(L)$ eine statistische Abbildung ist, da die Lautheit desselben Signals mit dem gleichen Pegel oftmals unterschiedlich empfunden wird. Damit ist die Lautheit $\tilde{N}$ eine statistische Variable, von der weder Mittelwert noch Standardabweichung noch die Form der Verteilung direkt meßbar sind.

Um die subjektive Lautheit $\tilde{N}$ zu quantifizieren, wird ihr bei der kategorialen Lautheitsskalierung von der Versuchsperson eine Kategorie zugeordnet. Der Skalenwert $\tilde{K} = g(\tilde{N}) = g(f(L))$ entsteht durch eine weitere statistische Abbildung g. Da $\tilde{K}$ der Messung zugänglich ist, lassen sich der Mittelwert $\overline{K}$ und die Streuung (bzw. Standardabweichung) σ_K für einen bestimmten Pegel bestimmen. Dies wird in Abschnitt 3.4.4. gezeigt. Die Form der Verteilung der Zufallsvariablen $\tilde{K}$ läßt sich allerdings nur mit sehr großem Aufwand bestimmen, da erst ab einer Anzahl von mindestens 500 Stichproben (wiederholungsmessungen) die Form der Verteilungsfunktion deutlich wird.

3.4.3. Berechnung der Genauigkeit der kategorialen Lautheitsskalierung durch Monte-Carlo-Simulationen

Grundlage der in diesem Kapitel beschriebenen Untersuchungen zur Reproduzierbarkeit der kategorialen Lautheitsskalierung ist die Nachbildung des gesamten Meßablaufes mit Monte-Carlo-Simulationen. Bei den Monte-Carlo-Simulationen wird das Antwortverhalten der Versuchsperson mit dem Computer nachgebildet, wodurch die Simulation einer Vielzahl von Wiederholungsmessungen mit den unterschiedlichsten Meßbedingungen ermöglicht wird, ohne auf langwierige Wiederholungsmessungen mit Versuchspersonen angewiesen zu sein. Die verschiedenen Meßbedingungen können sich z.B. in der Auswahl und Anzahl der verwendeten Darbietungspegel oder in der Anzahl der zur Verfügung stehenden Kategorien unterscheiden. Als Eingangsgrößen der Monte-Carlo-Simulationen werden das Antwortverhalten der Versuchsperson (siehe Abschnitt 3.4.3.) und die Anpaßmethode der Lautheitsfunktion (siehe Abschnitt 3.4.5.) benötigt. Da das Antwortverhalten der Versuchsperson einen gewissen Grad von zufälligkeit besitzt, muß in den Simulationen gewissermaßen »gewürfelt« werden, was auch den Namen »Monte-Carlo-Sumulation« erklärt.

Die Streuung σ_k, die die Reproduzierbarkeit von Lautheitsurteilen einer Versuchsperson bei der Wiederholung identischer Darbietungen angibt, wird mit Hilfe eines Zufallszahlengenerators simuliert. Ein Zufallszahlengenerator ist ein Computerprogramm, das zufällige Zahlen mit einer vorgegebenen Antwortstatistik erzeugt. Der Zufallszahlengenerator wird so programmiert, daß sein Antwortverhalten, charakterisiert durch die Streuung σ_k der Antworten und den Anteil der Ausreißer (siehe Abschnitt 3.4.6.), dem der Versuchsperson entspricht. Als Ausreißer werden Antworten der Versuchsperson bezeichnet, die zufällig, d.h. ohne Zusammenhang mit dem Darbietungspegel erfolgen. Nun ist es möglich, eine Vielzahl von kategorialen Lautheitsskalierungen mit einer simulierten Versuchsperson, deren Antwortverhalten genau bekannt ist, auf dem Rechner nachzubilden, und so die Genauigkeit der verwendeten Anpaßmethode zu bestimmen.

Jede Wiederholung der Simulation einer Messung wird als ein Monte-Carlo-Lauf bezeichnet. Die Schätzungen der Parameter L_{25} und m unterscheiden sich aufgrund der Antwortstatistik von Lauf zu Lauf. Aus einer Vielzahl solcher Läufe – in dieser Studie wurden für jede Situation 2 000 Läufe verwendet – werden Streuung und Bias der Parameterschätzungen berechnet. Als Bias (engl.: Verfälschung) bezeichnet man die Abweichung des Mittelwertes der Parameterschätzung aus allen Läufen vom tatsächlichen Wert des Parameters (hier L_{25} oder m). Durch die relativ hohe Anzahl der Monte-Carlo-Läufe mittelt sich das »statistische Rauschen« in den Ergebnissen der Simulation heraus.

Die Qualität und Effizienz eines Meßverfahrens läßt sich in den Monte-Carlo-Simulationen an einer niedrigen Streuung und an einem niedrigen Bias der Parameterschätzungen bei gleichzeitig niedriger Anzahl von pro Messung verwendeten Darbietungen erkennen.

3.4.4. Genauigkeit einer einzelnen Lautheitsbeurteilung – Antwortverhalten der Versuchsperson

Für die Durchführung der Monte-Carlo-Simulationen wird die Kenntnis des genauen Antwortverhaltens der Versuchsperson vorausgesetzt. Dieses Antwortverhalten soll in diesem Abschnitt aus einer Vielzahl von Wiederholungsmessungen mit Normalhörenden und mit Schwerhörenden bestimmt werden.

Das Antwortverhalten der Versuchsperspon ist einer gewissen Ungenauigkeit bei der Beurteilung der Lautheit unterworfen. Der Wert der Streuung σ_k gibt an, um wieviele Einheiten die Antworten eines Patienten auf der 50-

stufigen Kategorialskala um ihren Mittelwert streuen, wenn die gleiche Darbietung wiederholt in ihrer Lautheit beurteilt werden soll. Dabei müssen zwischen den einzelnen Wiederholungen dieser Darbietung jeweils andere Darbietungen mit anderen Pegeln erfolgen, so daß für die Versuchsperson die Wiederholungen nicht ersichtlich sind.

Um σ_k zu bestimmen, wurde 9 Normalhörenden und 10 Schwerhörenden ein terzbreites Rauschen mit der Mittenfrequenz 1 000 Hz wiederholt zur kategorialen Lautheitsskalierung dargeboten. Dabei wurden 7 verschiedene Pegel verwendet. Jeder Pegel dabei 20 mal beurteilt wiederholt. Bei den Normalhörenden wurden die 7 verschiedenen Pegel gleichmäßig zwischen 40 dB und 90 dB verteilt. Bei den Schwerhörenden wurden die 7 Pegel gleichmäßig zwischen den vorher audiometrisch bestimmten Werten von Hörschwelle und Unbehaglichkeitsschwelle verteilt (vgl. Abschnitt 3.2.3.).

Um den Einfluß der Anzahl der Kategorien, die der Versuchsperson zur Verfügung stehen, zu untersuchen, wurde das Experiment einmal mit einem einstufigen Verfahren mit 10 + 1-Kategorien[1] und einmal mit einem zweistufigen Verfahren mit 50 Kategorien durchgeführt (vgl. Abschnitt 3.2.3.).

In Abbildung 3.4.2. sind die Streuungen σ_k der kategorialen Lautheiten für die Wiederholungsmessungen für die 9 Normalhörenden dargestellt. Der x-Wert jedes Punktes in Abbildung 3.4.2. gibt den Mittelwert der skalierten Lautheit aus den 20 Wiederholungsmessungen mit dem gleichen Pegel für eine Versuchsperson an. Der y-Wert gibt die Streuung σ_k der 20 Lautheitsurteile an. Die Ergebnisse der Messungen mit 10 + 1-Kategorien wurden dabei auf eine Skala mit 50 Kategorien umgerechnet. Die meisten Streuungen σ_k liegen in einer Größenordnung von 4 cu (cu: kategoriale Einheiten). Zwischen dem einstufigen Verfahren mit 10 + 1-Kategorien und dem zweistufigen Verfahren mit 50 Kategorien ergeben sich keine signifikanten Unterschiede hinsichtlich der Streuungen. Auf dieses Ergebnis wurde schon in Abschnitt 3.2.3. hingewiesen, während bei den davon unabhängigen Untersuchungen in Abschnitt 3.3. etwas größere Streuungen, aber ebenfalls kein signifikanter Unterschied zwischen 10 + 1-Kategorien und 50 Kategorien gefunden wurde.

---

[1] Neben den 10 Kategorien mit Lautheitsurteilen stand noch die Antwortmöglichkeit »nicht gehört« zur Verfügung, so daß die Skala 11 Antwortalternativen hatte, entsprechendes gilt für die Skala mit 50 Kategorien.

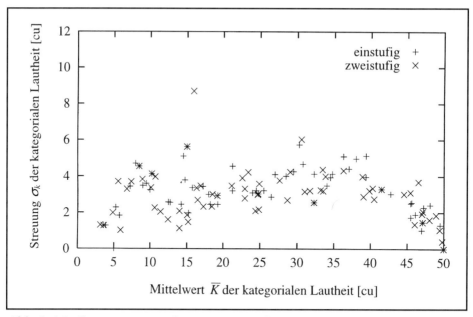

Abb. 3.4.2. Streuungen σ_k der Antworten für wiederholte Lautheitsbeurteilungen für 9 Normalhörende. Der x-Wert jedes Punktes steht für den Mittelwert der skalierten Lautheit aus 20 Wiederholungsmessungen mit demselben Pegel bei einer Versuchsperson. Der zugehörige y-Wert steht für die Streuung dieser Wiederholungsmessungen. Die Messungen mit dem einstufigen Verfahren mit 10 + 1-Kategorien sind als »+« dargestellt. Die Messungen mit dem zweistufigen Verfahren und 50 Kategorien sind als »×« dargestellt

Es fällt auf, daß diese Streuungen σ_k an den Rändern, d.h. bei den Lautheiten 0 und 50, abnehmen. Dies ist darauf zurückzuführen, daß die Mittelwerte nur aus Zahlen gebildet wurden, die auf den Bereich zwischen 0 und 50 begrenzt sind. Beispielsweise kann der Mittelwert 0 nur mit einer Streuung von 0 zustande kommen. Es ist also möglich, daß die zugrunde liegende Streuung σ_N der subjektiv empfundenen Lautheit eigentlich konstant, d.h. unabhängig vom Pegel ist, und das Abfallen von σ_k ein reiner »Randeffekt« der Skala ist. Da der durch die begrenzte Skala verursachte Randeffekt auch in den Monte-Carlo-Simulationen auftritt, wird als Eingangsgröße für die Simulationen der vom Randeffekt befreite Wert der Streuung σ_N benötigt.

Durch die Wiederholungsmessungen ist jedoch lediglich der Wert von σ_k bestimmbar, der aus den Antworten der Versuchspersonen ermittelt wurde und deshalb den zuvor beschriebenen Randeffekten unterworfen ist. Es gilt nun zu klären, ob das Abfallen von σ_k in der Nähe der Lautheiten mit cu = 0 und mit cu = 50 durch den Randeffekt allein verursacht wird, oder ob die Versuchspersonen in der Nähe der Hörschwelle oder in der Nähe der Unbehaglichkeitsschwelle die Lautheit tatsächlich genauer bestimmen können.

In Abbildung 3.4.3. wird verdeutlicht, welche Auswirkung die Mittelwertbildung aus Zahlen, die zwischen 0 und 50 begrenzt sind, auf die zugehörigen Streuungen hat. Die Graphen in Abbildung 3.4.3. zeigen die mit Monte-Carlo-Simulationen berechneten Mittelwerte für σ_k bei konstantem σ_N. Auch hier ist ähnlich wie in Abbildung 3.4.2. eine Verringerung von σ_k an den Rändern zu beobachten. Dies deutet darauf hin, daß auch bei den Messungen σ_N unabhängig von der mittleren Lautheit ist. Der Graph in Abbildung 3.4.3. mit σ_k = 4 cu im mittleren Bereich stimmt am besten mit den in Abbildung 3.4.2. dargestellten Messungen überein.

Mit dem oben Gesagten lassen sich folgende Annahmen rechtfertigen:

1. Die Genauigkeit, mit der ein Patient die Lautheit skalieren kann, ist unabhängig vom Pegel der Darbietung.

2. Die Verwendung von 10 + 1 Antwort-Kategorien hat gegenüber der Verwendung von 50 Antwort-Kategorien keinen negativen Einfluß auf die Meßgenauigkeit.

3. Der Mittelwert der Streuung σ_k bei der kategorialen Lautheitsskalierung beträgt bei Normalhörenden ca. 4 cu auf einer 50-stufigen Kategorieskala.

Die Verteilung der Punkte in Abbildung 3.4.2. weist eine erhebliche Streuung auf. Die Punkte liegen nicht aneinandergereiht auf der in Abbildung 3.4.3. dargestellten Kurve mit σ_k = 4 cu, sondern bilden eher eine »Punktwolke«. Anhand von Abbildung 3.4.4. soll geklärt werden, ob diese Streuung der Streuung σ_k darauf zurückzuführen ist, daß die 9 Normalhörenden die Lautheiten unterschiedlich genau skalierten, oder ob die Stichprobe von 20 Wiederholungsmessungen zu klein ist. Abbildung 3.4.4. zeigt ähnlich wie Abbildung 3.4.2. die Streuung bei der wiederholten Skalierung derselben Darbietung, aufgetragen über dem zugehörigen Mittelwert. Diesmal werden jedoch nicht Messungen mit Versuchspersonen dargestellt, sondern Monte-Carlo-Simulationen derselben Messung. D.h. ein Zufallszahlengenerator mit einer konstanten Streuung von 4 cu hat für verschiedene feste Lautheiten jeweils 20 Antworten produziert, deren Streuung über dem Mit-

Kapitel 3

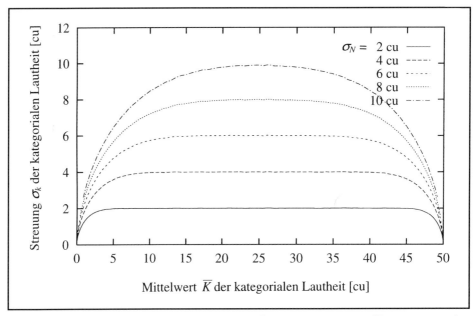

Abb. 3.4.3. Mittelwerte der zu erwartenden Werte von σ_k (Streuungen der skalierten Lautheit) für wiederholte Messungen für verschiedene konstante σ_N (Streuungen der empfundenen Lautheit)

telwert der Antworten aufgetragen wurde. Aufgrund der relativ kleinen Stichprobe von 20 Wiederholungen bilden auch diese Punkte eine Wolke, die vergleichbar mit der in Abbildung 3.4.2. ist. Die vertikale Ausdehnung der Punktwolke, d.h. die Streuung von σ_k, ist etwas geringer als in Abbildung 3.4.2. Das heißt, den in Abbildung 3.4.2. dargestellten Wiederholungsmessungen lag kein vollkommen einheitliches σ_k zugrunde. Die Unterschiede zwischen den Streuungen in Abbildung 3.4.2. und Abbildung 3.4.4. sind jedoch relativ gering. Hierdurch wird folgende weitere Annahme nahegelegt:

4. Bei Normalhörenden gibt es nur geringfügige interindividuelle Unterschiede in der Genauigkeit bei der Beurteilung von Lautheit.

Abbildung 3.4.5. zeigt analog zu Abbildung 3.4.2. die Streuungen der Lautheitsurteile zu festen Pegeln in Abhängigkeit vom Mittelwert für die 10 schwerhörenden Versuchspersonen. Es fällt auf, daß viele Streuungen sehr viel höher liegen als bei den Normalhörenden. In einer unabhängigen Meßreihe mit Schwerhörenden wurde eine Streuung von 7 cu bis 8 cu gemessen, vgl. Abschnitt 3.3.. Auch läßt sich in Abbildung 3.4.5. noch weniger

Optimierung der Methodik

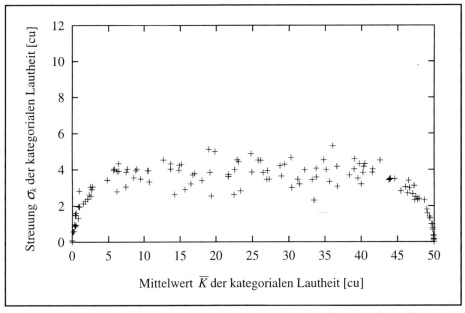

Abb. 3.4.4. Simulierte Streuungen σ_k der kategorialen Lautheit bei einer konstanten Streuung σ_N der subjektiven Lautheit

der Verlauf der in Abbildung 3.4.3. dargestellten Streuungen erkennen, sondern es handelt sich um breite »Punktwolken«. Dies ist ein Hinweis darauf, daß σ_k bei verschiedenen Schwerhörenden unterschiedliche Werte aufweisen kann. Dies führt zu der weiteren Annahme:

5. Bei Schwerhörenden gibt es starke Unterschiede in der Genauigkeit bei der Skalierung von Lautheit. Schwerhörende können Lautheitsurteile höchstens genauso reproduzierbar, in der Regel aber ungenauer als Normalhörende skalieren.

Eine Erklärung für die größere Streuung bei der Skalierung durch Schwerhörende könnte im Recruitment der Schwerhörenden liegen. Wegen der eingeschränkten Hördynamik wird ein kleinerer Pegelbereich auf die interne Repräsentation der Lautheit abgebildet (Vergleiche mit Modell in Abschnitt 3.4.2.). Diese Lautheit muß von den Schwerhörenden jedoch auf die gleiche Skala wie von den Normalhörenden abgebildet werden. Dies führt letztendlich dazu, daß bei den Schwerhörenden einem festen Pegelbereich von z.B. 10 dB mehr Skalenteile gegenüberstehen als bei den Normalhörenden. Hätten Normal- und Schwerhörende ein gleich großes σ_k, so stände

Kapitel 3

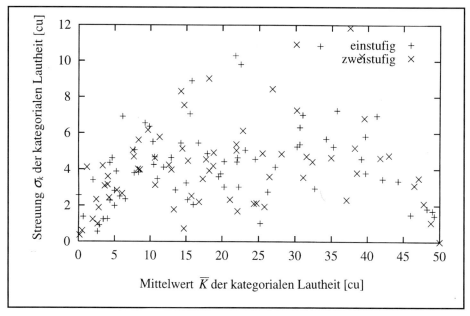

Abb. 3.4.5. Diese Abbildung zeigt eine analoge Darstellung wie Abbildung 3.4.2., jedoch für die 10 schwerhörenden Versuchspersonen

bei Schwerhörenden einer bestimmten Streuung σ_k in kategorialen Einheiten eine kleinere Streuung in dB auf der Seite der physikalischen Pegel gegenüber. Ein Schwerhörender mit Recruitment, der das gleiche σ_k aufwiese wie ein Normalhörender, könnte damit geringfügige Pegeldifferenzen besser unterscheiden als ein Normalhörender. Dies ist jedoch unwahrscheinlich, da das Recruitment auf einer Schädigung des Gehörs beruht und deswegen keine Verbesserung von Hörleistungen zu erwarten ist. Um zu überprüfen, ob sich die bei den Schwerhörenden auftretenden größeren σ_k und die größeren Unterschiede der Werte von σ_k durch die unterschiedlichen Ausprägungen des Recruitments erklären lassen, wurden die Werte σ_k mit der Steigung der Lautheitsfunktion des entsprechenden Patienten normiert. Die normierten Streuungen sind in Abbildung 3.4.6. dargestellt. Tendenziell werden die Werte von σ_k geringer und rücken näher zusammen. Dennoch ist immer noch ein starker Unterschied zwischen Abbildung 3.4.2. und Abbildung 3.4.6. festzustellen. Dies führt zu folgender weiterer Annahme:

6. Es gibt neben dem Recruitment noch weitere Ursachen für die bei Schwerhörenden geringere Genauigkeit bei der Skalierung von Lautheit.

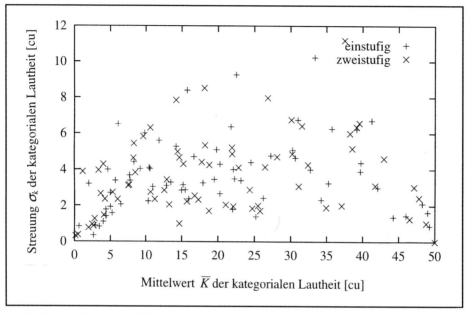

Abb. 3.4.6. Diese Abbildung zeigt wieder die in Abbildung 3.4.5. dargestellten Streuungen, diesmal wurden die Streuungen jedoch mit der Steigung der Lautheitsfunktion normiert

3.4.5. Anpassung einer Lautheitsfunktion an eine Reihe von einzelnen Lautheitsurteilen

Bei der kategorialen Lautheitsskalierung soll der Patient nicht nur eine einzelne Darbietung, sondern eine ganze Reihe von Darbietungen mit unterschiedlichen Pegeln und Frequenzen in ihrer Lautheit beurteilen. Im Anschluß daran muß zu jeder Frequenz die eigentliche Lautheitsfunktion an die Antworten des Patienten angepaßt werden. Diese Lautheitsfunktion kann eine Gerade sein, deren Mittelpunktspegel L_{25} und deren Steigung m so angepaßt werden, daß die größtmögliche Übereinstimmung mit den Antworten der Versuchsperson erreicht wird, siehe hierzu Abbildung 3.4.7. Es können auch andere Formen der Lautheitsfunktion als die Gerade verwendet werden. Bei einer Geraden müssen jedoch nur zwei Parameter angepaßt werden, wodurch die Anpassung besonders einfach wird. Denkbar sind aber auch gewölbte Funktionen, bei denen der Wölbungsgrad einen dritten Parameter darstellt. Der zusätzliche Freiheitsgrad erfordert allerdings für die Anpassung der Modellfunktion mehr Meßpunkte.

Kapitel 3

Das Kriterium, welches die größtmögliche Übereinstimmung zwischen Meßdaten und der anzupassenden Lautheitsfunktion festlegt, wird durch die sogenannte Kostenfunktion beschrieben. Um die optimal an die Datenpunkte angepaßte Lautheitsfunktion zu erhalten, müssen die Parameter L_{25} und m solange variiert werden, bis diese Kostenfunktion minimal wird. Als Kostenfunktion wird die Summe der Abstände aller Datenpunkte (Kreuze in Abbildung 3.4.7.) zur anzupassenden Lautheitsfunktion bezeichnet, wobei das Abstandsmaß auf verschiedene Weisen definiert werden kann. Die am häufigsten verwendete Definition dieses Abstandsmaßes ist die quadratische Differenz zwischen den jeweiligen Datenpunkten (x_i, y_i) und dem Wert der anzupassenden Funktion f an den Stellen x_i. Anpaßverfahren, die auf dieser Kostenfunktion beruhen, werden allgemein Least-Squares-Fit genannt.

Bei der Anpassung der Lautheitsfunktion ist es von entscheidender Bedeutung, wie der Wert der Kostenfunktion an den Rändern, d.h. an der Hörschwelle und an der Unbehaglichkeitsschwelle bestimmt wird. In Abschnitt 3.4.4. wurde gezeigt, daß die interne Streuung σ_k der Versuchspersonen bei der Lautheitsbeurteilung unabhängig vom Darbietungspegel ist und allein durch die Einschränkung des Wertebereiches der Antworten auf 0 bis 50 eine gewölbte Form der gemessenen Streuung σ_k resultiert. Was bedeutet dies nun, wenn einer Versuchsperson, deren Unbehaglichkeitsschwelle bei 100 dB liegt, eine Darbietung mit 130 dB vorgespielt wird? Sie wird mit sehr hoher Wahrscheinlichkeit die Darbietung als »zu laut« beurteilen, ohne daß dieses Lautheitsurteil einer nennenswerten Streuung unterworfen wäre. Dieser Umstand wird durch das im folgenden beschriebene Abstandsmaß zwischen Lautheitsurteil und Lautheitsfunktion berücksichtigt: Bei einem Darbietungspegel, bei dem sich die Schätzung der Lautheitsfunktion im Begrenzungsbereich befindet, d.h. waagerecht verläuft, ist der Beitrag eines Lautheitsurteils zur Kostenfunktion 0, wenn das Lautheitsurteil den gleichen Wert wie die Lautheitsfunktion hat. Weicht das Lautheitsurteil jedoch vom Wert der Lautheitsfunktion ab, so wird nicht der quadratische Abstand zum waagerechten Teil der Lautheitsfunktion als Beitrag zur Kostenfunktion verwendet, sondern der quadratische Abstand zum linear fortgesetzten ansteigenden Teil der Lautheitsfunktion. Siehe hierzu Abbildung 3.4.7.

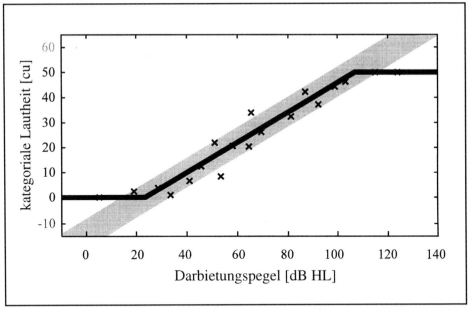

Abb. 3.4.7. Die durchgezogene Linie zeigt die Lautheitsfunktion, die an die Antworten der Versuchsperson (dargestellt als Kreuze) angepaßt wurde. Die Streuung σ_N, wie sie in Abschnitt 3.4.3. berechnet wurde, ist als graues Gebiet gekennzeichnet

3.4.6. Auswirkungen von Ausreißern

Da beim in Abschnitt 3.4.5. beschriebenen Least-Squares-Fit die Summe der quadratischen Abstände der Lautheitsfunktion zu den Meßpunkten minimiert wird, wirken sich gerade diejenigen Meßpunkte am stärksten auf die Anpassung der Lautheitsfunktion aus, deren Abstand am größten ist. Nun handelt es sich bei der kategorialen Lautheitsskalierung um ein Meßverfahren, bei dem häufig vom Erwartungswert stark abweichende Meßpunkte auftreten können. Diese stark abweichenden Meßpunkte sollen im folgenden als Ausreißer bezeichnet werden. Ursachen für Ausreißer liegen beispielsweise in der nicht immer gleichbleibenden Konzentrationsfähigkeit der Versuchsperson oder an einer anfänglichen Unvertrautheit mit der Messung. Um zu vermeiden, daß aufgrund der Definition des Abstandsmaßes gerade die Ausreißer den größten Einfluß auf die Anpassung der Lautheitsfunktion an die Meßpunkte haben, bietet sich eine andere Definition des Abstandsmaßes an. Bei der Anpassung der Lautheitsfunktion mit Gewichtung nach *Lorentz* wird nicht die Summe der quadratischen Differenzen gemäß Gleichung 3.1. minimiert, sondern es wird die Summe der

Kapitel 3

logarithmierten quadratischen Differenzen gemäß Gleichung 3.2. minimiert. Dieses Abstandsmaß stimmt für Meßpunkte mit geringem Abstand zur Lautheitsfunktion in guter Näherung mit Gleichung 3.1. überein, für Meßpunkte mit großem Abstand zur Lautheitsfunktion fällt der Beitrag zur Kostenfunktion jedoch erheblich geringer aus. Vergleiche hierzu Abbildung 3.4.8. Im folgenden soll die Anpassung der Modellfunktion mit quadratischer Gewichtung der Kostenfunktion einfach als »*Gauß-Fit*« und die Anpassung mit logarithmierter quadratischer Gewichtung als »*Lorentz-Fit*« bezeichnet werden.

Definition des Abstandsmaßes nach Gauß:

$$d = \sum_i (y_i(x_i) - f(x_i))^2 \qquad (3.1.)$$

Definition des Abstandsmaßes nach Lorentz:

$$d = \sum_i \log[1 + (y_i(x_i) - f(x_i))^2] \qquad (3.2.)$$

Bei der Verwendung des Lorentz-Fits wirken sich Ausreißer weniger stark auf die Anpassung der Lautheitsfunktion aus. Andererseits ermöglicht der

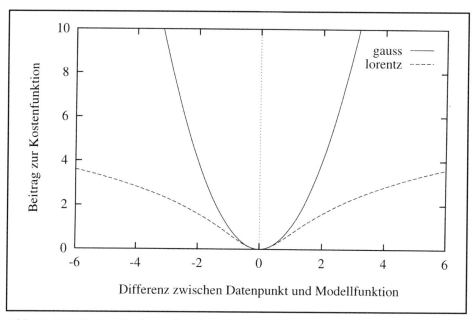

Abb. 3.4.8. Kostenfunktion für die Gewichtung nach Gauß und die Gewichtung nach Lorentz

Gauß-Fit eine genauere Anpassung der Lautheitsfunktion bei den Messungen, bei denen überhaupt keine Ausreißer aufgetreten sind. Um die Frage, welches Anpaßverfahren für die kategoriale Lautheitsskalierung geeigneter ist, zu beantworten, müßte eigentlich die Verteilung der Lautheitsurteile bei Wiederholungsmessungen betrachtet werden. Die in Abschnitt 3.4.4. beschriebenen Wiederholungsmessungen reichen zur Beantwortung dieser Frage jedoch nicht aus, da die Anzahl der Wiederholungsmessungen pro Pegel viel zu gering ist. Ob die Antworten der Versuchspersonen normalverteilt sind, was die Verwendung des Gauß-Fits rechtfertigen würde, oder ob eine andere Verteilung vorliegt, ließe sich klären, wenn für eine Reihe von Versuchspersonen jeweils ca. 500 Wiederholungsmessungen pro Pegel vorlägen. Da eine solche Datenbasis bisher fehlt, muß zur Klärung der Frage nach dem Anpaßverfahren ein anderer Weg beschritten werden:

Bei bekannter Antwortstatistik der Versuchsperson läßt sich die Genauigkeit einer Anpaßmethode mit Monte-Carlo-Simulationen berechnen. Auf die genaue Funktionsweise der Monte-Carlo-Simulationen wurde in Abschnitt 3.4.3. eingegangen. Selbst wenn die Form der Verteilung der Antworten der Versuchsperson nicht bekannt ist, läßt sich doch die Güte der mit dem Gauß- bzw. mit dem Lorentz-Fit erzielten Anpassung für verschiedene angenommene Verteilungen berechnen.

Um die mit Gauß-Fit und Lorentz-Fit erzielten Anpassungen für verschiedene Häufigkeiten zu untersuchen, wurde eine Reihe von Monte-Carlo-Simulationen durchgeführt. Die Streuung σ_k der Antworten der Versuchsperson betrug dabei immer 4 cu. Das Auftreten von Ausreißern wurde simuliert, indem ein bestimmter Anteil der Antworten zufällig, d.h. unabhängig vom Darbietungspegel, zwischen 0 cu und 50 cu gewählt wurde. Die Häufigkeit dieser Ausreißer wurde zwischen 0 % und 25 % aller Darbietungen variiert. Bei jeder Messung wurden sieben Darbietungspegel gleichmäßig in der gesamten Hördynamik verteilt und jeweils zweimal dargeboten. Dies entspricht der in Abschnitt 3.2. vorgeschlagenen Messung mit einer optimalen, d.h. die Hördynamik voll ausschöpfenden Verteilung der Darbietungspegel.

In Abbildung 3.4.9. sind Streuung und Bias (Abweichung der Schätzung vom tatsächlichen Wert) der Schätzung des L_{25} in Abhängigkeit von der Häufigkeit von Ausreißern dargestellt. Wenn keine Ausreißer vorliegen, ist die Streuung der Schätzung mit dem Gauß-Fit wie erwartet geringer als mit dem Lorentz-Fit. Mit zunehmendem Anteil von Ausreißern nimmt die Streuung der mit dem Gauß-Fit berechneten Schätzung jedoch schneller zu als beim

Kapitel 3

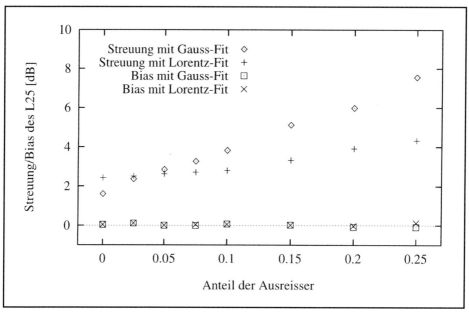

Abb.3.4.9. Streuung und Bias der L_{25}-Schätzung für verschiedene Häufigkeiten von Ausreißern, einmal bei der Verwendung des Gauß-Fits und einmal bei der Verwendung des Lorentz-Fits

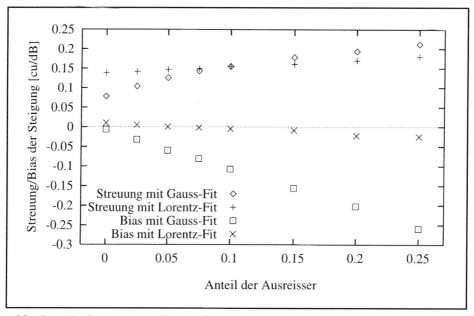

Abb. 3.4.10. Streuung und Bias der Schätzung der Steigung m für verschiedene Häufigkeiten von Ausreißern, einmal bei der Verwendung des Gauß-Fits und einmal bei der Verwendung des Lorentz-Fits

Lorentz-Fit. Bereits bei einem Anteil vom 5 % Ausreißern ist die Schätzung mit dem Lorentz-Fit genauer. Der Bias der L_{25}-Schätzung ist bei beiden Anpassungsverfahren vernachlässigbar klein.

Ähnliches läßt sich bei der Schätzung der Steigung m der Lautheitsfunktion beobachten. Abbildung 3.4.10. zeigt Streuung und Bias der Steigung relativ zur tatsächlichen Steigung der Lautheitsfunktion für beide Fitverfahren in Abhängigkeit vom Anteil der Ausreißer. Auch hier ist die Streuung mit dem Gauß-Fit geringer, wenn keine Ausreißer vorliegen. Mit zunehmendem Anteil von Ausreißern steigt die Streuung beim Gauß-Fit schneller an als beim Lorentz-Fit. Der Unterschied zwischen Lorentz-Fit und Gauß-Fit bei höheren Anteilen von Ausreißern ist bei der Steigung jedoch nicht so hoch wie beim L_{25}. Andererseits wirken sich die Ausreißer sehr nachteilhaft auf den Bias beim Gauß-Fit aus. Beim Lorentz-Fit tritt dieses Problem nicht auf.

Aus beiden Abbildungen wird deutlich, daß der Gauß-Fit bessere Anpassungen als der Lorentz-Fit erreicht, wenn keine Ausreißer vorliegen. Mit zunehmender Häufigkeit von Ausreißern nehmen beim Gauß-Fit jedoch die Streuung der L_{25}-Schätzung und auch der Bias der Steigungsschätzung drastisch zu. Ab einer Häufigkeit von Ausreißern von 7 % sind die Anpassungen mit dem Lorentz-Fit deutlich besser, wobei der Vorteil des Gauß-Fit bei seltenen Ausreißern gegen den großen Vorteil des Lorentz-Fit bei häufigen Ausreißern weniger ins Gewicht fällt. Da eine Häufigkeit von Ausreißern von 10 % durchaus realistisch ist – es muß nur eine von 10 Antworten »falsch« sein – läßt sich folgende Empfehlung festhalten:

Um das Risiko von Fehlanpassungen aufgrund von Ausreißern zu minimieren, sollte ein gegen Ausreißer robustes Verfahren zur Schätzung verwendet werden, z.B. der Lorentz-Fit.

3.4.7. Einfluß der Meßzeit auf die Genauigkeit

Für die Genauigkeit einer Hörflächenskalierung ist die Anzahl der Darbietungen n die entscheidende Größe. Die Streuung einer Parameterschätzung sinkt mit $1/\sqrt{n}$. Als Merkregel läßt sich festhalten, daß eine Verdopplung der für die Messung verwendeten Meßzeit eine Halbierung der Varianzen der bei der Messung bestimmten Größen (L_{25}-Pegel und Steigung der Lautheitsfunktion) bewirkt. Eine Hörflächenskalierung, die sich nur auf sehr wenige einzelne Lautheitsurteile stützt, wird daher immer zu ungenauen

Ergebnissen führen. Deshalb ist zur genauen Bestimmung des Hörfeldes immer ein ausreichender Zeitrahmen erforderlich. In der klinischen Diagnostik und bei der Anpassung von Hörgeräten steht jedoch in der Regel nur ein begrenzter Zeitrahmen zur Verfügung. Es gilt daher, einen sinnvollen Kompromiß aus Meßgenauigkeit und Meßzeit zu finden.

Um den Einfluß der Anzahl der Darbietungen zu quantifizieren, wurden Monte-Carlo-Simulationen durchgeführt. Dabei wurden wieder sieben Darbietungspegel gleichmäßig in der Hördynamik verteilt. Als Fitverfahren wurde der Lorentz-Fit (Abschnitt 3.4.6.) verwendet. Die Streuung σ_k betrug bei den Simulationen 7 cu, und 5 % aller Antworten waren Ausreißer. Dieses Antwortverhalten ist deutlich schlechter als das in Abschnitt 3.4.3. bestimmte. Dort wurde zumindest für Normalhörende ein σ_k von 4 cu ermittelt. Durch dieses ungünstig angenommene Antwortverhalten wird eine konservative Abschätzung des Meßfehlers erreicht. D.h., es ist zu erwarten, daß bei einer tatsächlichen Versuchsperson ein günstigeres Antwortverhalten auftritt. Die Monte-Carlo-Simulationen dienen somit zur Abschätzung der oberen Grenze der zu erwartenden Meßfehler.

In den Abbildungen 3.4.11. und 3.4.12. sind Streuung und Bias für die Schätzung des L_{25} und der Steigung m aus den Monte-Carlo-Simulationen für eine unterschiedliche Anzahl von Darbietungen dargestellt. Die Streuungen fallen sowohl für die Schätzung des L_{25} als auch der Steigung m sehr gut mit $1/\sqrt{n}$ ab. Der Bias stellt kein Problem dar.

In den in Abschnitt 3.2. vorgestellten Verfahren wurden jeweils 14 Darbietungen verwendet. Dies scheint in Anbetracht der in Abbildung 3.4.11. und Abbildung 3.4.12. dargestellten Streuungen von L_{25} und m ein sinnvoller Kompromiß zwischen Meßgenauigkeit und Meßzeit zu sein.

3.4.8. Wie viele Kategorien sind erforderlich?

Die Anzahl der Kategorien, aus denen der Patient seine Antworten auswählen kann, hat Auswirkungen auf die Meßgenauigkeit der kategorialen Lautheitsskalierung. Ist die Anzahl der Kategorien zu klein, wird der Patient gezwungen, ungenauere Lautheitsurteile abzugeben, als er eigentlich könnte. Andererseits wird durch eine relativ kleine Anzahl von Kategorien die Skala übersichtlicher, und es wird möglich, den Kategorien Begriffe wie »sehr leise«, »leise«, »mittellaut«, »laut« usw. zuzuordnen. Es gilt also, die

Optimierung der Methodik

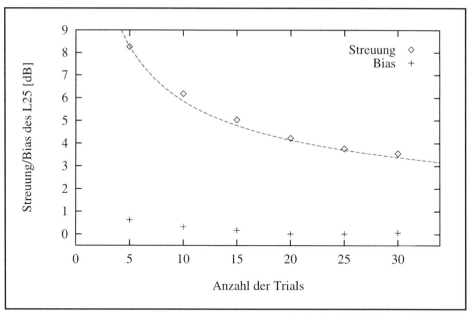

Abb. 3.4.11. Streuung und Bias der L_{25}-Schätzung in Abhängigkeit von der Anzahl der Darbietungen. Die gestrichelte Linie zeigt den zu erwartenden $1/\sqrt{n}$ Verlauf der Streuung

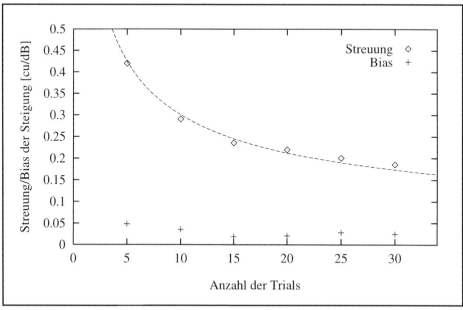

Abb. 3.4.12. Streuung und Bias der Schätzung der Steigung m in Abhängigkeit von der Anzahl der Trials. Die gestrichelte Linie zeigt den zu erwartenden $1/\sqrt{n}$ Verlauf der Streuung

kleinste Anzahl von Kategorien zu finden, bei der die Unterteilung der Skala ausreichend fein ist.

Um diese optimale Anzahl von Kategorien zu finden, wurde eine Reihe von Monte Carlo-Simulationen mit unterschiedlichen Anzahlen von Kategorien durchgeführt. Pro Messung wurden wie auch in den Simulationen in Abschnitt 3.4.7. sieben in der gesamten Hördynamik gleichmäßig verteilte Meßpegel verwendet. Bei jedem Pegel erfolgten jeweils zwei Darbietungen. Für das Antwortverhalten des Patienten wurde in diesen Simulationen eine Streuung $\sigma_k = 3$ cu verwendet. Ausreißer traten dabei nicht auf. Diese Streuung ist um 1 cu geringer, als die, die in Abschnitt 3.4.4. berechnet wurde. Hierdurch soll sichergestellt werden, daß die Skala auch für Patienten, die die Lautheit sehr genau bestimmen können, fein genug ist.

In Abbildung 3.4.13. sind Streuung und Bias der L_{25}-Schätzung und in Abbildung 3.4.14. Streuung und Bias der Steigungsschätzung in Abhängigkeit von der Anzahl der Kategorien dargestellt. Aus beiden Abbildungen wird deutlich, daß mit zunehmender Anzahl von Kategorien die Genauigkeit bei der Schätzung immer weiter zunimmt. Ab etwa 10 Kategorien ist der Gewinn an Genauigkeit durch die Hinzunahme weiterer Kategorien jedoch sehr gering. Eine Anzahl von 10 Kategorien (plus der Kategorie für »nicht gehört«) stellt damit einen brauchbaren Kompromiß zwischen Meßgenauigkeit und Übersichtlichkeit der Skala dar. Dieses Ergebnis stimmt mit den Ergebnissen aus den Wiederholungsmessungen, die in Abschnitt 3.4.4. und 3.2. dargestellt sind, überein. Dort konnte kein signifikanter Unterschied zwischen dem einstufigen Verfahren mit 10 + 1-Kategorien und dem zweistufigen Verfahren mit 50 Kategorien festgestellt werden.

3.4.9. Weitere Einflüsse auf die Meßgenauigkeit

a. Verfälschung der Messung durch die Reihenfolge der Darbietungspegel (Kontext-Effekt)

Die Genauigkeit der Hörflächenskalierung hängt neben den beschriebenen statistischen Gegebenheiten auch stark von physikalisch schwer zu erfassenden psychologischen Einflüssen ab. Ein solcher Einfluß ist der sogenannte Kontext-Effekt: Auch wenn der Versuchsperson gesagt wird, daß sie nur den absoluten Pegel jeder einzelnen Darbietung beurteilen soll, wird jede Darbietung doch immer auch im Zusammenhang mit den vorhergehenden Darbietungen wahrgenommen (*Garner*, 1954; *Paraducci*, 1965;

Optimierung der Methodik

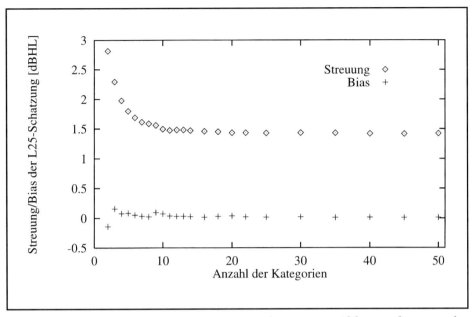

Abb. 3.4.13. Streuung und Bias der L_{25}-Schätzung in Abhängigkeit von der Anzahl der Kategorien

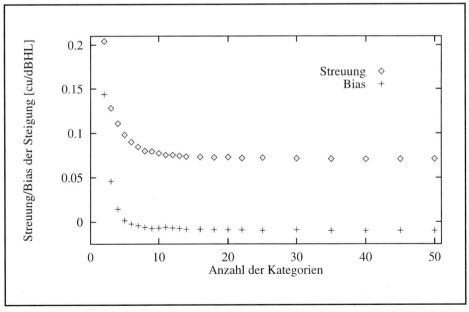

Abb. 3.4.14. Streuung und Bias der Steigungsschätzung in Abhängigkeit von der Anzahl der Kategorien

Poulton, 1968 und 1989; *Gabriel,* 1996). Wurde z.B. zuvor ein sehr viel kleinerer Pegel dargeboten, so wird die aktuelle Darbietung oftmals lauter beurteilt, als wenn sie einer Darbietung mit sehr viel höherem Pegel gefolgt wäre. Aus diesem Grund sollte bei der Hörflächenskalierung eine monoton aufsteigende oder eine monoton abfallende Pegelfolge vermieden werden. Allgemein sollten die Pegel möglichst »verwürfelt« in einer für die Versuchsperson nicht einsichtigen Reihenfolge dargeboten werden. Bei der Verwürfelung der Meßpegel ist darauf zu achten, daß keine zu großen und keine zu kleinen Pegeldifferenzen von aufeinander folgenden Darbietungen auftreten, weil dies gerade einen starken Kontext-Effekt nach sich ziehen würde. Bei der Verwürfelung zwischen den Darbietungen einer Frequenz lassen sich zu große und zu kleine Pegelsprünge leicht vermeiden. Problematischer ist es, wenn bei der Hörflächenskalierung auch die einzelnen Frequenzen in gemischter Reihenfolge dargeboten werden. Wegen der unterschiedlichen Hörverluste läßt sich nicht mehr vorhersagen, ob eine Darbietung einen großen Lautheitsunterschied gegenüber einer vorherigen Darbietung mit anderer Frequenz hat.

b. Verfälschung der Messung durch den Dynamikbereich der Darbietungspegel (Bereichs-Effekt)

Neben der Reihenfolge der Darbietungspegel ist ihre Dynamik ein weiterer wichtiger Faktor, der das Ergebnis von Lautheitsurteilen beeinflussen kann (*Helson*, 1964; *Poulton*, 1968 und 1989; *Teightsoonian*, 1973; *Gabriel* 1996). In der Regel neigen Versuchspersonen dazu, möglichst die gesamte Skala auszunutzen. Werden z.B. nur relativ niedrige Pegel dargeboten, führt dies auch zu einem relativ niedrigen Wert der L_{25}-Schätzung. Das Gegenteil tritt auf, wenn nur relativ hohe Pegel dargeboten werden. Die Dynamik der Darbietungspegel hat einen ähnlichen Effekt auf die Steigung. Bei einer Dynamik der Darbietungspegel, die kleiner als die Hördynamik ist, werden relativ hohe Steigungen gemessen. Mit zunehmender Dynamik der Darbietungspegel wird die gemessene Steigung geringer (*Hohmann*, 1995). Diese Abhängigkeit der Hörflächenskalierung von der Dynamik der Darbietungspegel soll im folgenden als Bereichs-Effekt bezeichnet werden.

Um den Bereichs-Effekt zu kontrollieren, gibt es theoretisch folgende Möglichkeiten:

1. Allen Versuchspersonen wird der gleiche Pegelbereich vorgespielt.

2. Der Pegelbereich wird durch eine Vormessung auf die Hördynamik der Versuchsperson abgestimmt.

3. Der Pegelbereich wird im Verlauf der Hörflächenskalierung auf die Hördynamik der Versuchsperson abgestimmt.

Die erste Möglichkeit führt dann zu einer vom Bereichs-Effekt unabhängigen Messung, wenn der dargebotene Pegelbereich stets größer als die Hördynamik aller Versuchspersonen ist. Dies ist jedoch wegen der dann notwendigen Darbietungen oberhalb der Unbehaglichkeitsschwelle nicht zumutbar. Die ebenfalls notwendigen Darbietungen unterhalb der Hörschwelle führen gerade bei Schwerhörenden zu einer unnötigen Verlängerung der Meßzeit.

Die zweite Möglichkeit vermeidet zwar Darbietungen unterhalb der Hörschwelle und oberhalb der Unbehaglichkeitsschwelle, dafür wird der Bereichs-Effekt jedoch in den meisten Fällen nicht wirklich ausgeschaltet. Bei der Vormessung neigen viele Patienten nämlich schon bei relativ niedrigen Darbietungspegeln zum Urteil »zu laut«. Die Begründung hierfür liegt wahrscheinlich darin, daß bei der Vormessung mit einer aufsteigenden Pegelfolge gearbeitet werden muß, da sonst entweder zu laute Darbietungen nicht vermieden werden können, oder aber die Unbehaglichkeitsschwelle nicht erreicht werden kann. Diese aufsteigende Pegelfolge hat wahrscheinlich neben dem zwangsläufigen Kontext-Effekt (siehe Abschnitt 3.4.9.a) für viele Versuchspersonen einen bedrohlichen Charakter, besonders, wenn die Messung noch ungewohnt ist. Dies fördert das frühzeitige Drücken des »Notaus«-Knopfes. Was wiederum bei der Hauptmessung zu einer zu niedrigen oberen Grenze des dargebotenen Pegelbereiches und damit zu einem Bereichs-Effekt führt.

Eine Möglichkeit, den Bereichs-Effekt zu vermeiden, ohne viel Meßzeit zu verschwenden und die Versuchsperson sonderlich zu strapazieren, liegt in einer adaptiven Messung, in der es gelingt, die Dynamik der Darbietungspegel während der Messung optimal an die Hördynamik der Versuchsperson anzupassen. Bei der in Abschnitt 3.5. vorgestellten adaptiven Pegelsteuerung für die Hörflächenskalierung wird diese Anpassung der Meßpegel an die Hördynamik der Versuchsperson erreicht.

3.4.10. Zusammenfassung

In diesem Abschnitt wurde die Auswirkung verschiedener Vorgehensweisen bei der kategorialen Hörflächenskalierung auf die Genauigkeit der Messung untersucht. Zunächst wurde aus einer Reihe von Wiederholungsmessungen die Streuung einer einzelnen Lautheitsbeurteilung bestimmt. Hierbei zeigte sich, daß Normalhörende die Skalierung der Lautheit eines Signals mit einer Streuung von etwa 4 cu reproduzieren können. Bei Schwerhörenden treten zum Teil größere Streuungen auf, deren Ursache nicht allein im Recruitment der Versuchspersonen liegt. Auf der Basis der Streuung einer einzelnen Messung wurden Monte-Carlo-Simulationen durchgeführt, mit denen jeweils Streuung und Bias der Parameter L_{25} (Pegel mit der subjektiven Empfindung »mittellaut«) und m (Steigung der Lautheitsfunktion) bei verschiedenen Versuchsbedingungen bestimmt wurden. Hierbei zeigte sich, daß es zur Vermeidung von Fehlanpassungen günstiger ist, ein Fit-Verfahren zu verwenden, das robust gegen das Auftreten von Ausreißern im Antwortverhalten ist, z.B. den Lorentz-Fit. Den wichtigsten Faktor für die Meßgenauigkeit stellt die Anzahl n der verwendeten Trials dar. Die Streuungen von L_{25} und m fallen mit $1/\sqrt{n}$ ab. Bei der Untersuchung des Einflusses der Anzahl der Kategorien zeigte sich, daß eine Skala mit 10 + 1-Kategorien ausreichend ist. Eine größere Anzahl von Kategorien bringt nur einen geringfügigen Gewinn an Meßgenauigkeit. Zwei wichtige Faktoren, die das Ergebnis der Messung verfälschen können, sind zum einen der Kontext-Effekt und zum anderen der Bereichs-Effekt. Sie lassen sich vermeiden, indem die Darbietungspegel in zufälliger Reihenfolge gleichmäßig in der gesamten Hördynamik der Versuchsperson verteilt werden. Hierbei besteht das Problem, daß das Verteilen der Darbietungspegel in der gesamten Hördynamik genau genommen bereits die Kenntnis des eigentlichen Ergebnisses der Hörflächenskalierung voraussetzt. Abhilfe kann hier eine adaptive Pegelsteuerung schaffen, bei der während der Messung die vorhergehenden Antworten der Versuchsperson ausgewertet werden, um sich so an die Hördynamik der Versuchsperson anzupassen. Im folgenden Abschnitt 3.5. wird eine adaptive Pegelsteuerung vorgeschlagen, in der dies versucht wird.

Literatur

Gabriel, B. (1996). „Equal-loudness Level Contours: Procedures, Factors and Models", Doktorarbeit, Universität Oldenburg

Garner, W. R. (1954). „Context effects and the validity of loudness scales", J. Exp. Psychol. **48**, 218 - 224

Helson, H. (1964). „Adaption-level theory. An experimental and systematic approach to behaviour", New York: Harper & Row.

Hohmann, V., und Kollmeier, B. (1996): »Weiterentwicklung und klinischer Einsatz der Hörfeldskalierung«, Audiologische Akustik **34**, 48-59.

Paraducci, A. (1965). „Category Judgement: A Range-Frequency Model", Psychological Review **72**, 407-418.

Poulton, E. C. (1968). „The new psychophysics: Six models for magnitude estimation", Psychological Bulletin **69**, 1-19.

Poulton, E. C. (1989). „Bias in Quantifying Judgements", Lawrence Erlbaum, Hillscale, New Jersy.

Teightsoonian, R. (1973). „Range Effects in Psychophysical Scaling and a Revision of Stevens' Law", American Journal of Psychology **86**, 3-27.

Kapitel 3

3.5. Die adaptive Hörflächenskalierung (T. Brand, V. Hohmann, B. Kollmeier)

3.5.1. Einleitung

Die kategoriale Lautheitsskalierung nach *Heller* (1985) bietet bereits eine sichere und gute Methode zur Bestimmung von Lautheitsfunktionen bzw. des Hörfeldes für schwerhörende Patienten mit unterschiedlichen Ausprägungen des Recruitmentphänomens.

Die bisher verwendeten Verfahren zur Durchführung der Hörflächenskalierung (*Allen et al.*, 1977; *Hellbrück und Moser*, 1985; *Pascoe*, 1988; *Hohmann* 1996) weisen jedoch zwei Nachteile auf, die ihre Anwendbarkeit in der klinischen Diagnostik und bei der Hörgeräteanpassung einschränken. Das erste Problem besteht in der zur Bestimmung des Hörfeldes erforderlichen relativ hohen Meßzeit. Das zweite Problem besteht darin, daß die Reihenfolge und der Dynamikbereich der verwendeten Meßpegel einen großen Einfluß auf das Antwortverhalten der Patienten haben, wodurch systematische Auswirkungen auf die Meßergebnisse verursacht werden (vergleiche hierzu die Abschnitte 3.2. und 3.4.9.).

Das hier vorgestellte Verfahren zur Bestimmung des Hörfeldes soll das Ausmaß dieser beiden Probleme durch die Verwendung einer adaptiven Pegelsteuerung verringern. Bei einer adaptiven Pegelsteuerung werden die Pegel der aufeinander folgenden Darbietungen während der Messung an die Antworten des Patienten angepaßt. Weil sich das Meßverfahren so individuell an den Patienten anpaßt, kann die Effizienz, d.h. die Meßgenauigkeit bei gleichbleibender Meßzeit gesteigert werden. Des weiteren wird die Reihenfolge und der Dynamikbereich der Darbietungspegel bei der adaptiven Messung so gewählt, daß der Einfluß auf das Antwortverhalten der Versuchsperson so gering wie möglich ausfällt.

Mit der in Abschnitt 3.4. vorgestellten Methode der Monte-Carlo-Simulationen wurden verschiedene adaptive Pegelsteuerungen untersucht und hinsichtlich der Genauigkeit und Effizienz optimiert. Das Verfahren, das in diesen Simulationen die besten Ergebnisse erzielte, wird abschließend evaluiert. Dabei werden zunächst die Simulationsergebnisse und anschließend Messungen mit Versuchspersonen dargestellt.

3.5.2. Prinzip der adaptiven Pegelsteuerung

Um zu einer schnellen und gleichzeitig verläßlichen Schätzung einer Lautheitsfunktion zu kommen, sollten die Darbietungspegel gleichmäßig innerhalb der gesamten Hördynamik der Versuchsperson verteilt werden. Um dies zu ermöglichen, wurde bisher die Hördynamik häufig mit einer Vormessung grob abgeschätzt (*Hohmann und Kollmeier*, 1996). Bei dieser Vormessung wurden der Versuchsperson eine mit 5 dB-Schritten aufsteigende Pegelfolge dargeboten, die bei 0 dB HL begann. Die Versuchsperson hatte die Aufgabe, einen Knopf zu drücken, wenn das Signal zum erstenmal wahrgenommen wurde. Darauf wurde der Pegel weiter erhöht, und die Versuchsperson hatte die Aufgabe, den Knopf erneut zu drücken, sobald die Darbietung als zu laut empfunden wurde. Um diesen Vorgang zu beschleunigen, betrug die Schrittweite bei der überschwelligen Erhöhung der Pegel 10 dB, solange der Pegel unterhalb von 80 dB HL lag, danach wurde sie wieder auf 5 dB reduziert. Im Anschluß an diese Vormessung erfolgte die eigentliche Hörflächenskalierung, bei der sieben gleichmäßig in der durch die Vormessung bestimmten Hördynamik verteilte Pegel jeweils zweimal dargeboten wurden.

Diese stark an die Tonaudiometrie erinnernde Vormessung zur Abschätzung der Hördynamik hat zwei entscheidende Nachteile. Der erste Nachteil besteht in dem beträchtlichen Zeitaufwand der Messung, der etwa halb so groß ist wie der Zeitaufwand der anschließenden eigentlichen Hörflächenskalierung. Der zweite Nachteil liegt darin, daß die in dieser Vormessung bestimmte Unbehaglichkeitsschwelle oft niedriger liegt als die »wirkliche«, mit der Hörflächenskalierung bestimmte Unbehaglichkeitsschwelle. Dies führt dann dazu, daß in der nachfolgenden Hörflächenskalierung nicht die vollständige Hördynamik ausgenutzt wird. Beides, der hohe Zeitaufwand und die häufige Unterschätzung der Unbehaglichkeitsschwelle, stellt den eigentlichen Nutzen der Vormessung in Frage.

Bei der hier vorgestellten adaptiven Pegelsteuerung wird daher versucht, die Nachteile des oben geschilderten Verfahrens zu vermeiden. Die hier vorgestellte adaptive Pegelsteuerung ist in zwei Teile gegliedert, die in Abschnitt 3.5.4. genauer erklärt werden.

Im ersten Teil wird die Hördynamik der Versuchsperson ähnlich wie in der eben beschriebenen Vormessung grob abgeschätzt. Dabei wird jedoch nicht eine von 0 dB HL bis zur Unbehaglichkeitsschwelle aufsteigende Pegelfolge verwendet, was zu einer großen Anzahl von unhörbaren Darbietungen bei Patienten mit hohen Hörschwellen führt, sondern die Hördynamik wird von mittleren Pegeln zu den niedrigen bzw. den hohen Pegeln »aufgespannt«. Trotzdem wird sichergestellt, daß die Hörschwelle und in der Regel auch die Unbehaglichkeitsschwelle mit einer Schrittweite von 5 dB von unten nach oben durchlaufen werden. Ein weiterer Unterschied zu der dargestellten Vormessung besteht darin, daß im ersten Teil der adaptiven Pegelsteuerung die Versuchsperson bereits die Aufgabe hat, die Lautheit zu beurteilen. Die Antworten aus dem ersten Teil können deshalb bereits ausgewertet werden und werden nicht verworfen, wie bei der bisherigen Vormessung. Hierdurch wird die Effektivität der Messung gesteigert. Da die Versuchsperson bereits im ersten Teil der Messung die Lautheit beurteilen soll, ändert sich die Aufgabenstellung an die Versuchsperson nicht mehr während der Messung. Dadurch entfällt auch die zusätzliche Instruktion für die Vormessung.

Im zweiten Teil der adaptiven Pegelsteuerung werden fünf Pegel aufgrund der Schätzung von Hörschwelle *htl* und Unbehaglichkeitsschwelle *ucl* aus dem ersten Teil gleichmäßig in der Hördynamik verteilt und verwürfelt dargeboten. Im Gegensatz zu der bisherigen Hörflächenskalierung bleibt diese Hördynamik während der Messung jedoch nicht starr, sondern die fünf Darbietungspegel werden aufgrund der aktuellen Schätzung der Hördynamik immer wieder neu verteilt. Auf diese Weise wird vermieden, daß sich die zu Beginn der Messung zwangsläufig ungenauen Schätzungen der Hördynamik negativ auf den gesamten Verlauf der Messung auswirken.

3.5.3. Algorithmus der adaptiven Pegelsteuerung

Teil I:

Die erste Darbietung erfolgt bei 80 dB HL, was für die meisten Patienten wahrnehmbar und nicht zu laut ist. Wird die Darbietung dennoch nicht gehört, wird der Pegel in 15 dB-Schritten bis zur Wahrnehmbarkeit angehoben. Wenn die Darbietung zu laut war, wird der Pegel entsprechend gesenkt.

Wurde auf diese Weise ein Pegel innerhalb der Hördynamik gefunden, beginnen zwei Folgen von Pegeln, die abwechselnd dargeboten werden.

In der ersten Folge wird der Pegel solange erhöht, bis er entweder als »zu laut« beurteilt wird oder aber ein vorher festgelegter Maximalwert, z.B.

120 dB HL, erreicht wird. Die Schrittweite der Pegelerhöhungen beträgt 10 dB unterhalb 90 dB HL und 5 dB oberhalb 90 dB HL. Der Endpegel dieser Folge wird als vorläufige Schätzung der Unbehaglichkeitsschwelle *ucl* für den zweiten Teil der Schätzung verwendet.

In der zweiten Folge wird der Pegel solange in 15 dB-Schritten verringert, bis er entweder unhörbar ist oder 0 dB HL erreicht wird. Wurde 0 dB HL nicht erreicht, wird der Pegel mit einer Schrittweite von 5 dB solange erhöht, bis er wieder hörbar wird. Der Endpegel dieser Folge wird als vorläufige Schätzung der Hörschwelle *htl* für den zweiten Teil der Schätzung verwendet.

Teil II:

Nachdem im ersten Teil *htl* und *ucl* grob bestimmt wurden, werden die fünf Pegel berechnet, bei denen es nach der vorläufigen Schätzung der Hördynamik zu den Lautheitsurteilen cu = 5, 15, 25, 35 und 45 kommen sollte. Diese Pegel werden dann in verwürfelter Reihenfolge dargeboten. Bei der Verwürfelung werden bei aufeinander folgenden Darbietungen Pegelsprünge vermieden, die größer sind als die Hälfte der momentanen Schätzung der Hördynamik. Im Anschluß kommt es zu einer neuen Schätzung der Hördynamik basierend auf allen bisherigen Antworten der Versuchsperson, worauf fünf neue Darbietungspegel bestimmt werden. Dieser Vorgang wird insgesamt dreimal durchgeführt.

Zu der dargestellten Vorgehensweise in Teil zwei gibt es einige Ausnahmen. So wird z.B. der niedrigste Pegel bei der ersten 5er-Gruppe weggelassen, da aufgrund von Teil I bereits kurz zuvor eine Darbietung knapp oberhalb der *htl* erfolgte. Des weiteren gibt es ein Schutzmaßnahme, die unangenehm laute Darbietungen verhindern soll. So führt die Beurteilung einer Darbietung mit dem Pegel $L(n)$ als »zu laut« dazu, daß der Wert des maximal zulässigen Darbietungspegels L_{max} auf $L(n)$ gesetzt wird. Die folgenden Darbietungen erfolgen mit Pegeln unterhalb von L_{max}, auch wenn der momentane Schätzwert der *ucl* höher liegt. Da es jedoch häufig vorkommt, daß Versuchspersonen zu Beginn einer Messung bereits relativ niedrige Pegel als zu laut beurteilen, die sie im weiteren Verlauf der Messung nicht mehr unangenehm finden, darf L_{max} nicht während der ganzen Messung starr beibehalten werden. Der maximal zulässige Darbietungspegel L_{max} wird deshalb um jeweils maximal 5 dB angehoben, falls eine erneute Darbietung bei L_{max} nicht abermals als »zu laut« beurteilt wurde.

Kapitel 3

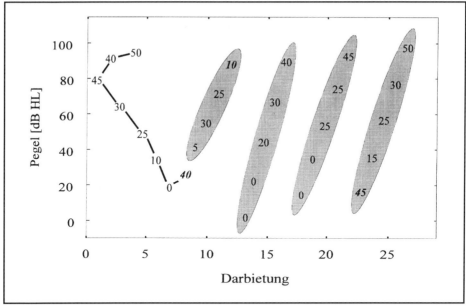

Abb. 3.5.1. Diese Abbildung zeigt ein Beispiel für den Ablauf der adaptiven Pegelsteuerung. Die Antworten der durch Monte-Carlo-Simulationen nachgebildeten Versuchsperson sind als Zahlen dargestellt, wobei kursiv gedruckte Zahlen aufgrund von zufälligen Antworten (»Ausreißern«) gegeben wurden. Die Gruppen von Darbietungen, die aufgrund jeweils einer Schätzung der Hördynamik im zweiten Teil der Pegelsteuerung erfolgen, wurden in Ellipsen zusammengefaßt. Sie erfolgen in Wirklichkeit in verwürfelter Reihenfolge und wurden nur wegen der Übersichtlichkeit als aufsteigende Folge dargestellt

3.5.4. Test der adaptiven Pegelsteuerung durch Monte-Carlo-Simulationen

Das dargestellte adaptive Verfahren wurde anhand von Monte-Carlo-Simulationen optimiert. Die Ergebnisse der Simulationen der adaptiven Pegelsteuerung werden im folgenden dargestellt.

a. Verteilung der Darbietungspegel

In Absatz 3.2. und den Abschnitten 3.4.9. und 3.5.2. wurde bereits darauf hingewiesen, daß eine adaptive Pegelsteuerung die Darbietungspegel gleichmäßig in der gesamten Hördynamik der Versuchsperson verteilen sollte, um eine Beeinflussung des Meßergebnisses durch den Bereichs-Effekt zu vermeiden. Auf der anderen Seite müssen Darbietungen unterhalb der Hörschwelle *htl* und oberhalb der Unbehaglichkeitsschwelle *ucl* vermieden werden, um die Meßzeit effektiv zu nutzen und die Versuchsperson zu schonen. Dies bedeutet, die Pegelsteuerung sollte möglichst eine Gleichverteilung der Darbietungspegel zwischen *htl* und *ucl* erreichen, die an den Grenzen schlagartig auf Null zurückgeht. Bei der adaptiven Pegelsteuerung hat die Vermeidung von Darbietungen oberhalb der *ucl* die oberste Priorität, weil die Entscheidung, ob der Pegel erhöht werden soll oder nicht, einem Computer überlassen wird, der nicht über das Einfühlungsvermögen eines erfahrenen Audiometristen verfügt.

Um zu überprüfen, ob es dem adaptiven Verfahren gelingt, die Darbietungspegel gleichmäßig in der Hördynamik zu verteilen, wurden Monte-Carlo-Simulationen durchgeführt. Die Streuung σ_k der Antworten betrug, wie auch in den Simulationen in Abschnitt 3.4.7 7. cu, wobei 5 % der Antworten zufällig zwischen 0 und 50 lagen, um Ausreißer zu simulieren (siehe Abschnitt 3.4.6.). Simuliert wurde eine leicht schwerhörende Versuchsperson, deren Hörschwelle *htl* bei 30 dB HL und deren Unbehaglichkeitsschwelle *ucl* bei 100 dB HL lag. Das Ergebnis der Simulationen ist in Abbildung 3.5.2. dargestellt. In der Abbildung ist die durchschnittliche Häufigkeit der verschiedenen Darbietungspegel bei Verwendung der adaptiven Pegelsteuerung aufgetragen. Diese Häufigkeit zeichnet sich zum einen durch eine Reihe von starken Spitzen in der Verteilung und zum anderen durch eine kontinuierliche Verteilung in den Zwischenräumen zwischen den Spitzen aus. Die Spitzen resultieren aus der ersten Phase der adaptiven Pegelsteuerung, in der immer mit dem gleichen Startpegel begonnen wird und darauf nur bestimmte Pegelschrittweiten möglich sind. Die Verteilung in den Zwischenräumen resultiert aus der zweiten Phase, in der alle beliebigen ganzzahligen Werte von Darbietungspegeln vorkommen können.

Insgesamt liegen nur sehr wenige Darbietungen oberhalb der *ucl*, hierdurch wird eine übermäßige Belästigung oder gar eine Gefährdung des Patienten vermieden. Darbietungen unterhalb der *htl* sind ebenfalls relativ selten, wenn auch nicht ganz so selten wie Darbietungen oberhalb der *ucl*. Insgesamt wird die gesamte Hördynamik relativ gleichmäßig abgetastet, ohne daß es zu übermäßigen Häufungen von Darbietungspegeln bzw. zu zu wenigen Darbietungen in bestimmten Pegelbereichen kommt. Das Auftreten der Spitzen stellt in diesem Zusammenhang kein Problem dar, weil sie relativ dicht beieinander liegen. Wichtig ist, daß es keine Bereiche von

Kapitel 3

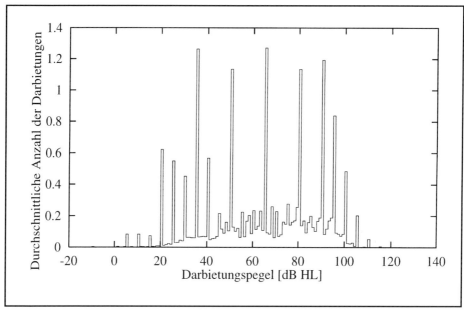

Abb. 3.5.2. *Verteilung der Darbietungspegel bei Verwendung der adaptiven Pegelsteuerung. Die htl lag in den Simulationen bei 30 dB HL, die ucl bei 100 dB HL*

einer Breite von etwa 15 dB oder mehr gibt, in denen sich die Häufigkeit maßgeblich vom Durchschnittswert unterscheidet.

b. *Verteilung der Antworten der Versuchsperson*

Die Gleichverteilung der Darbietungspegel in der gesamten Hördynamik soll dazu führen, daß alle Antwortmöglichkeiten der Versuchsperson gleichermaßen repräsentiert sind. In Abbildung 3.5.3. ist die durchschnittliche Häufigkeit der Antworten der Versuchsperson bei Verwendung der adaptiven Pegelsteuerung dargestellt. In den Simulationen konnte die »Versuchsperson« zwischen 10 Kategorien plus der Kategorie »nicht gehört« wählen. Die Häufigkeit der Darbietungen ist für alle Kategorien ungefähr gleich hoch. Allein die Antwort »unhörbar« ist überrepräsentiert. Aufgrund der Regeln in der ersten Phase der adaptiven Pegelsteuerung (siehe Abschnitt 3.5.2.) müssen die Antworten »unhörbar« (cu = 0) und »zu laut« (cu = 50) mindestens einmal auftreten, was für alle anderen Antworten nicht der Fall ist. Dies macht die Überrepräsentation von »unhörbar« und den geringfügig überdurchschnittlichen Wert von »zu laut« verständlich. Die im Hin-

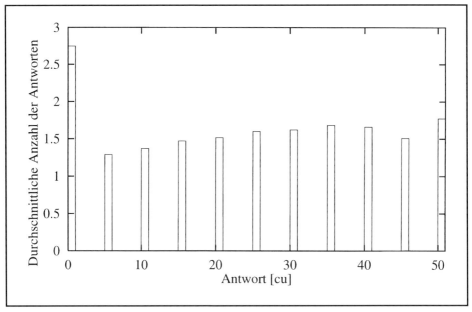

Abb. 3.5.3. Hier ist die durchschnittliche Häufigkeit der Antworten der Versuchsperson bei Verwendung der adaptiven Pegelsteuerung dargestellt. Die htl lag in den Simulationen bei 30 dB HL die ucl bei 100 dB HL. Es stand eine Skala mit 10 + 1-Kategorien zur Verfügung

blick auf die Annäherung der Darbietungspegel an die Unbehaglichkeitsschwelle sehr vorsichtigen Regeln im zweiten Teil der adaptiven Pegelsteuerung führen dazu, daß die Häufigkeit der Antwort »zu laut« nur geringfügig gegenüber den anderen Antwortalternativen angehoben ist. Im zweiten Teil der Messung tritt das Urteil »zu laut« nur durchschnittlich 0,8 mal auf.

c. Verteilung von Darbietungspegeln und Antworten bei einzelnen Messungen

Sowohl die in Abschnitt 3.5.4.a dargestellte Verteilung der Darbietungspegel als auch die in Abschnitt 3.5.4.b dargestellte Verteilung der Antworten wurden als Histogramme aus einer Monte-Carlo-Simulation mit insgesamt 2 000 Läufen berechnet. Diese Histogramme sagen aus, daß die adaptive Pegelsteuerung im Mittel über viele Messungen die gewünschte gleichmäßige Verteilung der Darbietungspegel in der gesamten Hördynamik und damit auch die gleichmäßige Verteilung der Antworten erreicht. Dies bedeutet jedoch nicht, daß dies auch bei jeder einzelnen Messung erreicht wird. Um dies zu überprüfen, wurde eine große Anzahl von Stichproben visuell überprüft. Hierbei wurden keine Beispiele gefunden, bei denen die Hördynamik nicht vollständig ausgefüllt wurde oder bei denen Lücken mit mehr als 15 dB auftraten.

d. Vergleich der Meßgenauigkeiten bei adaptiver und nicht adaptiver Hörflächenskalierung

Tabelle 3.5.1. zeigt die durch Monte-Carlo-Simulationen berechneten Streuungen der Schätzung des L_{25}-Pegels und der Steigung bei der Verwendung des Verfahrens mit konstanter Pegelverteilung und Vormessung bzw. bei der Verwendung des adaptiven Verfahrens. Bei dem Verfahren mit konstanter Pegelverteilung wurden die Darbietungspegel optimal in die Hördynamik der simulierten Versuchsperson gelegt. Diese Annahme ist insofern unrealistisch, da sie impliziert, daß bei der Vormessung die Hördynamik der Versuchsperson bereits exakt bestimmt wurde. Diese idealisierte Bedingung gibt jedoch Aufschluß darüber, welche optimale Genauigkeit sich mit einer vorgegebenen Anzahl von Darbietungen erreichen läßt. Diese

Tabelle 3.5.1. Streuungen von L_{25} und Steigung bei Messungen mit Normalhörenden und bei Monte-Carlo-Simulationen. Bei den Messungen wurde das konstante Verfahren verwendet. Die Simulationen wurden sowohl mit dem konstanten als auch mit dem adaptiven Verfahren durchgeführt

	Simulationen (adaptiv)	Simulationen mit festen Pegeln	Messungen mit festen Pegeln
Darbietungen	15,4 (Mittelwert)	14[1]	14[1]
Streuung der L_{25} Schätzung	1,5 dB [2] 3,6 dB [2]	1,4 dB [3] 3,4 dB [3]	2,8 dB
Streuung der Steigungsschätzung	0,06 cu/dB [2] 0,12 cu/dB [2]	0,07 cu/dB [3] 0,12 cu/dB [3]	0,09 cu/dB

[1] Vormessunge zur groben Bestimmung der Hördynamik erforderlich
[2] optimistische Fehlerabschätzung ($\sigma_k = 4$ cu, keine Ausreißer)
[3] konservative Fehlerabschätzung ($\sigma_k = 7$ cu, 5% Ausreißer)

optimale Genauigkeit stellt den Maßstab für die Effizienz des adaptiven Verfahrens dar. Das adaptive Verfahren wurde im zweiten Teil der Pegelsteuerung bereits nach 9 Darbietungen beendet, wogegen das in Abschnitt 3.5.3. dargestellte Verfahren im zweiten Teil 14 Darbietungen verwendet. Da der erste Teil in der Anzahl der Darbietungen variieren kann, wurde die durchschnittliche Anzahl der Darbietungen angegeben. Die Simulationen wurden einmal mit der in Abschnitt 3.4.4. bestimmten Streuung der Lautheitsurteile $\sigma_k = 4$ cu für Normalhörende durchgeführt, was einer optimistischen Fehlerabschätzung entspricht und damit den minimalen zu erwartenden Fehler angibt. Zum anderen wurden die Simulationen mit der Streuung $\sigma_k = 7$ cu und 5 % Ausreißern durchgeführt. Diese Bedingung wurde auch in allen anderen Simulationen in den Abschnitten 3.4. und 3.5. verwendet und entspricht einer konservativen Fehlerabschätzung.

Obwohl bei den Simulationen mit dem konstanten Verfahren von einer optimalen Verteilung der Darbietungspegel ausgegangen wurde, erreicht die adaptive Pegelsteuerung für alle Bedingungen annähernd die gleiche Meßgenauigkeit, wobei nur ein minimaler Mehraufwand von durchschnittlich 1,4 Darbietungen notwendig ist. Hierbei ist zu beachten, daß die adaptive Pegelsteuerung den optimalen Bereich der Darbietungspegel erst während der Messung suchen muß.

Weiter sind in Tabelle 3.5.1. die bei den in Abschnitt 3.2. vorgestellten Messungen auftretenden bestimmten Streuungen dargestellt. Diese Messungen wurden bei den Normalhörenden mit einem nicht orientierten Verfahren durchgeführt. D.h., es gab keine Vormessung zur groben Abschätzung der Hördynamik. Die Darbietungspegel wurden gleichmäßig zwischen 40 dB HL und 90 dB HL verteilt. Die gemessenen Streuungen liegen zwischen den optimistischen und den konservativen Schätzungen aus den Simulationen. Da diese Messungen auch gleichzeitig als Grundlage der Simulationen dienten (siehe Abschnitt 3.4.), ist dies eine Bestätigung für das Prinzip der Monte-Carlo-Simulationen.

3.5.5. Test der adaptiven Pegelsteuerung durch Messungen

Nachdem die adaptive Pegelsteuerung mit Hilfe der Monte-Carlo-Simulationen untersucht und optimiert wurde, wurde anhand von Messungen mit normalhörenden und schwerhörenden Versuchspersonen die Praxistauglichkeit des Verfahrens untersucht. Hierbei sollte sich herausstellen, ob die mit den Monte-Carlo-Simulationen getroffenen Vorhersagen der Meßge-

Kapitel 3

nauigkeit auf die Messungen übertragbar sind, oder ob es weitere Einflüsse auf die Genauigkeit gibt, die in den Simulationen nicht berücksichtigt wurden.

Meßbedingungen

Das Versuchspersonenkollektiv bestand aus 10 normalhörenden und 10 schwerhörenden Versuchspersonen. Mit allen Versuchspersonen wurden Lautheitsskalierungen sowohl mit dem Verfahren mit Vormessung und anschließender fester Pegelverteilung als auch mit dem adaptiven Verfahren durchgeführt. Bei der Hauptmessung mit dem konstanten Verfahren wurden stets 14 Darbietungen verwendet. Bei dem adaptiven Verfahren wurden im zweiten Teil der Pegelsteuerung 3 Durchläufe verwendet, was zu einer durchschnittlichen Anzahl von ca. 19 Darbietungen führte. Trotz der größeren Anzahl von Darbietungen war der Zeitaufwand für das adaptive Verfahren deutlich geringer, da keine Vormessung erforderlich war. Das Testsignal bestand aus einem Terzrauschen mit der Mittenfrequenz 1 kHz. Mit jeder Versuchsperson wurden mit jeweils beiden Ohren jeweils 10 kategoriale Lautheitsskalierungen mit dem konstanten Verfahren und dem adaptiven Verfahren durchgeführt. Auf diese Weise war es möglich, die intraindividuellen und die interindividuellen Streuungen der beiden Verfahren und die Abweichungen der Erwartungswerte für den »Mittellaut«-Pegel L_{25} und Steigung m zu bestimmen. Die Versuchspersonen nahmen in der Regel an zwei Sitzungen teil, wobei eine Hälfte der Versuchspersonen zuerst an den Messungen mit dem konstanten Verfahren und die andere Hälfte zuerst an den Messungen mit dem adaptiven Verfahren teilnahm.

3.5.6. Meßergebnisse

a. Ausnutzung der gesamten Hördynamik

Sowohl bei dem konstanten als auch bei dem adaptiven Verfahren trat es sehr selten auf, daß keine Darbietungen in der Nähe der Hörschwelle *htl* erfolgten. Der Vormessung des konstanten Verfahrens gelang es lediglich in 3 % der Messungen, nicht die *htl* zu finden, d.h., es traten in der Hauptmessung keine Darbietungen auf, die als »sehr leise« oder als »unhörbar« beurteilt wurden. Bei dem adaptiven Verfahren wurde die Hörschwelle immer erreicht.

Bei den Messungen mit dem konstanten Verfahren war in 29 % der Fälle zu beobachten, daß die Unbehaglichkeitsschwelle *ucl* durch die Vormessung zu niedrig eingeschätzt wurde, so daß bei der anschließenden Lautheitsskalierung die Kategorien »sehr laut« bzw. »zu laut« nicht erreicht wurden. Sehr häufig wurde mit der Vormessung eine Unbehaglichkeitsschwelle deutlich unterhalb von 90 dB HL bestimmt, obwohl die anschließende Hauptmessung auf eine *ucl* von über 100 dB HL hindeutete. Bei dem adaptiven Verfahren wurde die Unbehaglichkeitsschwelle nur in den Fällen nicht erreicht, in denen sie oberhalb von 115 dB HL lag, weil der maximale Darbietungspegel aus Sicherheitsgründen auf diesen Wert begrenzt wurde. Dies war jedoch nur in 10 % der Messungen der Fall. Die Ausnutzung des gesamten Pegelbereiches der Versuchsperson hatte bei dem adaptiven Verfahren nicht die negative Auswirkung von zu häufigen Darbietungen oberhalb der *ucl*. Nur in 22 % der Messungen traten mehr als 2 Darbietungen auf die als »zu laut« beurteilt wurden. Dies stimmt sehr gut mit den in Abschnitt 3.5.4.b dargestellten Monte-Carlo-Simulationen überein. Bei dem konstanten Verfahren hingegen trat in 29 % der Messungen mehrfach das Lautheitsurteil »zu laut« auf, und dies, obwohl die *ucl* bei einem sehr viel größeren Anteil von Messungen nicht gefunden wurde (siehe oben).

b. Verteilung der Antworten

In den Abschnitten 3.5.4.a und 3.5.4.b wurde für das adaptive Verfahren mit Monte-Carlo-Simulationen die Form der mittleren Verteilung der Darbietungspegel in der Hördynamik bzw. der Antworten der Versuchsperson auf der Kategorialskala berechnet. Diese mittlere Verteilung war sehr gleichmäßig, was zur Vermeidung von Bereichs- und Kontext-Effekten (siehe Abschnitt 3.4.9.) erforderlich ist. In Abbildung 3.5.4. ist die mittlere Verteilung der Antworten für die normalhörenden Versuchspersonen und in Abbildung 3.5.5. die mittlere Verteilung der Antworten für die schwerhörenden Versuchspersonen dargestellt, jeweils für die konstanten und adaptiven Messungen. Alle gemessenen Verteilungen weisen größere Schwankungen auf als die mit den Monte-Carlo-Simulationen berechneten. Allgemein läßt sich feststellen, daß alle Verteilungen von der Kategorie »leise« zu der Kategorie »zu laut« abnehmen. Dieser Effekt ist bei den konstanten Messungen deutlicher als bei den adaptiven, was sicher daran liegt, daß es der adaptiven Pegelsteuerung besser gelingt, die gesamte Hördynamik auszunutzen (siehe Abschnitt 3.5.6.a). Daß auch bei den adaptiven Messungen ein Abfallen der mittleren Häufigkeit der Antworten mit zunehmender Lautheit auftritt, kann auf ein »Durchhängen« der Lautheitsfunktion zurückgeführt werden, das besonders bei Normalhörenden auftritt. Hierauf

Kapitel 3

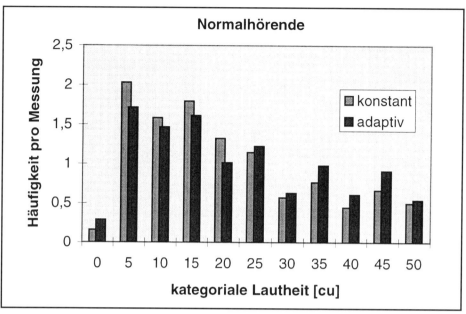

Abb. 3.5.4. Mittlere Häufigkeit der Antworten für die normalhörenden Versuchspersonen bei allen 200 konstanten bzw. adaptiven Messungen

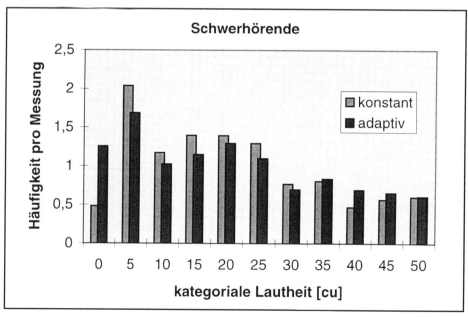

Abb. 3.5.5. Mittlere Häufigkeit der Antworten für die schwerhörenden Versuchspersonen bei allen 200 konstanten bzw. adaptiven Messungen

wird in Abschnitt 3.5.6.f eingegangen. Besonders bei den adaptiven Messungen mit den Normalhörenden läßt sich eine deutliche Überrepräsentation der Antworten 5, 15, 25, 35 und 45 im Gegensatz zu den übrigen Antworten beobachten. Diese Antwortalternativen wurden auf dem Antwortbildschirm mit den verbalen Kategorien »sehr leise«, »leise«, »mittellaut«, »laut« und »sehr laut« benannt, die jeweiligen Zwischenstufen jedoch lediglich durch schwarze Balken unterschiedlicher Länge. Die Überrepräsentation der benannten Kategorien deutet darauf hin, daß die Versuchspersonen nicht alle Feinabstufungen der Kategorien gleichermaßen ausnutzen und dabei die benannten Kategorien bevorzugen.

Bei den Messungen mit den Versuchspersonen stellt sich nun die Frage, ob diese oben dargestellte Verteilung nur im Mittel über viele einzelne kategoriale Lautheitsskalierungen erreicht wird, oder ob auch in jeder einzelnen Messung mit durchschnittlich 18 Darbietungen diese Verteilung der Pegel in der gesamten Hördynamik erlangt wird. Um dies zu untersuchen, wurden alle 200 adaptiven Einzelmessungen visuell überprüft. Dabei wurde kein Beispiel gefunden, in dem die Darbietungspegel sich in einzelnen Pegelbereichen auffällig häuften bzw. in Pegelbereichen mit einer Breite von mehr als 15 dB keine Darbietungen erfolgten.

c. Mittelwerte der Parameterschätzungen

Die beiden linken Säulengruppen in Abbildung 3.5.6. zeigen die Mittelwerte der Schätzungen des L_{25}-Parameters für die 10 normalhörenden und für die 10 schwerhörenden Versuchspersonen. Die grauen Balken zeigen den mittleren L_{25} für die Messungen mit dem konstanten Verfahren, die schwarzen Balken die Messungen mit dem adaptiven Verfahren und die weißen Balken die in Abschnitt 3.2. vorgestellten Messungen mit einem anderen Versuchspersonenkollektiv und dem konstanten Verfahren. Für die beiden Messungen mit dem konstanten Verfahren liegen die Mittelwerte des L_{25} sowohl für die Normalhörenden als auch für die Schwerhörenden recht dicht beieinander. Dies ist besonders bei den Schwerhörenden nicht selbstverständlich, da es sich um zwei verschiedene Versuchspersonenkollektive handelt. Der mittlere L_{25} aus den adaptiven Messungen liegt bei den Normalhörenden um ca. 4 dB höher als bei den konstanten Messungen. Bei den Schwerhörenden ist ein gegenteiliger Effekt zu beobachten. Hier liegt der L_{25} aus den adaptiven Messungen um ca. 4 dB niedriger als bei den konstanten Messungen.

Kapitel 3

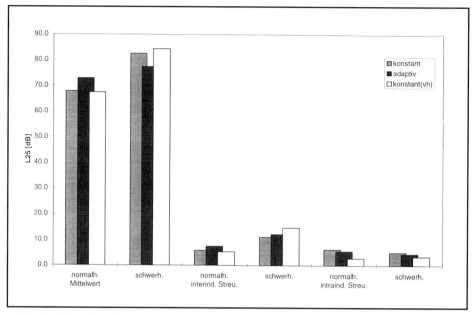

Abb. 3.5.6. Mittelwerte, interindividuelle Streuungen und intraindividuelle Streuungen für die Bestimmung des L_{25} für das konstante Verfahren (graue Balken) und das adaptive Verfahren (schwarze Balken) für normalhörende und schwerhörende Versuchspersonen. Die weißen Balken zeigen die entsprechenden Daten für die in Abschnitt 3.2. vorgestellten Messungen mit einem anderen Versuchspersonenkollektiv und dem konstanten Verfahren

In den beiden linken Säulengruppen in Abbildung 3.5.7. sind die Mittelwerte der Steigungsschätzungen dargestellt. Auch hier stimmen die Mittelwerte aus den beiden konstanten Messungen und der adaptiven Messung relativ gut überein. Bei Normalhörenden liegt der Mittelwert der Steigungsschätzung bei dem adaptiven Verfahren um 0,08 cu/dB höher als bei dem konstanten Verfahren. Bei Schwerhörigen ist dieser Effekt entgegengesetzt.

d. Interindividuelle Streuungen und intraindividuelle Streuungen

Die Streuung der Meßwerte des L_{25} und der Steigung m bei Wiederholungsmessungen mit derselben Versuchsperson werden als intraindividuelle Streuung bezeichnet. Die Streuung der L_{25} bzw. Steigungswerte für verschiedene Versuchspersonen wird als interindividuelle Streuung bezeichnet. Eine Meßmethode ist nur dann aussagekräftig, wenn die interindividuellen Streuun-

Optimierung der Methodik

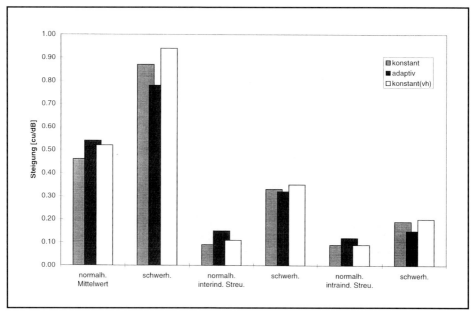

Abb. 3.5.7. *Entsprechende Darstellung wie in Abbildung 3.5.6., jedoch für die Steigung m*

gen deutlich größer sind als die intraindividuellen Streuungen. In den Abbildungen 3.5.6. und 3.5.7. sind die interindividuellen Streuungen und die intraindividuellen Streuungen für das konstante und das adaptive Verfahren dargestellt. Bei den beiden Meßreihen unterscheiden sich sowohl interindividuelle als auch intraindividuelle Streuungen nur geringfügig voneinander. Mit Ausnahme der intraindividuellen Streuung der Steigung bei den Normalhörenden ist die intraindividuelle Streuung mit dem adaptiven Verfahren stets etwas geringer als mit dem konstanten Verfahren. Bei den normalhörenden Versuchspersonen sind intraindividuelle Streuung und interindividuelle Streuung etwa gleich groß. Keines der Meßverfahren bietet hier die Möglichkeit, signifikante Unterschiede zwischen den Versuchspersonen nachzuweisen. Bei den schwerhörenden Versuchspersonen sind die interindividuellen Streuungen größer, was auf die unterschiedlichen Ausprägungen der Schwerhörigkeiten zurückzuführen ist. Da die intraindividuellen Streuungen nicht im gleichen Ausmaß ansteigen, bieten beide Verfahren die Möglichkeit von signifikanten Unterscheidungen zwischen verschiedenen Schwerhörenden. Der Wert des L_{25} kann mit einer Standardabweichung von ca. 5 dB gemessen werden. Die Steigung kann mit einer Standardabweichung von ca. 0,2 cu/dB bei dem konstanten Verfahren und

0,15 cu/dB bei dem adaptiven Verfahren gemessen werden. D.h., eine vom Normwert der Steigung abweichende Steigung kann mit einer Konfidenz von 95 % nachgewiesen werden, wenn die gemessene Steigung den Normwert um mindestens 0,4 cu/dB bei dem konstanten Verfahren bzw. 0,3 cu/dB bei dem adaptiven Verfahren übersteigt.

Die intraindividuellen Streuungen der Steigungsschätzung sind für das adaptive Verfahren größer als für das konstante Verfahren, obwohl aufgrund der Monte-Carlo-Simulationen in Abschnitt 3.5.4.d bei dem adaptiven Verfahren eine geringere Streuung zu erwarten wäre. Bei den Simulationen wurden durchschnittlich 15,4 Darbietungen verwendet und damit etwa dieselbe Genauigkeit erzielt wie mit dem konstanten Verfahren. Bei den Messungen wurden jedoch durchschnittlich 19 Darbietungen verwendet. Nach der $1/\sqrt{n}$-Regel (siehe Abschnitt 3.4.7.) müßten die mit dem adaptiven Verfahren erzielten Streuungen um mindestens den Faktor 0,9 kleiner sein als die mit dem konstanten Verfahren gemessenen. Da bei den Simulationen für das konstante Verfahren von einer optimalen Verteilung der Darbietungspegel ausgegangen wurde, was bei den Messungen aber keineswegs der Fall war, müßte die Verbesserung der Meßgenauigkeit eigentlich noch deutlicher ausfallen. Eine mögliche Ursache für dieses unerwartet schlechte Abschneiden der adaptiven Messungen soll in Abschnitt 3.5.5.f. aufgezeigt werden.

f. Problematische Form der Modellfunktion

Bei den Monte-Carlo-Simulationen wurde von der Anpassung einer einfachen Geraden an die Antworten der Versuchsperson ausgegangen (Abschnitt 3.4.5.). Besonders bei normalhörenden Versuchspersonen wird jedoch häufig eine stark durchhängende Lautheitsfunktion beobachtet, die bei niedrigen Pegeln nahezu waagerecht verläuft und mit zunehmenden Pegeln immer steiler wird (siehe hierzu Abbildung 3.5.8.). Bei Schwerhörenden mit Recruitment wird jedoch fast immer ein gerader Verlauf der Modellfunktion beobachtet. Um diesen Effekt zu berücksichtigen, wurde bei den Messungen eine etwas modifizierte Form der Modellfunktion verwendet. Diese Modellfunktion besteht aus drei geraden Teilstücken, von denen das mittlere eine ansteigenden Gerade ist, wie sie auch in den Simulationen verwendet wurde. Bei sehr niedrigen und sehr hohen Pegeln geht diese Gerade in waagerecht verlaufende Teilstücke über. Angepaßt werden vier Parameter: Erstens der Funktionswert des waagerecht verlaufenden unteren Teilstücks der Modellfunktion, zweitens der L_{25}, drittens die Steigung m des ansteigenden Geradenstücks und viertens der Funktionswert

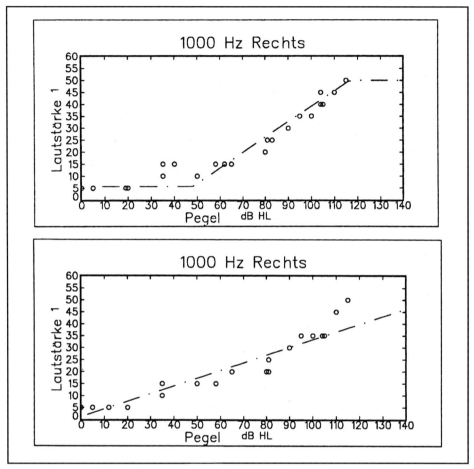

Abb. 3.5.8. Zwei Messungen mit einer Versuchsperson, deren Lautheitsfunktion deutlich durchhängt. Trotz der bei beiden Messungen sehr ähnlichen Meßpunkte wurden zwei stark unterschiedliche Lautheitsfunktionen angepaßt

des waagerecht verlaufenden oberen Teilstücks. Bei allen 200 konstanten und bei allen 200 adaptiven Messungen lag der Funktionswert des oberen waagerechten Teilstücks bei 50 cu. D.h. die in den Monte-Carlo-Simulationen und bei den Messungen verwendeten Modellfunktionen unterscheiden sich bei hohen Pegeln nicht. Bei niedrigen Pegeln wurde jedoch sehr häufig ein waagerechtes Teilstück angepaßt, das oberhalb von 0 cu verläuft. In Abbildung 3.5.8. sind zwei Messungen mit einer Versuchsperson dargestellt, deren Lautheitsfunktion deutlich durchhängt. Trotz der bei beiden Messungen sehr ähnlichen Meßpunkte wurden zwei stark unterschiedliche Lautheitsfunktionen angepaßt, deren L_{25}- Werte ähnlich sind, die sich aber stark in ihrer Steigung unterscheiden. Dieses Phänomen trat ganz besonders bei den adaptiven Messungen sehr häufig auf. Die große Varianz bei den Steigungsanpassungen hat eine große intraindividuelle Streuung bei der Steigungsschätzung zur Folge, die nicht durch die Streuung der Antworten der Versuchsperson bedingt ist, sondern durch die ungeeignete Form der Modellfunktion. Möglicherweise wurde aus diesem Grund durch die Monte-Carlo-Simulationen speziell bei den Normalhörenden eine niedrigere intraindividuelle Streuung der Steigungsschätzung vorhergesagt, als dann bei den Messungen erreicht wurde.

Um die intraindividuelle Streuung der Steigungsschätzung zu verringern, muß eine andere Form der Modellfunktion gefunden werden, die sich stabiler an die Meßdaten anpassen läßt. Da es jedoch Versuchspersonen gibt, bei denen die Modellfunktion durchhängt, und andere, bei denen dies nicht der Fall ist, müßte diese Modellfunktion eigentlich einen weiteren Parameter enthalten, der das Ausmaß des Durchhängens beschreibt. Da die signifikante Anpassung einer Modellfunktion mit drei Parametern jedoch einen erheblich höheren Meßaufwand nach sich ziehen würde, muß hier wahrscheinlich ein anderer Weg beschritten werden. Wie schon gesagt wurde, wird das Durchhängen der Modellfunktion hauptsächlich bei normalhörenden Versuchspersonen beobachtet. Besonders bei Schwerhörenden mit Recruitment tritt es jedoch so gut wie nie auf. Diese Tatsache läßt sich möglicherweise nutzen, um das Durchhängen durch die Parameter L_{25} und Steigung m zu parametrisieren.

Das Abfallen der in Abschnitt 3.5.6.b dargestellten Verteilung der Antworten läßt sich ebenfalls auf das Durchhängen der Lautheitsfunktion zurückführen. Weil die Auswahl der Darbietungspegel so erfolgte, daß die Abstände der benachbarten Pegel gleich groß sind, wird durch eine durchhängende Lautheitsfunktion eine Überrepräsentation von Antworten mit niedrigem Pegel verursacht. Falls es möglich ist, eine angemessenere Form der Lautheitsfunktion zu finden, sollte dementsprechend auch die Verteilung der Darbietungspegel geändert werden. Die Abstände müßten dann bei niedrigen Pegeln größer sein als bei hohen, wodurch wieder eine Gleichverteilung der Antworten auch für Normalhörende erreicht würde.

3.5.7. Zusammenfassung

In Abschnitt 3.4. wurde beschrieben, wie sich mit Monte-Carlo-Simulationen die Meßgenauigkeit verschiedener Strategien bei der kategorialen Lautheitsskalierung berechnen läßt. Diese Methode wurde angewendet, um eine adaptive Pegelsteuerung für die Hörflächenskalierung hinsichtlich ihrer Effizienz zu optimieren, d.h. hinsichtlich der Meßgenauigkeit bei vorgegebener Meßzeit. Die adaptive Pegelsteuerung ermöglicht die Bestimmung von Lautheitsfunktionen ohne eine vorherige grobe Bestimmung der Hördynamik der Versuchsperson. Hierdurch kann ca. ein Drittel der Meßzeit eingespart werden, ohne daß dadurch Einbußen in der Meßgenauigkeit auftreten. Dies wurde in Monte-Carlo-Simulationen berechnet. Durch die adaptive Pegelsteuerung werden die Darbietungspegel während der Messung so an die Antworten der Versuchsperson angepaßt, daß die vollständige Hördynamik abgedeckt wird, ohne dabei die Unbehaglichkeitsschwelle zu überschreiten oder die Hörschwelle weit zu unterschreiten. Im Hinblick auf das Ausnutzen der gesamten Hördynamik schnitt die adaptive Steuerung deutlich besser ab als die Verwendung konstanter Meßpegel, die aufgrund einer Vormessung bestimmt wurden.

Weder das konstante noch das adaptive Verfahren konnten in den Messungen die in den Monte-Carlo-Simulationen erreichte gleichmäßige Verteilung der Darbietungspegel erzielen. Der Grund hierfür ist in der nicht linearen Lautheitsfunktion zu suchen, die bei vielen Versuchspersonen einen »durchhängenden« Verlauf hat. Es ist anzunehmen, daß dieser nichtlineare Verlauf der Lautheitsfunktion auch die Ursache dafür ist, daß von der adaptiven Pegelsteuerung speziell bei der Steigungsschätzung bei den Normalhörenden nicht ganz die Meßgenauigkeit erreicht wurde, wie sie von den Monte-Carlo-Simulationen vorhergesagt wurde. Um eine weitere Verbesserung der Meßgenauigkeit bei vorgegebener Meßzeit zu erreichen, muß eine andere Form der Modellfunktion verwendet werden, die sich besser an die Meßdaten anpassen läßt. Diese Modellfunktion sollte weiterhin nur zwei anzupassende Parameter haben, wobei das Ausmaß des »Durchhängens« über den Wert der Steigung parametrisiert werden könnte. Diese andere Form der Modellfunktion hätte zum einen Auswirkungen auf die Stabilität der Anpassung der Lautheitsfunktion. Zum anderen würde sich auch die Zielverteilung der Darbietungspegel entsprechend der momentanen Schätzung der Modellfunktion dahingehend ändern, daß die Abstände bei niedrigen Pegeln größer und bei hohen Pegeln kleiner werden, um so die angestrebte Gleichverteilung der Darbietungspegel zu erreichen.

Kapitel 3

Literatur

Allen, J. B., Hall, J. L. und Jeng, P. S. (1990). „Loudness growth in 1/2-octace bands (LGOB) - A procedure for the assessment of loudness", J. Acoust. Soc. Am. **88**, 745-753.

Hellbrück, J. und Moser, L. M. (1985). »Hörgeräte-Audiometrie: Ein computerunterstütztes psychologisches Verfahren zur Hörgeräteanpassung«, Psycholog. Beiträge **27**, 494-508.

Heller, O. (1985). »Hörfeldaudiometrie mit dem Verfahren der Kategorienunterteilung (KU)«, Psycholog. Beiträge **27**, 478-493.

Hohmann, V. and Kollmeier, B. (1996). »Weiterentwicklung und klinischer Einsatz der Hörfeldskalierung«, Audiologische Akustik **34**, 48-59.

Pascoe, D. P. (1988). „Clinical measurements of the auditory dynamic range and their relation to formulas for hearing aid gain", In: Jensen, J.H. (ed.), Hearing Aid fitting, 13th Danavox Symposium, ISBN 87-982422-2-9.

Danksagung

Wir möchten uns hiermit bei Dr. Birgitta Gabriel, Kerstin Sommer und Anita Gorges, bei den Versuchspersonen sowie dem Hörzentrum Oldenburg für die beeindruckend schnelle und gewissenhafte Durchführung der Messungen bedanken.

4. Klinische Diagnostik mit der Lautheitsskalierung

Einleitung

Nachdem in den vorigen Kapiteln die theoretischen und experimentellen Grundlagen für die kategoriale Lautheitsskalierung beschrieben und diskutiert wurden, soll im folgenden Kapitel die Anwendung dieser Methode in der klinisch-audiologischen Diagnostik behandelt werden. Dabei geht es primär um die Frage, welchen Aussagewert die kategoriale Lautheitsskalierung im Rahmen der audiologischen Diagnostik eines individuellen Patienten hat. Diese Frage ist eng mit der Frage nach dem Zusammenhang zwischen den Ergebnissen der kategorialen Lautheitsskalierung (Hörflächenskalierung) und den bereits etablierten audiologischen Standard-Untersuchungsverfahren verbunden und inwiefern sich bisher eingesetzte Tests (z. B. zum audiometrischen Recruitment-Nachweis) durch die Hörflächenskalierung ersetzen lassen. In Abschnitt 4.1. wird daher die Beziehung zwischen der kategorialen Lautheitsskalierung und sämtlichen gängigen audiometrischen Recruitment-Indikatoren untersucht. Dabei zeigt sich eine gute Übereinstimmung mit den bislang als zuverlässige Recruitment-Indikatoren angesehenen Tests (Fowler-Test bei asymmetrischem Hörverlust und Metz-Recruitment bei intakter Mittelohr-Funktion). In Abschnitt 4.2. wird nicht nur der Zusammenhang mit anderen tonaudiometrischen Verfahren, sondern mit der Sprachaudiometrie untersucht, wobei sich ein Zusammenhang zwischen der Steigung der kategorialen Pegel-Lautheitsfunktion und dem Diskriminationsverlust ergibt (d. h. dem Prozentsatz nicht korrekt verstandener Wörter selbst bei optimalem Sprachpegel). Dies deutet darauf hin, daß die Hörflächenskalierung eine zuverlässige Methode darstellt, mit der das Recruitment-Phänomen und die damit offenbar zusammenhängende »Fehlhörigkeits-Komponente« beim Sprachverstehen erfaßt werden, die vom klassischen Tonaudiogramm nicht erfaßt werden können. Die hier vorgestellten Beiträge sind daher für die Abschätzung der Relevanz

Kapitel 4

der Hörflächenskalierung in der klinischen Diagnostik von Bedeutung. Dazu zählt auch der in Absschnitt 4.3. vorgestellte Beitrag zur kategorialen Lautheitsskalierung bei Kindern, bei dem es um die Erweiterung der primär für den Erwachsenenbereich entwickelten Methode auf den Bereich der Kinderaudiometrie geht. Dies ist von besonderer Bedeutung, weil gerade bei Kindern eine adäquate Diagnostik sehr schwierig, im Hinblick auf eine frühzeitige, optimale Behandlung und Rehabilitation jedoch von besonderer Bedeutung ist.

4.1. Lautheitsskalierung als Recruitmentnachweis (J. Kießling, C. Pfreimer, M. Schubert)

Im Hinblick auf topodiagnostische audiologische Fragestellungen, speziell im Rahmen der Begutachtung, aber auch unter dem Aspekt der Hörgeräteversorgung stellt sich die Frage, mit welchen überschwelligen Tests der Nachweis bzw. der Ausschluß eines Recruitments am zuverlässigsten gelingt. Zweifellos gehört der Fowler-Test zur ersten Wahl, da unter den gängigen überschwelligen audiometrischen Prüfungen allein dieser Test einen direkten Recruitmentnachweis erlaubt und zudem als recht zuverlässig gelten darf. Allerdings kann der Fowler-Test, der einen alternierenden Lautheitsvergleich zwischen dem zu untersuchenden Ohr und dem (möglichst) normalhörenden Gegenohr vorsieht, in vielen Fällen wegen der Symmetrie der Hörverluste nicht durchgeführt werden.

Als eine mögliche Alternative bietet sich die Kategorial-Lautheitsskalierung an. So können individuelle Pegel-Lautheitsfunktionen und Konturen gleicher Lautheit ermittelt werden. Während die Kategorial-Lautheitsskalierung derzeit unter dem Aspekt der Hörgeräteanpassung und -kontrolle zunehmende Verbreitung findet, hat das Verfahren unter topodiagnostischen Gesichtspunkten bisher nur geringe Bedeutung erlangt (*Kießling et al., 1994*).

Durch Gegenüberstellung der Befunde der Lautheitsskalierung mit denen klassischer überschwelliger Untersuchungsverfahren soll in dem vorliegenden Beitrag geklärt werden, ob die Kategorial-Lautheitsskalierung als quantitativer Recruitment-Indikator dienen kann und ob sie als klinisches Routine-Verfahren geeignet ist (*Kießling et al. 1996*). Ferner soll die Recruitment-Selektivität der herkömmlichen topodiagnostischen Tests, wie

z. B. Fowler-, Lüscher-, SISI-Test, Békésy-Audiometrie und Stapediusreflexmessung, überprüft werden. Auf der Grundlage dessen sollen Empfehlungen zur Auswahl von Recruitmentnachweisverfahren ausgesprochen werden.

4.1.1. Probanden und Methoden

In diesem Teilprojekt wurden verschiedene Verfahren zum quantitativen Recruitmentnachweis verglichen und es wurde deren Validität überprüft. Dazu bedarf es eines allgemein anerkannten Referenzverfahrens, wozu sich der Fowler-Test (ABLB: Alternate Binaural Loudness Balance) besonders anbietet, da mit diesem Verfahren das Ausmaß des Lautheitsausgleichs unmittelbar und mit hoher Zuverlässigkeit bestimmt werden kann.

Da der Fowler-Test einen subjektiven Lautheitsvergleich des zu untersuchenden Ohres mit einem Ohr mit normalem Lautheitsanstieg vorsieht, ist er ausschließlich bei einseitigen Hörstörungen oder deutlich seitendifferentem Gehör durchführbar. Dementsprechend wurden, wie in Abbildung 4.1.1. dargestellt, für die vorliegende Studie Probanden mit einseitiger Schallempfindungsschwerhörigkeit ausgewählt, die bei den Frequenzen 500 und 2 000 Hz im Tonschwellenaudiogramm folgende Kriterien erfüllten: 1. Hörverlust auf dem besseren Ohr höchstens 20 dB und 2. Differenz der Hörverluste beider Ohren mindestens 30 dB. Durch die Beschränkung auf Probanden mit normalem oder nahezu normalem Gehör auf dem Referenzohr konnte ausgeschlossen werden, daß eventuell auch das Referenzohr ein Recruitment aufweist. An den Untersuchungen haben insgesamt 51 einseitig schallempfindungsschwerhörige Personen mit einem mittleren Alter von 57 Jahren auf freiwilliger Basis teilgenommen.

Nach Otoskopie und Tonschwellenaudiometrie in Luft- und Knochenleitung beidseits wurden auf dem hörgestörten Ohr folgende überschwellige Tests jeweils bei 500 und 2 000 Hz durchgeführt: Fowler-Test, Lüscher-Test bei 20 dB SL, SISI-Test bei 20 dB SL, Festfrequenz-Békésy-Audiometrie und kontralaterale Bestimmung der Stapediusreflexschwelle für Sinustöne. Alle diese Untersuchungen wurden mit einem kalibrierten, klinischen Audiometer vom Typ AT 300 (Dorn) in der allgemein gängigen Form durchgeführt (*Katz* 1985, *Lehnhardt,* 1987, *Böhme und Welzl-Müller,* 1993). Beim Fowler-Test wurde das gute Ohr als Referenzohr benutzt, indem dort die Pegel jeweils in 20 dB-Schritten erhöht und die Lautheit auf dem schwerhörigen Ohr angeglichen wurde (*Fowler,* 1937, *Hood,* 1969).

Abb. 4.1.1. Häufigkeitsverteilung der
a. Hörverluste auf dem besser hörenden Ohr
b. Hörverlustdifferenz beider Ohren jeweils bei 500 und 2 000 Hz

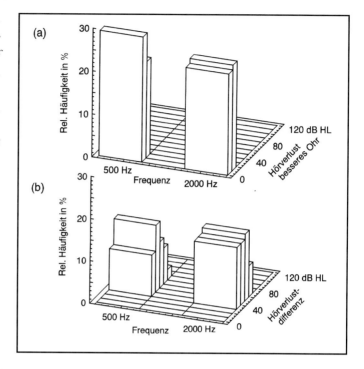

Ferner wurden Pegel-Lautheitsfunktionen auf dem hörgestörten Ohr mit Hilfe der Methode der Kategorial-Lautheitsskalierung mit dem in Abschnitt 3.1. beschriebenen Forschungsaudiometer bestimmt. Dazu werden die zu bewertenden Schallsignale pegelrandomisiert im individuellen Restdynamikbereich dargeboten, der zuvor individuell bestimmt wurde. Die Stimulation (Schmalband-Rausch-Bursts der Mittenfrequenzen 500 und 2 000 Hz) erfolgte bei jeweils acht Pegeln, die äquidistant über den Restdynamikbereich verteilt waren und in randomisierter Folge monaural über Kopfhörer (Beyer DT 48) dargeboten wurden. Die Versuchspersonen hatten die Aufgabe, die Lautheit auf einem berührungsempfindlichen Bildschirm, der an das Forschungsaudiometer angeschlossen war, anhand einer Lautheitsskala mit 10 Kategorien (»zu leise« ... »zu laut«) plus der Kategorie »unhörbar« zu skalieren. Die Lautheitsbewertungen wurden auf eine Skala mit 50 Kategorien transformiert (unhörbar = 0, sehr leise = 5, ... , sehr laut = 45, zu laut = 50), um Vergleichbarkeit zu den Befunden der Würzburger Hörfeldaudiometrie zu schaffen.

Bei 13 der 51 Probanden konnten die Tonschwellenaudiometrie, der Fowler-Test, sowie die Lautheitsskalierung nach einem Zeitraum von 6 bis 9

Monaten zur Überprüfung der Langzeit-Reliabilität wiederholt werden. Basierend auf diesen Untersuchungen wurden folgende Kenngrößen als quantitative Recruitment-Indikatoren ermittelt und in der üblichen Weise klassifiziert, um die Befundklassen gegeneinander abzugrenzen:

■ Fowler-Test: Entsprechend Abbildung 4.1.2.a. werden die äquivalenten Pegel gleicher Lautheit für das bessere Ohr als Funktion des schlechteren Ohres aufgetragen und die dimensionslose Steigung der Regressionsgeraden als Maß für das Recruitment interpretiert. Im Falle einer Hörstörung ohne Recruitment ergibt sich definitionsgemäß eine Steigung von eins. Lauheitsanstieg < 1,5/1,5 bis 1,9/2,0 bis 2,4/2,5 bis 2,9/≥ 3,0.
■ Kategorial-Lautheitsskalierung: Die Abb. 4.1.2.b. zeigt ein typisches Beispiel einer Pegel-Lautheitsfunktion bei Schallempfindungsschwerhörigkeit. Da der Lautheitsanstieg in der Regel linear erfolgt, wird die Steigung der Ausgleichsgeraden als Recruitment-Kenngröße herangezogen. Lauheitsanstieg < 0,6/0,6 bis 0,7/0,8 bis 0,9/1,0 bis 1,2/≥ 1,2 KU-Einheiten/dB.

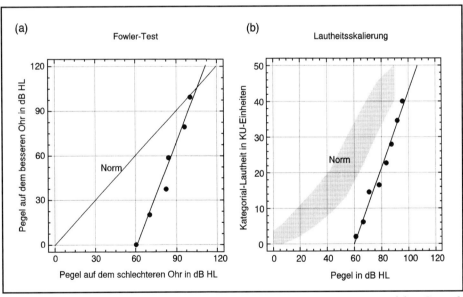

Abb. 4.1.2. Bestimmung des überschwelligen Lautheitsanstiegs auf der Grundlage der
a. Pegel äquivalenter Lautheit (rechts/links) beim Fowler-Test
b. durch Kategorialskalierung ermittelten Pegel-Lautheitsfunktion
jeweils als Steigung der individuellen Regressionsgeraden

Kapitel 4

- Lüscher-Test bei 20 dB SL: Intensitätsunterschiedsschwelle ≤ 1/ > 1 dB.
- SISI-Test: Anteil wahrgenommener Pegel-Inkremente 0 bis 25/30 bis 65/ 70 bis 100 %.
- Festfrequenz-Békésy-Audiometrie: relative Schreibamplitude (Dauerton-Amplitude/Pulston-Amplitude) < 80/80 bis 99/≥ 100 %.
- Stapediusreflexschwelle: Abstand zwischen Stapediusreflex- und Hörschwelle < 40/40 bis 55/60 bis 75/≥ 80 dB.

Für die Lautheitsanstiege, ermittelt aus dem Fowler-Test bzw. der Lautheitsskalierung, werden jeweils die Mediane, obere und untere Quartile sowie das 95 %-Konfidenzintervall berechnet und mit Hilfe der Statistik-Software Statgraphics Version 5 graphisch dargestellt.

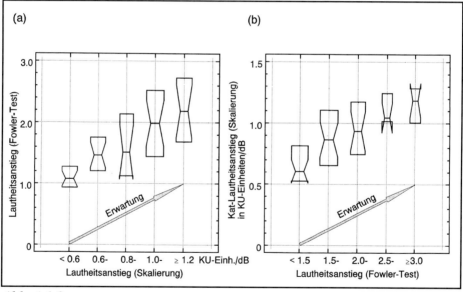

Abb. 4.1.3.
a. Lautheitsanstieg ermittelt nach Abb. 4.1.2.a. aus dem Fowler-Test als Funktion des klassifizierten Lautheitsanstiegs nach Abb. 4.1.2.b. und
b. Lautheitsanstieg ermittelt nach Abb. 4.1.2.b. als Funktion des klassifizierten Lautheitsanstiegs ermittelt nach Abb. 4.1.2.a.
Dargestellt sind die Medianwerte (Horizontallinien im Zentrum), obere und untere Quartile (Boxen), sowie die 95 %-Konfidenzintervalle (Einkerbungen in den Boxen). Die erwartete Tendenz ist jeweils durch einen Pfeil gekennzeichnet

4.1.2. Ergebnisse

Ein Vergleich der Resultate bei 500 und 2 000 Hz zeigt durchgängig, daß offenbar keine frequenzspezifischen Einflüsse existieren. Dementsprechend werden im folgenden die Daten bei 500 und 2 000 Hz jeweils zusammengefaßt. Zunächst werden die Ergebnisse der Kategorial-Lautheitsskalierung zu denen des Fowler-Tests, des Referenzverfahrens, in Beziehung gesetzt. Wie die Abbildung 4.1.3.a. und b. verdeutlicht, wächst der Lautheitsanstieg, der aus der Skalierung ermittelt wird, mit dem Anstieg der Lautheit, wie er sich aus dem Fowler-Test ergibt, kontinuierlich an. Daraus folgt unter der Annahme, daß der Fowler-Test einen geeigneten Recruitment-Indikator liefert, daß dies offenbar auch für die Kategorial-Lautheitsskalierung zutrifft. Allerdings unterscheiden sich die Mediane (mittlere Horizontal-Linien) benachbarter Klassen nicht signifikant (p ≥ 0,05), da sich die 95 %-Konfidenzintervalle (Einkerbungen) jeweils überlappen.

Beim Lüscher-Test zeigt sich bei anwachsender Intensitätsunterscheidungsschwelle tendenziell eine Abnahme des Lautheitsanstiegs sowohl im Fowler-Test (Abb. 4.1.4.a.) als auch in der Lautheitsskalierung (Abb. 4.1.4.b.). Diese Tendenz entspricht der Erwartung, doch ermöglicht der Lüscher-Test

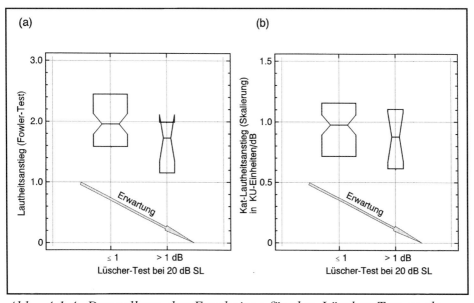

Abb. 4.1.4. Darstellung der Ergebnisse für den Lüscher-Test analog zu Abb. 4.1.3.

bei der üblichen Befundklassifizierung (≤ 1 und > 1 dB) keine signifikante ($p \leq 0,05$) Selektion.

Wie die Abb. 4.1.5. und 4.1.6. verdeutlichen, bieten der SISI-Test und die Festfrequenz-Békésy-Audiometrie eine geringere Selektivität. In beiden Fällen entspricht die Lage der Mediane nicht einmal tendenziell dem erwarteten Verlauf (Pfeile). Wenn man die Befunde des Fowler-Test als Bezugsgröße zugrunde legt, sind diese beiden Verfahren offensichtlich kaum geeignet, unterschiedliche Recruitment-Ausprägungen zu differenzieren (Abb. 4.1.5.a. und 4.1.6.a.). Auch gegenüber den Skalierungs-Resultaten zeigen SISI-Test und Békésy-Audiometrie kein selektives Potential (Abb. 4.1.5.b. und 4.1.6.b.).

Gänzlich anders stellen sich die Ergebnisse der Stapediusreflexschwellen-Bestimmung dar. Hier findet man entsprechend der Erwartung und im Sinne des Metz-Recruitments bei anwachsender Differenz zwischen Reflex- und Hörschwelle eine stetige Abnahme des Lautheitsanstiegs im Fowler-Test (Abb. 4.1.7.a.) wie auch in der Lautheitsskalierung (Abb. 4.1.7.b.). Dieses Resultat belegt, daß es sich bei der Stapediusreflexschwellen-Messung um ein hoch recruitmentselektives Verfahren handelt, wenn man den Referenzcharakter des Fowler-Test als gegeben annimmt. Schließlich wurde an einem Sub-Kollektiv von 13 Probanden die langzeitliche Test-Retest-Zuverlässigkeit des Fowler-Test und der Kategorial-Lautcitsskalierung durch Wiederholungsuntersuchungen nach 6 bis 9 Monaten überprüft. Durch Kontrolle des Schwellengehörs konnte sichergestellt werden, daß die Hörschwellen innerhalb von 15 dB konstant geblieben waren. Da diese Veränderungen die Test-Retest-Reliabilität des Fowler-Test und der Lautheitsskalierung in gleicher Weise beeinflussen, ist eine Gegenüberstellung durchaus erlaubt.

In den Scattergrammen der Abb. 4.1.8.a. (Fowler-Test) und 4.1.8.b. (Lautheitsskalierung) sind die Lautheitsanstiege bei Wiederholungsmessung (Retest) als Funktion der Werte bei Erstmessung (Test) dargestellt. Die Korrelationseffizienten r liegen in der Größenordnung 0,65 bis 0,69 und kennzeichnen somit eine vergleichbare, wenn auch nur mäßige Reproduzierbarkeit für beide Verfahren.

Lautheitsskalierung als Recruitmentnachweis

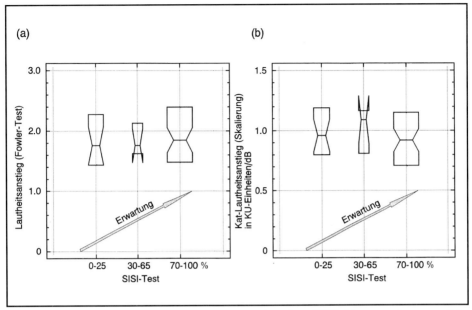

Abb. 4.1.5. Darstellung der Ergebnisse für den SISI-Test analog zu Abb. 4.1.3.

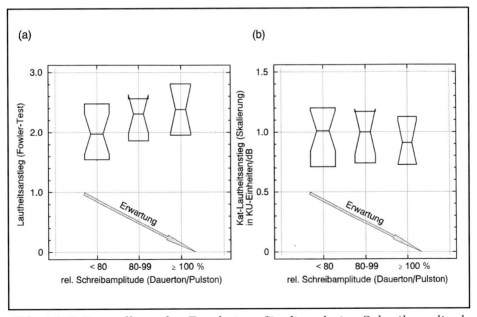

Abb. 4.1.6. Darstellung der Ergebnisse für die relative Schreibamplitude (Dauertonamplitude dividiert durch die Pulstonamplitude) analog zu Abb. 4.1.3.

Kapitel 4

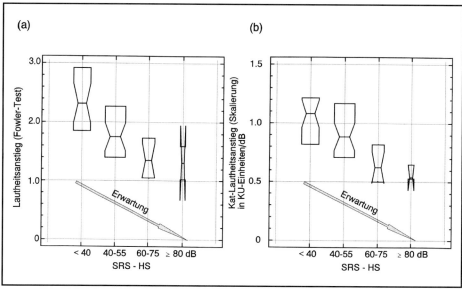

Abb. 4.1.7. Darstellung der Ergebnisse der Stapediusreflexschwellenmessung (SRS – HS: Differenz zwischen Stapediusreflex- und Hörschwelle) analog zu Abb. 4.1.3.

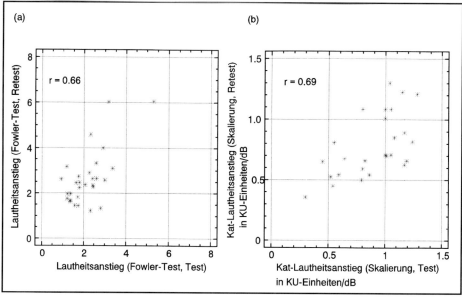

Abb. 4.1.8. Scattergramm für die langzeitliche Test/Retest-Zuverlässigkeit bei der Bestimmung des Lauheitsanstiegs
a. nach Abb. 4.1.2.a. (Fowler-Test)
b. nach Abb. 4.1.2.b (Kategorial-Lautheitsskalierung)

4.1.3. Zusammenfassung

Das Verfahren der kategorialen Lautheitsskalierung, auch Hörfeldmessung oder Hörfeldaudiometrie genannt, bietet die Möglichkeit, die überschwellige Lautheitsentwicklung individuell, frequenzspezifisch und quantitativ zu erfassen. Die Ergebnisse können, abhängig von der Fragestellung, entweder in Form von Pegel-Lautheitsfunktionen oder als Konturen gleicher Kategorial-Lautheit dargestellt werden. Für Zwecke des Recruitmentnachweises ist die kategoriale Lautheitsskalierung zwar schon vereinzelt in Erwägung gezogen worden (*Kießling et al.*, 1994), doch es fehlte bisher an systematischen Vergleichen mit herkömmlichen Recruitment-Tests hinsichtlich der Selektivität. Der vorliegende Beitrag (*Kießling et al.*, 1996) soll diese Lücke auf der Basis eines umfänglichen und wohlselektierten Datenmaterials schließen helfen.

Um die Validität und Selektivität der Kategorial-Lautheitsskalierung im Vergleich mit herkömmlichen Recruitment-Tests beurteilen zu können, bedarf es eines Referenzverfahrens, das ein zuverlässiges Maß für den überschwelligen Lautheitsanstieg liefert. Nun haftet bekanntlich sämtlichen topodiagnostischen audiometrischen Prüfungen der Mangel an, daß sie keinen absolut sicheren Recruitmentnachweis ermöglichen – nicht umsonst wird aus Gründen der Absicherung die Durchführung mehrerer Tests und deren gesamtheitliche Befundung allgemein empfohlen.

Trotz dieser Einschränkung darf der Fowler-Test als der wohl zuverlässigste Recruitment-Indikator angesehen werden. Denn anders als der SISI- und Lüscher-Test oder die Schreibamplitude im Békésy-Audiogramm, die das Intensitätsunterscheidungsvermögen reflektieren, erfaßt der Fowler-Test tatsächlich den überschwelligen Lautheitsanstieg in quantitativer Form. Gegenüber dem Nachweis des Stapediusreflexes hat der Fowler-Test den Vorzug, daß seine Durchführung nicht von der Mittelohrfunktion abhängig ist. Die Ermittlung der Intensitätsbreite ist dem Fowler-Test insofern unterlegen, als sie sich lediglich auf zwei Meßpunkte stützt: die Hör- und die Unbehaglichkeitsschwelle, wobei insbesondere die isolierte Bestimmung der U-Schwelle mit erheblicher Unsicherheit behaftet ist. Schließlich kommen andere Verfahren, wie die Sprach- und Hirnstammaudiometrie, die sich bei der Erkennung retrocochleärer Störungen überaus bewährt haben, als direkte Recruitment-Tests aus grundsätzlichen Erwägungen nicht infrage.

Da der Fowler-Test nur bei einohrigen Hörstörungen durchführbar ist, kommt der Probandenauswahl besondere Bedeutung zu. Um diesbezügliche Fehlerquellen zu minimieren, wurde in der vorliegenden Untersuchung auf eine konsequente Selektion der Versuchspersonen geachtet: Hörverlust auf dem besseren Ohr höchstens 20 dB HL und Differenz der Hörverluste mindestens 30 dB. Somit konnte sichergestellt werden, daß jeweils ein hörgestörtes Ohr mit einem (nahezu) normalen Gehör verglichen wurde.

Die Ergebnisse belegen, daß

1. die Recruitment-Selektivität (vgl. Abb. 4.1.3.) wie auch die langzeitliche Test-Retest-Reliabilität (vgl. Abb. 4.1.8.) der Kategorial-Lautheitsskalierung mit derjenigen des Referenzverfahrens (= Fowler-Test), sehr gut vergleichbar ist und sich

2. die kategoriale Lautheitsskalierung gegenüber den Ergebnissen der herkömmlichen überschwelligen Audiometrie ganz analog wie der Fowler-Test verhält (vgl. Abb. 4.1.4. bis 4.1.7.), dem doch Referenzcharakter zuzuschreiben ist. Eine ähnlich hohe Selektivität kann aufgrund der vorliegenden Resultate der Abstandsbestimmung zwischen Stapediusreflex- und Hörschwelle (Metz-Recruitment) attestiert werden.

Während sich der Lüscher-Test unter dem Aspekt des Recruitmentnachweises immerhin als bedingt geeignet erweist, ist die geringe Recruitment-Selektivität des SISI-Test von besonderem klinischem und praktischem Interesse. Schließlich ist der SISI-Test häufig Bestandteil von gutachterlichen Untersuchungen und im Rahmen der Vorsorgeuntersuchung »Lärm II« nach dem Grundsatz G 20 obligatorisch vorgeschrieben. Bekanntlich wird der topodiagnostische Wert des SISI-Test in der Literatur von verschiedenen Autoren angezweifelt, wobei sehr unterschiedliche Argumente herangezogen werden (*Owens et al.,* 1979, *Kießling,* 1979, *Martin,* 1985).

Bemerkenswert erscheint es in diesem Zusammenhang, daß sich selbst *Jerger* (1973) als Miturheber des SISI-Test inzwischen ein wenig davon distanziert hat. *Lehnhardt* (1996) führt die Zweifel, die an der Zuverlässigkeit des SISI-Test geäußert wurden, primär auf ein mangelndes Verständnis der theoretischen Grundlagen zurück und empfiehlt in Grenzfällen die zusätzliche Durchführung des SISI-Test mit Inkrementen von 2 dB sowie des Lüscher-Test. *Böhme* und *Welzl-Müller* (1993) weisen darauf hin, daß der SISI-Test keinen direkten Recruitmentnachweis erlaubt und lediglich der Bestimmung des Pegelunterscheidungsvermögens dienen sollte. Ähnliche Argumente sind bei der Diskussion der geringen Recruitment-Selektivität der Schreibamplitude in der Festfrequenz-Békésy-Audiometrie anzuführen, zumal diese Untersuchung noch schwellennäher als der SISI-Test erfolgt. In beiden Fällen wird, wie auch beim Lüscher Test, das überschwellige Verhalten in nur einem Punkt der Restdynamik erfaßt. Die Lautheitsskalierung, der Fowler-Test und der Vergleich von Hör- und Stapediusreflexschwelle beschreiben dagegen den Lautheitsanstieg im gesamten Restdynamikbereich.

Nun sind die vorliegenden Ergebnisse trotz der sehr gut kontrollierten Untersuchungsbedingungen sicher nicht geeignet, den SISI-Test und die Békésy-Audiometrie grundsätzlich und endgültig aus dem topodiagnostischen Test-Inventar zu verbannen. Vielmehr sollten sie zum Anlaß genommen werden, die Recruitment-Selektivität dieser Verfahren auf möglichst breiter Basis eventuell multizentrisch zu untersuchen, um dann eine endgültige Entscheidung zu treffen. Bis dahin sollte der Einsatz und insbesondere die Befundung des SISI-Test möglichst zurückhaltend gehandhabt werden. Wenn immer andere Verfahren durchführbar sind, sollte diesen der Vorzug gegeben werden – die Kategorial-Lautheitsskalierung eröffnet in diesem Sinne attraktive neue Möglichkeiten.

Literatur

Böhme, G., Welzl-Müller, K. (1993). Audiometrie. Hörprüfungen im Erwachsenen- und Kindesalter. 3. Auflage. Verlag Hans Huber, Bern Göttingen Toronto Seattle

Fowler, E. P. (1937). The diagnosis of diseases of the neural mechanisms of hearing by the aid of sounds well above threshold. Trans. Am. Otol. Soc. **27**, 207-219

Hood, J. D. (1969). Basic audiological requirements in neuro-otology. J. Laryngol. Otol. **83**, 695-711

Jerger, J. (1973). Diagnostic audiometry. In Jerger, J. (Ed.): Modern developments in audiology. Second Edition. Academic Press New York, 75-115

Katz, J. (Ed.) (1985). Handbook of clinical audiology. Third Edition. Williams and Wilkins, Baltimore Hong Kong London Sydney

Kießling, J. (1979). Der Stellenwert des SISI-Test in der überschwelligen audiometrischen Diagnostik. Laryngol. Rhinol. **58**, 842-847

Kießling, J., Schubert, M., Wagner, I. (1994). Lautheitsskalierung. Ein Verfahren zum quantitativen Recruitmentnachweis. HNO **42**, 350-357

Kießling, J., Pfreimer, C., Schubert, M. (1996). Recruitmentnachweis – Kategorial-Lautheitsskalierung und klassische überschwellige Audiometrie im Vergleich. Laryngo-Rhino-Otol. **75**, 10-17

Lehnhardt, E. (1996). Praxis der Audiometrie. 7. Auflage. Thieme Verlag Stuttgart

Martin, N. M. (1985). The SISI-Test. In: Katz, J. (Ed.): Handbook of clinical audiology. 3. Edition. Williams and Wilkins, Baltimore Hong Kong London Sydney, 292-303

Owens, E. (1979). Differential intensity discrimination. In: Rintelmann, W. F. (Ed.): Hearing Assessment. University Park Press, Baltimore, 235-259

4.2. Beziehung zwischen Sprachaudiometrie und kategorialer Lautheitsskalierung (B. Kollmeier, S. Hornig, R. Schönfeld)

4.2.1. Einleitung

Wie in den vorangegangenen Kapiteln gezeigt und diskutiert wurde, ist die kategoriale Lautheitsskalierung ein geeignetes Mittel zur Bestimmung des Recruitment-Phänomens, d. h. des pathologischen Lautheitsanstiegs bei Innenohrschädigung. Da diese Störung der Signalverarbeitung im Innenohr sowohl zu einer Herabsetzung der Empfindlichkeit (Anhebung der Hörschwelle) als auch zu einer veränderten Verarbeitung überschwelliger Signale (»Verzerrungswirkung des Hörverlusts«) führt, stellt sich die Frage, inwieweit das mit der hier vorgestellten Methode gemessene Recruitment-Phänomen mit anderen im Rahmen der klinisch-audiologischen Diagnostik erfaßten Störungen der Innenohr-Funktion zusammenhängt.

Ein besonders wichtiges Verfahren zur Charakterisierung der »effektiven« Hörminderung stellt die Sprachaudiometrie dar, bei der die Sprachverständlichkeit des Patienten in Ruhe und gegebenenfalls unter Störgeräuscheinfluß bei verschiedenen Sprachpegeln quantitativ ausgemessen wird. Insbesondere läßt sich bei der Sprachaudiometrie zwischen einer »Abschwächungs-Komponente« und einer »Verzerrungs-Komponente« des Hörverlusts unterscheiden (*Plomp*, 1986). Die Abschwächungskomponente gibt den Verlust an Sensitivität wieder, der klinisch beispielsweise mit dem Hörverlust für Zahlen bzw. der Verschiebung der Diskriminationsfunktion zu höheren Pegeln hin gemessen wird (unter Diskriminationsfunktion verstehen wir hier den im klinischen Sprachaudiogramm teilweise nach rechts aufgetragenen Prozentsatz korrekt verstandener Testwörter in Abhängigkeit vom nach unten aufgetragenen Schallpegel des Test-Sprachsignals). Diese Abschwächungskomponente ist daher am ehesten mit der tonaudiometrischen Hörschwelle verbunden und läßt sich mit hinreichender Genauigkeit auch aus dieser berechnen (z. B. mit der Methode des Artikulations-Index oder mit Hilfe eines Perzeptionsmodells, vgl. *Holube*, 1993). Die Verzerrungskomponente des Hörverlusts (»Fehlhörigkeit«) bezeichnet dagegen eher die Fehlleistungen bei der überschwelligen Sprachverarbeitung von Hörgeschädigten, die sich klinisch beispielsweise in einer flacheren Steigung der Diskriminationsfunktion und in einem Diskriminationsverlust bemerkbar machen, d. h. der Differenz zwischen 100 % Sprachverständlichkeit und der maximal vom Probanden beim optimalen Sprachpegel erreichten Erkennungsrate.

Es ist nun zu vermuten, daß ein Zusammenhang zwischen dieser sprachaudiometrisch meßbaren Verzerrungskomponente und dem mit der kategorialen Lautheitsskalierung meßbaren Recruitment-Phänomen besteht, der sich klinisch nachweisen lassen sollte. Falls ein derartiger Zusammenhang besteht, würde dies zu einer besseren gegenseitigen Absicherung von sprachaudiometrischen und tonaudiometrischen (bzw. hörflächen-audiometrischen) Verfahren führen sowie zu einem besseren Verständnis der dem individuellen Hörverlust zugrundeliegenden Faktoren. In einem am Graduiertenkolleg »Psychoakustik« der Universität Oldenburg angesiedelten interdisziplinären Promotionsprojekt (*Hornig*, 1997) sollte daher der Zusammenhang zwischen den hörflächen-audiometrischen und sprachaudiometrischen Befunden bei einem Patientenkollektiv untersucht werden. Die wesentlichsten Ergebnisse der Studien soll im folgenden kurz erläutert werden (vgl. *Hornig et al.*, 1996, *Hornig*, 1997).

4.2.2. Methode

An den Messungen nahmen 22 Patienten des HNO-Zentrums Oldenburg, Evangelisches Krankenhaus (10 Männer, 12 Frauen) mit einem mittleren Alter von 34,8 Jahren teil. Sämtliche Patienten wiesen eine cochleäre Hörstörung auf, die anhand eines Tonaudiogramms, der Impedanzaudiometrie und überschwelliger Audiometrieverfahren klinisch diagnostiziert wurden. Der Hörverlust variierte dabei zwischen 0 und 95 dB bei 500 Hz und minus 5 bis 115 dB bei 4 kHz. Als sprachaudiometrischer Test wurde die klinische Standard-Sprachaudiometrie mit dem Freiburger Einsilber- und dem Freiburger Zahlentest nach einem Standard-Protokoll durchgeführt, (vgl. z. B. *Lehnhardt*, 1996). Außerdem wurde für sämtliche Patienten eine kategoriale Lautheitsskalierung bei allen audiometrischen Frequenzen mit Schmalbandrauschen durchgeführt, wobei die in Abschnitt 3.1. beschriebene Apparatur mit den in Abschnitt 3.2. festgelegten Parametern der kategorialen Lautheitsskalierung eingesetzt wurde.

Für jeden der Patienten wurde zudem aus dem individuellen Tonaudiogramm das individuelle Sprachaudiogramm nach der Methode des Artikulations-Index vorhergesagt (*Kryter*, 1962, *Pavlovic*, 1987, *Kollmeier*, 1990, *Holube und Kollmeier*, 1996, *Holube*, 1996). Bei dieser Methode wird der gesamte Audio-Frequenzbereich in frequenzgruppenbreite Bänder zerlegt, innerhalb derer jeweils der Signal-Rauschabstand (bzw. der Pegelabstand des Sprachsignals relativ zur Ruhehörschwelle) bestimmt wird. Der Artikulations-Index ergibt sich dann als gewichtete Summe über die (auf einen bestimmten Bereich von ±15 dB begrenzten) Signal-Rauschverhältnisse, und die jeweilige Sprachverständlichkeit errechnet sich daraus unter Benutzung einer (streng monotonen) Kalibrierungsfunktion. Diese Funktion wurde für die vorliegende Untersuchung so gewählt, daß die normale Diskriminationsfunktion des Freiburger Einsilber-Tests und des Freiburger Zahlen-Tests bei normalem Tonaudiogramm richtig vorhergesagt wurde. Für jeden individuellen Schwerhörigen konnte damit die aufgrund des Tonaudiogramms erwartete Verschiebung der Diskriminationsfunktionen vorgesagt werden (vgl. Abb. 4.2.1.).

4.2.3. Ergebnisse und Diskussion

a. Vorhersagbarkeit des Sprachaudiogramms aus dem Tonaudiogramm
Für die meisten der untersuchten Patienten konnte eine relativ gute Übereinstimmung zwischen dem Sprachaudiogramm und der Vorhersage aus

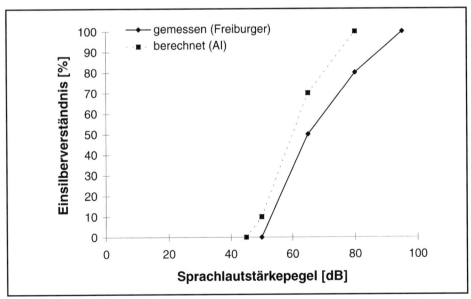

Abb. 4.2.1. Beispiel eines gemessenen (durchgezogene Kurve) und mit Hilfe des Artikulations-Index berechneten Sprachaudiogramms (gestrichelte Kurve) für einen Patienten mit einem mittleren Hörverlust von 40 dB bei 500 Hz und 45 dB bei 4 kHz

Kapitel 4

dem Tonaudiogramm mit Abweichungen von maximal ca. 20 dB zwischen gemessenem und vorhergesagtem Pegel für 100 % Sprachdiskrimination beobachtet werden (vgl. Abb. 4.2.2.). Insgesamt scheint damit – insbesondere bei Patienten mit mittlerem Hörverlust – eine relativ gute Vorhersagbarkeit des Sprachaudiogramms allein aufgrund des tonaudiometrischen Schwellenverlaufs möglich zu sein, wobei die Abweichungen zumindest teilweise auf die Ungenauigkeit des klinischen Tonaudiogramms zurückzuführen sind. Bei einer aufwendigeren und genaueren Bestimmung der Ruhehörschwelle (z.B. mit einer 3-Interval-Forced-Choice-Meßmethode) sind diese Abweichungen deutlich geringer (*Holube und Kollmeier*, 1996).

Die Berechnungsmethode vermag außerdem nicht, einen Diskriminationsverlust adäquat vorherzusagen, da in dem AI-Berechnungsverfahren eine

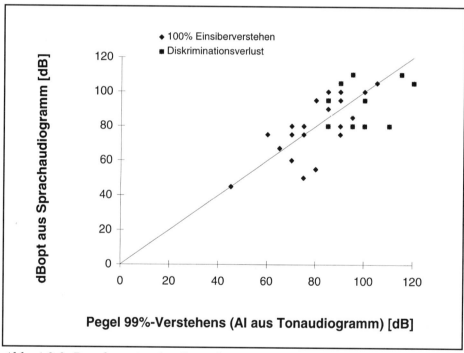

Abb. 4.2.2. Pegel maximaler Sprachverständlichkeit dB_{opt} aus dem Sprachaudiogramm (Ordinate in dB SPL) als Funktion des aus dem Tonaudiogramm vorhergesagten Pegels für annähernd hundertprozentige Sprachverständlichkeit (L 99), der mit Hilfe des Artikulationsindex berechnet wurde (Abszisse in dB SPL). Die Rauten bezeichnen die Werte für Patienten mit 100 % Einsilberverständnis, während die Quadrate die Werte für Patienten mit einem Diskriminationsverlust von größer als 15 % bezeichnen

Erhöhung des Sprachpegels immer mit einer Verbesserung der Verständlichkeit einhergeht, so daß die adäquate Modellierung eines Diskriminationsverlustes (Einschränkung der maximalen Sprachdiskrimination) in der derzeitigen Version des Berechnungsverfahrens nicht möglich ist. So wurde bei 9 von 11 Fällen mit Diskriminationsverlust dennoch eine hundertprozentige Sprachverständlichkeit vorhergesagt.

b. Zusammenhang mit der Steigung der kategorialen Lautheitsskalierung
Abb. 4.2.2. zeigt für die untersuchten Patienten den Zusammenhang zwischen der Steigung der kategorialen Lautheitsskalierung (gemittelt im Bereich von 2 000 bis 6 000 Hz) und dem im Hochtonbereich gemittelten Hörverlust bei den jeweiligen Patienten. Wie aus anderen Untersuchungen bereits bekannt ist (*Launer*, 1995, *Launer et al.*, 1997, *Kießling et al.*, 1994, *Kießling*, 1995, vgl. Abschnitt 4.1.) nimmt die Steigung der Pegel-Lautheitsfunktion mit zunehmendem Hörverlust im Mittel zu, wobei jedoch auch die Streuung der zu erwartenden Steigungen größer wird. Dies ist für das vorliegende Patientenkollektiv sowohl für den in Abb. 4.2.3. dargestellten Hochtonbereich als auch im Tieftonbereich zu verzeichnen, wobei allerdings die Streuung bei hohen Werten des Hörverlustes nicht deutlich zunimmt, weil hier (im Gegensatz zu den vorgenannten Untersuchungen) relativ wenig Daten von Patienten vorliegen. Interessant ist jedoch die (in den o. a. Studien noch nicht betrachtete) Aufspaltung dieses Zusammenhanges für die Patienten, die im Sprachaudiogramm keinen Diskriminationsverlust aufweisen (Rauten in Abb. 4.2.3.), und diejenigen Patienten, die einen Diskriminationsverlust von mindestens 20 % aufweisen (Quadrate in Abb. 4.2.3.): Offenbar liegen die Patienten mit einem Diskriminationsverlust bei höheren Werten des mittleren Hörverlustes bei hohen Frequenzen und weisen zudem eine größere Steigung der Pegel-Lautheitsfunktion auf. Ein ähnlicher Zusammenhang zeigt sich auch bei niedrigen Frequenzen, obwohl hier die Trennung zwischen den beiden Patientenpopulationen nicht so ausgeprägt ist. Diese Beobachtung entspricht der klinischen Erfahrung, daß ein Diskriminationsverlust vorwiegend bei Patienten mit einem mittel- bis hochgradigen Hörverlust auftritt, bei denen auch ein (durch eine größere Steigung der Pegel-Lautheitsfunktion meßbares) Recruitment-Phänomen häufig zu erwarten ist.

Dieser Zusammenhang zwischen mittlerem Hörverlust, größerer Steigung der Pegel-Lautheitsfunktion und Diskriminationsverlust kann aufgrund von zwei unterschiedlichen Annahmen erklärt werden:

Kapitel 4

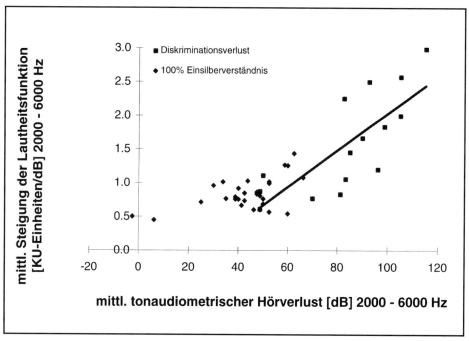

Abb. 4.2.3. Abhängigkeit der Steigung der Pegel-Lautheitsfunktion aus der kategorialen Lautheitsskalierung (in KU-Einheiten pro dB, 2 000 bis 6 000 Hz) von dem mittleren tonaudiometrischen Hörverlust von 2 000 bis 6 000 Hz (in dB HL, Abszisse). Die Rauten bezeichnen die Patienten mit 100 % Einsilberverständnis, während die Quadrate Patienten mit einem Diskriminationsverlust von mehr als 15 % bezeichnen. Die eingezeichnete Gerade stellt die Regressionsgerade für die Patienten mit Diskriminationsverlust dar, bei der ein Korrelationskoeffizient $r^2 = 0{,}5877$ auftrat

1. Der mittlere Hörverlust ist die dominierende, die beiden anderen Größen entscheidend beeinflussende Größe, so daß die hier gefundene Korrelation zwischen den drei Größen nur aufgrund des Faktors »mittlerer Hörverlust« zu verstehen ist und eine Differenzierung zwischen Abschwächungskomponente und Verzerrungskomponente des Hörverlusts nicht erforderlich ist, oder

2. die Verzerrungskomponente des Hörverlusts ist ein entscheidender Faktor, der sowohl mit dem tonaudiometrischen Gesamt-Hörverlust als auch mit dem Diskriminationsverlust im Sprachaudiogramm und der Steigung der Pegel-Lautheitsfunktion eng zusammenhängt, aber relativ unabhängig von der »Abschwächungskomponente« des Hörverlusts ist.

Lautheitsskalierung als Recruitmentnachweis

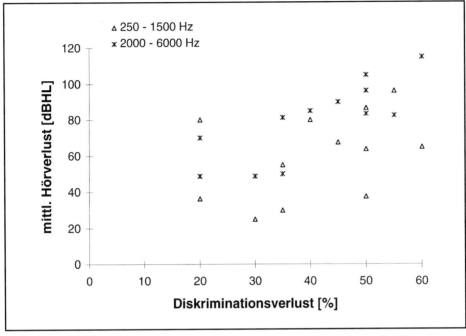

Abb. 4.2.4. Zusammenhang zwischen mittlerem Hörverlust (Ordinate) und Diskriminationsverlust (Abszisse) für die untersuchten Patienten. Die Sterne bezeichnen den Tieftonbereich (mittlerer Hörverlust zwischen 500 und 1 500 Hz) und die Dreiecke den Hochtonbereich (2 000 bis 6 000 Hz)

Um diese beiden Hypothesen gegeneinander zu testen, ist in Abb. 4.2.4. der mittlere tonaudiometrische Hörverlust (getrennt für den Tiefton- und den Hochtonbereich) über den Diskriminationsverlust für das untersuchte Patientenkollektiv aufgetragen. Dabei ergibt sich keine deutliche Korrelation, so daß eine direkte Beeinflussung des Diskriminationsverlustes durch den mittleren Hörverlust (Hypothese 1.) sich als sehr unwahrscheinlich erweist.

In Abb. 4.2.5. ist dagegen die Steigung der Pegel-Lautheitsfunktion über den Diskriminationsverlust aufgetragen. Hierbei zeigt sich bei Patienten mit einem signifikanten Diskriminationsverlust (d. h. Diskriminationsverlust größer als 15 %) ein deutlicher Zusammenhang zwischen der mittleren Steigung der Pegel-Lautheitsfunktion (sowohl im Hochton- als auch im Tieftonbereich) mit dem Diskriminationsverlust. Dieser Zusammenhang ist als eine Bestätigung der Hypothese 2. zu werten, da sowohl die Steigung der Pegel-Lautheitsfunktion als auch der Diskriminationsverlust ein Maß

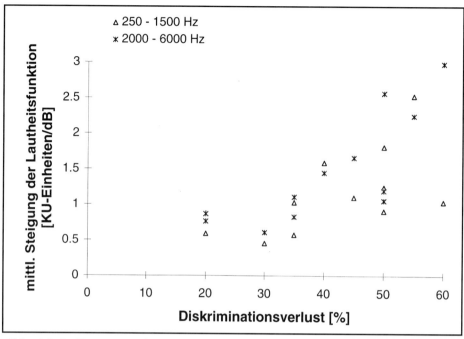

Abb. 4.2.5. Zusammenhang zwischen der mittleren Steigung der Pegel-Lautheitsfunktion und dem Diskriminationsverlust für Patienten mit einem signifikanten Diskriminationsverlust von mehr als 15 %, differenziert nach Hochtonbereich (Sterne, 250 bis 1 500 Hz) und Hochtonbereich (Dreiecke, 2 000 bis 6 000 Hz)

für die »Fehlhörigkeitskomponente« des Hörschadens darstellen, das sich offensichtlich nicht direkt aus dem Tonaudiogramm angeben läßt. Diese Interpretation ist außerdem konsistent mit der in Abschnitt 2.3. diskutierten Vorstellung eines Zwei-Komponenten-Ansatzes für die Modellierung der Lautheitswahrnehmung, bei der die erste Komponente den Sensitivitätsverlust durch eine Hörschädigung charakterisierte, während die zweite Komponente den Verlust an Kompression (vor allem gekennzeichnet durch den Ausfall der Funktion der äußeren Haarzellen) beschrieb. Der in Abbildung 4.2.5. dargestellte Zusammenhang zwischen Steigung der Pegel-Lautheitsfunktion (d. h. Ausmaß des Kompressionsverlustes) und Diskriminationsverlust läßt nun darauf schließen, daß sich der Ausfall äußerer Haarzellen (Nachlassen der Kompressionswirkung der Basilarmembran-Mechanik) sprachaudiometrisch durch einen Diskriminationsverlust bemerkbar macht. Obwohl sich diese Hypothese bisher nur auf relativ wenige Daten stützt und durch weitergehende Untersuchungen abgesichert werden sollte, lassen sich bereits einige Konsequenzen für die Klinik und die weitere Forschung auf dem Gebiet der Sprachaudiometrie und der Lautheitsskalierung im klinischen Umfeld ziehen:

4.2.4. Schlußfolgerungen

a. Die Abschwächungskomponente des Hörverlusts läßt sich relativ gut durch das Tonaudiogramm und den Hörverlust im Sprachaudiogramm (Verschiebung des Pegels für 100 % Sprachdiskrimination bzw. des dB_{opt}) charakterisieren. Beide Größen hängen sehr eng zusammen, da der Pegel für hundertprozentige Sprachdiskrimination sich mit Hilfe des Artikulationsindex relativ gut aus dem Tonaudiogramm vorhersagen läßt.

b. Die Verzerrungskomponente des Hörverlustes wird durch die Steigung der Pegel-Lautheitsfunktion und durch den Diskriminationsverlust charakterisiert, die beide relativ eng zusammenhängen, aber sich nicht direkt aus dem tonaudiometrischen Hörverlust vorhersagen lassen. Eine Berechnung der einen Größe aus der anderen Größe ist mit der Methode des Artikulationsindex nicht möglich, so daß eine Erweiterung des Artikulationsindex bzw. eine Verwendung verbesserter Sprachperzeptions-Modelle angestrebt werden sollte.

c. Für die Praxis ist es wichtig, beide Komponenten der Hörstörung mit genügend hoher Genauigkeit zu erfassen, da diagnostische Fragen (Schädigung innerer Haarzellen versus äußerer Haarzellen bei Innenohr-Schädigung) und therapeutische Konsequenzen (Nutzen eines Dynamik-Kompressions-Hörgeräts) hiervon abhängig sind. Dazu wäre es wünschenswert, wenn die mit den verschiedenen Methoden erfaßten Teilaspekte der Hörschädigung durch die Verwendung validierter Modelle in aussagekräftige Maßzahlen umgerechnet werden könnten (z. B. eine Maßzahl für die »Abschwächungskomponente« und eine Maßzahl für die »Verzerrungskomponente« jeweils für den Tiefton-, Mittelton- und Hochtonbereich). Ein derartiges, auf fundierten Erkenntnissen beruhendes System von sich gegenseitig abstützenden audiometrischen Untersuchungsverfahren wäre für die Verbesserung und breite Anwendbarkeit der Hördiagnostik sicher erstrebenswert.

Kapitel 4

Literatur

Holube, I. (1993). »Experimente und Modellvorstellungen zur Psychoakustik und zum Sprachverstehen bei Normal- und Schwerhörenden«. Dissertation, Universität Göttingen

Holube, I. (1996). Models of speech perception and psychoacoustics. In: B. Kollmeier (Ed.): Psychoacoustics, Speech and Hearing Aids. World Scientific, Singapur, 111-122.

Holube, I., Kollmeier, B. (1996). Speech intelligibility prediction in hearing impaired listeners based on a psychoacoustically motivated perception model, J. Acoust. Soc. Am. **100**, 1703-1716

Hornig, S., Schönfeld, R., Kollmeier, B. (1996). »Sprachaudiometrische Befunde bei Patienten mit positivem Recruitmentnachweis in der Hörfeldskalierung«, in Gross, M. (Hrsg.) Aktuelle phoniatrisch-pädaudiologische Aspekte 1996, R. Gross Verlag (im Druck)

Hornig, S. (1997). »Hörflächenskalierung – klinische Anwendung und Aussagefähigkeit«. Med. Dissertation, Universität Göttingen (in Vorbereitung)

Kießling, J., Schubert, M., Wagner, I. (1994). »Lautheitsskalierung. Ein Verfahren zum quantitativen Rekruitmentnachweis«. HNO **42**, 350-357.

Kießling, J. (1995). »Zum überschwelligen Lautheitsanstieg bei Schallempfindungsschwerhörigen – Konsequenzen für die Hörgeräte-Entwicklung und -Anpassung«, Audiol. Akustik **34**, 82-89.

Kollmeier, B. (1990). »Meßmethodik, Modellierung und Verbesserung der Verständlichkeit von Sprache«. Habilitationsschrift, Universität Göttingen, 1990

Kryter, K. D. (1962). Methods for the calculation and use of the Articulation Index. J. Acoust. Soc. Am. **34**, 1689-1697.

Launer, S. (1995). Loudness perception in listeners with sensorineural hearing impairment, Dissertation, Universität Oldenburg

Launer, S., Hohmann, V., Kollmeier, B. (1997). »Modeling loudness growth and loudness summation in hearing impaired listeners«, in Jestaedt, W. (Hrsg.) Modeling sensorineural hearing loss, Erlbaum, Hillsdale (im Druck)

Lehnhardt, E. (1996). Praxis der Audiometrie, 7. Aufl., Thieme Verlag, Stuttgart

Pavlovic, C. V. (1987). »Derivation of primary parameters and procedures for use in speech intelligibility predictions«, J. Acoust. Soc. Am. **82**, 413-422.

Plomp, R. (1986). A signal-to-noise ratio model for the speech perception threshold of the hearing impaired. J. Acoust. Soc. Am. **79**, 772-780.

4.3. Lautheitsskalierung mit Kindern
(H. Meister, H. von Wedel)

4.3.1. Einleitung

Hörbedingte Kommunikationsstörungen können beim erwachsenen Hörgestörten in der Regel durch ton- und sprachaudiometrische Untersuchungen ausreichend erfaßt und beurteilt werden. Im Hinblick auf die Differentialdiagnose haben bisher die überschwelligen tonaudiometrischen Verfahren wie der SISI-Test, der Fowler-Test etc. einen hohen Stellenwert zur Erfassung eines Recruitments gehabt. Die Hörflächenaudiometrie kann hierzu, wie in Abschnitt 4.1. vorgestellt, zusätzliche wichtige Informationen liefern. Sowohl zur Hörgeräteauswahl als auch zur -anpassung läßt sich die kategoriale Lautheitsskalierung in hervorragender Weise für die Feineinstellung moderner Hörhilfen, insbesondere digital programmierbarer Mehrkanalgeräte, verwenden.

Im Hinblick auf die Diagnostik und Therapie kindlicher Hörstörungen können überschwellige audiometrische Untersuchungsverfahren in der Regel erst bei Kindern im Vorschul- und Schulalter, also im Alter von 5 bis 6 Jahren, durchgeführt werden. In diesem Alter läßt sich auch ein Tonschwellenaudiogramm mit aussagekräftigen Ergebnissen erhalten. Dies gilt ebenfalls für die Ermittlung der Unbehaglichkeitsschwelle. Im Säuglings- und Kleinkindalter lassen sich Ergebnisse zur Hör- und zur Unbehaglichkeitsschwelle und damit zur Dynamik des Resthörfeldes durch Verhaltensaudiometrie bzw. bei Kleinkindern aus der Spielaudiometrie ermitteln. Zusätzliche Informationen zur Einstellung der frequenzabhängigen Verstärkung und des maximalen Schallausgangspegels bei der Hörgeräteanpassung im Kindesalter können auch aus den Ergebnissen der BERA und der Stapediusreflexe abgeleitet werden, wobei diese oft nur eingeschränkt aussagekräftig sind und eine frequenzspezifische Korrektur des Dynamikverlustes damit nur bedingt ermöglichen. Die Hörgeräteeinstellung mittels präskriptiver Verfahren läßt sich weder über die Hörschwelle alleine noch über die zusätzliche Ermittlung der Unbehaglichkeitsschwelle (Isophonendifferenzmaß) vornehmen, da mit diesen Methoden häufig die Restdynamik des Gehörs nicht adäquat genutzt wird.

Die hier vorgestellten Untersuchungen sollen aufzeigen, in welcher Form Reflex-, Verhaltens-, Spiel- oder tonaudiometrische Untersuchungen im Kindesalter in Abhängigkeit von der jeweiligen Altersstufe durch die Verfahren der Lautheitsskalierung ergänzt oder sogar ersetzt werden können. In der Vorauswahl zur Hörgeräteanpassung lassen sich die hörflächenaudiometrischen Untersuchungen natürlich auch zur Hörgeräte-Feineinstellung und zur Optimierung von Verstärkung, maximalem Schallausgangspegel und Dynamik heranziehen. Insbesondere im Hinblick auf die aussagekräftigeren Ergebnisse der In-situ-Messung statt Messung am 2 ccm-Kuppler oder am Kinderkuppler können die hörflächenorientierten Untersuchungsverfahren vor allem die Hörgeräte-Feineinstellung moderner mehrkanaliger digital ansteuerbarer Kompressionsgeräte optimieren.

Hinsichtlich der Lautheitsskalierung mit Kindern findet man bis dato nur wenige Untersuchungen. *Pascoe* (1987) erwähnt diese im Zusammenhang mit anderen subjektiven Verfahren zur Hörschwellenbestimmung und überschwelligen Testmethoden bei der Hörgeräteauswahl für Kinder. Dort wird u.a. angegeben, daß Beurteilungen von Lautheitseindrücken wie »angenehm« und »unangenehm« mit älteren Kindern möglich sind. Pascoe schlägt vereinfachte Lautheitsskalen vor, mit denen Kinder nach einer Lernphase Stimuli unterschiedlicher Intensität hinsichtlich der Lautheit einordnen können. Exemplarisch wird eine vierstufige Skala dargestellt, welche durch vier unterschiedliche Bilder repräsentiert wird. Die Bilder, welche alle einen stilisierten Stuhl zeigen, haben aufsteigend eine leicht zunehmende Größe. Auf dem ersten Bild, welches die Kategorie »nichts gehört« (nothing) repräsentiert, ist lediglich der leere Stuhl abgebildet. Die zweite Stufe mit der Bezeichnung »zu leise« (too little) zeigt ein kleines Tier, wahrscheinlich eine Maus, auf einem Stuhl sitzend. Auf dem dritten Bild mit dem Urteil »gerade richtig« (just right) ist ein Mann auf dem Stuhl abgebildet. Die Kategorie »zu laut« (too much) ist mit einem Elefanten auf dem Stuhl sitzend vertreten. Außer diesem Vorschlag zur Durchführung der Lautheitsskalierung mit Kindern macht Pascoe keine weiteren Angaben über Erfahrungen bei der Untersuchung, über Meßergebnisse etc.

Kugler und Moser (1995) beschreiben »ein lineares Modell des kindlichen Hörfeldes gemessen mit dem Würzburger Hörfeld«. Dazu wurde die Lautheitsskalierung mit 15 normalhörenden Kindern im Alter von 6 bis 8 Jahren durchgeführt. Hierbei wurde prinzipiell die gleiche Methode des Würzburger Hörfeldes (einstufiges Verfahren) wie bei Erwachsenen verwendet: Die Probanden mußten ihr Urteil per Fingerzeig auf einer Skala abgeben, welche aus 50 Einheiten besteht. Visuelle Unterstützung liefert hierbei ein aufgezeichneter Keil, der zu größeren Lautheiten hin breiter wird. Der 50-Punkte Skala sind die semantischen Kategorien »nicht gehört« (bei 0), »sehr leise« (5), »leise« (15), »mittellaut« (25), »laut« (35), »sehr laut« (45) und »zu laut« (50) zugeordnet. Kugler und Moser verwenden zum Eingewöhnen für die Kinder einen verkürzten Test mit 12 Reizen, wobei pro Frequenzband nur drei Pegel dargeboten werden. Für die eigentliche Untersuchung werden je nach Aufmerksamkeit der jungen Probanden ein oder mehrere Hörfelder von einer CD vorgespielt. Ein Hörfeld besitzt insgesamt 64 Reize, wobei alle 6 Sekunden ein Reiz dargeboten wird. Jedes der Hörfelder hat einen Frequenzumfang von 3 Oktaven (z.B. Hörfeld 1: 500 bis 4 000 Hz, Hörfeld 3: 800 bis 6 300 Hz). Es werden Stimuli in einem Pegelbereich von 20 bis 90 dB verwendet, wobei Stufen von 5 dB, im niedrigsten Pegelbereich teilweise 10 dB, vorliegen. Die Eingaben auf der Skala werden auf einen Computer übertragen und dort ausgewertet. Für die Lautheitsurteile der Kinder wird im Mittel ein linearer Zusammenhang zwischen Reizpegel und empfundener Lautheit gefunden. Eine Frequenzabhängigkeit wird bei den normalhörenden Kindern nicht beobachtet. Es wird festgestellt, daß die Ergebnisse für die Kinder fast identisch mit denen aus einem Kollektiv normalhörender Erwachsener sind.

Zorowka (1996) erwähnt die Lautheitsskalierung mit Kindern im Zusammenhang mit »modernen Möglichkeiten in der Hörgeräteversorgung bei Kindern«. Es wird von Skalierungen auf der Basis des Würzburger Hörfeldes zur Optimierung der Anpaßergebnisse von Hörgeräten berichtet. Dabei wurde in vielen Fällen eine bessere Akzeptanz des Hörgerätes erreicht. Die Lautheitsskalierung soll ab einem Alter von 5 Jahren durchführbar sein.

Eigene Untersuchungen (*Meister, v. Wedel* 1995), auf die im folgenden näher eingegangen wird, beschreiben eine gegenüber Erwachsenen deutlich veränderte Methodik der kategorialen Lautheitsskalierung. Ausgehend von zahlreichen Skalierungen mit Erwachsenen, welche auf dem in anderen Kapiteln dieses Buches eingehend beschriebenen Forschungsaudiometer durchgeführt wurden, wurde für Kinder ein verkürztes und erleichtertes Verfahren entwickelt.

Die Durchführung der Lautheitsskalierung mit Kindern bringt zunächst das Problem mit sich, daß Kinder in der Regel weniger ausdauernd als Erwachsene sind. Rechnet man bei der Untersuchung von Erwachsenen bei vier Frequenzen mit ca. 5 bis 10 Minuten pro Ohr, so ergibt sich z.B. im Rahmen der Hörgeräteanpassung ein Meßaufwand von insgesamt mehr als einer halben Stunde. Für Kinder muß also eine zeitliche Reduzierung des

Verfahrens vorgenommen werden. Diese kann darin bestehen, daß die Anzahl der Pegelintervalle reduziert wird und/oder die Anzahl der untersuchten Frequenzbereiche verringert wird. Zur Erleichterung der Bildung des Lautheitsurteils kann weiterhin die Anzahl der Lautheitskategorien reduziert werden. Diese Maßnahmen nehmen natürlich Einfluß auf die Aussagegenauigkeit der Untersuchung. Es muß also ein Kompromiß zwischen der Belastung der kleinen Patienten und der Genauigkeit des Verfahrens gefunden werden.

4.3.2. Methodik der Lautheitsskalierung mit Kindern

Von uns wurde folgendes Verfahren der Lautheitsskalierung mit Kindern entwickelt: Wir reduzieren zunächst die Anzahl der Lautheitskategorien auf insgesamt sechs. Diese werden durch Stoffelefanten verschiedener Größe repräsentiert (vgl Abb. 4.3.1.), welche die Kinder nach ihrem Lautheitseindruck aussuchen sollen (unhörbar (0 Kategorien-Unterteilungs-Lautheiten KU): keine Reaktion des Kindes; sehr leise (5 KU): sehr kleiner Elefant; leise (15 KU): kleiner Elefant; mittellaut (25 KU): mittelgroßer Elefant; laut (35 KU): großer Elefant; zu laut (50 KU): sehr großer Elefant). Die Kategorie sehr laut (45 KU) wurde hier bewußt nicht gewählt, da sich in Vorversuchen zeigte, daß dieser Begriff wesentlich schlechter zu vermitteln war als die anderen. Die Darstellung der Kategorien durch Stofftiere hat den Vorteil, daß die Untersuchung kindgerechter wird und die kleinen Probanden eher motiviert werden können. Es muß allerdings darauf geachtet werden, daß das Kind keine Präferenz für ein bestimmtes Stofftier entwickelt. Dies läßt sich durch einen Probedurchgang sicherstellen.

Der Ablauf der Messung sieht so aus, daß der Untersucher in spielerischer Form die Unterschiede zwischen den Stofftieren hinsichtlich der Lautheit aufzeigt. Danach werden dem Kind eine oder mehrere Serien der zu verwendenden Stimuli zur Eingewöhnung vorgespielt. Damit wird das Kind hinsichtlich des Dynamikbereiches orientiert und kann sich an den Untersuchungsablauf gewöhnen. Bei der eigentlichen Untersuchung werden die Reize mit jeweils vier Pegelintervallen pro Frequenzbereich dargeboten. Jeder Stimulus wird innerhalb einer Messung einmal wiederholt, so daß sich pro untersuchtem Frequenzbereich 10 zu beurteilende Lautheitseindrücke ergeben.

Abb. 4.3.1. Lautheitskategorien bei der Skalierung mit Kindern

sehr großer Elefant	zu laut
großer Elefant	laut
mittelgroßer Elefant	mittellaut
kleiner Elefant	leise
sehr kleiner Elefant	sehr leise
keine Reaktion	unhörbar

Das Verfahren wurde zunächst mit acht normalhörenden Kindern im Alter von 6 bis 8 Jahren erprobt. Hierbei wurden Reize im Bereich 10 bis 90 dB HL bei 0,5 und 2 kHz dargeboten. Zur Untersuchung der Stabilität der Lautheitsskalierung wurde die Messung nach einer halben Stunde wiederholt. Gegenüber den Skalierungen von Erwachsenen ergab sich bei den Kindern eine größere Abweichung der Einzelantworten aus beiden Messungen. Bei den Kinden waren 44 % der Werte beim Test und der Wiederholung gleich.

Durch die reduzierte Anzahl der Kategorien ergibt sich beim Verfahren für Kinder a priori eine größere Variabilität als bei der feineren Einteilung bei den Erwachsenen. Daher wurde der Test mit der verminderten Anzahl der Kategorien auch mit acht normalhörenden erwachsenen Personen durchgeführt. Diese Messung erbrachte ebenfalls eine etwas geringere Abweichung der Lautheitsurteile als bei den Kindern. Dennoch erhält man bei der Skalierung mit Kindern eine ausreichende Stabilität des Meßverfahrens. Lerneffekte konnten weder bei Kindern noch bei Erwachsenen festgestellt werden, wenn die Probanden vorab über den Dynamikbereich der Stimuli orientiert wurden.

Die Einzelurteile aus den Skalierungen wurden mittels linearer Regression angenähert. Es wurde die Güte der Regression durch einen Fehlerfaktor beschrieben, der sich für Erwachsene und Kinder nicht signifikant unterschied. Dies bedeutet, daß sowohl das Lautheitsempfinden von Erwachsenen als auch das von Kindern durch eine lineare Pegel-Lautheits-Funktion beschrieben werden kann.

Bei Betrachtung der mittleren Pegel-Lautheits-Funktionen ergeben sich wieder sowohl von der Methodik als auch vom Probandenkollektiv abhängige Ergebnisse. Tabelle 4.3.1. zeigt die Werte für die Steigung m sowie

Tabelle 4.3.1. Mittlere Lautheitsfunktionen von Kindern, Erwachsener mit dem Kinderverfahren und Erwachsener mit der üblichen Methodik. Die Signifikanzniveaus (Mann-Whitney U-Test) zur Überprüfung der Hypothese, ob sich abhängig vom Probandenkollektiv oder vom Verfahren signifikant unterschiedliche Ergebnisse für L_{25} oder m zeigen, lagen über 5 %

	m (KU/dB)		L_{25} (dB HL)	
	0.5 kHz	2 kHz	0.5 kHz	2 kHz
Kinder (n = 8)	0.48	0.46	55.7	53.1
Erwachsene mit Kinder-Verfahren	0.45	0.49	62.6	58.9
Erwachsene (n= 8)	0.41	0.43	59.7	62.0

den Pegelwert für das Urteil »mittellaut« (L_{25}) der durch die lineare Regression angenäherten Funktionen.

Es fällt auf, daß die Kinder bei annähernd gleicher Steigung der Pegel-Lautheits-Funktion im Mittel einen um 5 bis 9 dB geringeren L_{25}-Wert als Erwachsene aufweisen. Der Eindruck »mittellaut« wird bei den Kindern also schon bei geringeren Schalldruckpegeln erreicht. Zur Überprüfung dieser Beobachtung wurden die Signifikanzniveaus aus dem U-Test berechnet, welche über 5 % lagen und damit keine statistisch signifikanten Effekte ausweisen.

4.3.3. Diskussion

Die kategoriale Lautheitsskalierung wird als überschwelliges Untersuchungsverfahren zur Bestimmung der Dynamik des Gehörs beispielsweise im Rahmen der Anpassung von Hörgeräten auch bei Kindern dringend benötigt. Gerade im Hinblick auf innovative Technologien, wie mehrkanalige und digitale Hörgeräte mit einer Vielzahl einstellbarer Parameter, sind zusätzliche Anpaßhinweise notwendig. Lautheitsskalierungen werden mit Kindern zwar teilweise schon durchgeführt, allerdings meist mit Methoden, die nicht für Kinder entwickelt wurden. Daher wurde von uns ein Verfahren konzipiert, welches die Belange der kleinen Patienten wie z.B. Motivation und Vigilanz besser berücksichtigt. Die Lautheitskategorien werden hierbei durch Stofftiere verschiedener Größe repräsentiert. In Vorversuchen wurden noch verschiedene Arten von Stofftieren (Elefanten und Mäuse) verwendet, um die Lautheitsunterschiede deutlicher zu machen. Es stellte sich heraus, daß diese Maßnahme keine großen Vorteile brachte, hinsichtlich der Frequenzspezifität der Reize aber zu Verwirrungen (Mäuse = hohe Frequenzen, Elefanten = tiefe Frequenzen) führen kann. Daher werden nur noch Stoffelefanten verwendet, die von den Kindern gut mit den verwendeten Stimuli identifiziert werden können. Als Stimuli wurde Schmalbandrauschen mit den Mittenfrequenzen 0,5 und 2 kHz verwendet. Hinsichtlich der Anpassung von Hörgeräten und im Vergleich mit anderen Untersuchungen, wie In-situ-Messungen, erschienen diese beiden Frequenzbereiche am sinnvollsten. Die Pegel wurden über den gesamten Dynamikbereich der normalhörenden Probanden von 10 bis 90 dB HL dargeboten. Bei der Untersuchung der Restdynamik hörgestörter Kinder orientiert man sich bei der Pegelwahl an der Hör- und Unbehaglichkeitsschwelle aus dem Tonaudiogramm.

Das Verfahren wurde mit einem Kollektiv normalhörender Kinder entwickelt und überprüft. Bei Betrachtung der Pegel-Lautheits-Funktionen läßt sich zunächst feststellen, daß sich bei den beiden Messungen mit Erwachsenen zumindest für die Steigung m unterschiedliche Werte ergeben. Dies läßt sich z.B. durch die veränderte Wahl der Kategorien erklären (z.B. fehlt die Kategorie »sehr laut«). Die Unterschiede sind aber nicht bedeutend, da die Signifikanzniveaus des U-Tests über 5 % liegen. Damit liefern beide Verfahren im wesentlichen die gleichen Ergebnisse. Im Vergleich zu den Messungen mit Kindern ergibt sich bei den Erwachsenen ein höherer Wert für den Darbietungspegel, der zur Empfindung mittellaut (L_{25}) führt. Damit skalieren die Kinder im Mittel bei annähernd gleicher Steigung höher als normalhörende erwachsene Versuchspersonen. Ob dies auf eine andere Empfindung oder einen Antwort-Effekt zurückzuführen ist, läßt sich nicht nachweisen. Ebenfalls spielt das Restvolumen unter dem verwendeten Kopfhörer (Beyer DT 48) eine Rolle. Bei den oben angegebenen Differenzen für L_{25} kann dieser Aspekt aber nicht alleine maßgebend sein. Im Einzelfall sind die Unterschiede für den Wert L_{25} nicht signifikant.

Nach unseren bisherigen Erfahrungen läßt sich die kategoriale Lautheitsskalierung nach der beschriebenen Methodik ab einem Alter von 4 bis 5 Jahren durchführen. Wie generell bei pädaudiologischen Untersuchungen spielt auch bei der Skalierung das Geschick des Untersuchers eine große Rolle. Wichtig ist es, dem Kind einen ausreichenden Zeitraum zur Gewöhnung an die neue Situation einzuräumen. Hierzu zählt beispielsweise das spielerische Erklären der Unterschiede der Stofftiere, auf welche sich die Lautheitsurteile letzlich beziehen. Nach dieser Phase wird beim Vorspielen der ersten Stimuli relativ schnell an den Reaktionen des Kindes deutlich, inwieweit es mit der Methode zurechtkommt. Mit abnehmendem Alter der Kinder werden die Lautheitsurteile tendenziell weniger stabil. Ebenso nimmt die Konzentrationsfähigkeit ab, wobei der Untersucher auch darauf achten muß, daß der kleine Proband nicht zum Beispiel durch seine Eingaben am Audiometer abgelenkt wird. Dies gilt insbesondere auch für hörgestörte Kinder, mit denen die Skalierung meist weniger sicher durchführbar ist, als mit normalhörenden.

Literatur

Kugler, M., Moser, L.M. (1995). »Ein lineares Modell des kindlichen Hörfeldes, gemessen mit dem Würzburger Hörfeld«, Audiologische Akustik **4**, 162-170

Meister, H., v. Wedel, H. (1995). »Untersuchungen zur Lautheitsskalierung in der klinischen Diagnostik und Therapie«, In: Arnold, W., Hirsekorn, S. (Hrsg.): »Fortschritte der Akustik – DAGA '95«, DEGA e.V., Oldenburg, 199- 202

Pascoe, D.P. (1987). »The selection of hearing aids for children, using subjective threshold and suprathreshold measurements«, Audiology in practice, IV/4, 1-3

Zorowka, P.G. (1996). »Moderne Möglichkeiten in der Hörgeräteversorgung bei Kindern«, Vortrag Arbeitstagung der Arbeitsgemeinschaft deutschsprachiger Audiologen und Neurootologen ADANO, Dresden, 16.3.1996

5. Hörflächenskalierung und Hörgeräte

Einleitung

Nachdem in den vorangegangenen Beiträgen die Grundlagen für die Methode der kategorialen Lautheitsskalierung und ihre Anwendung in der Diagnostik von Hörschäden dargestellt wurden, soll im folgenden Kapitel die Anwendung der kategorialen Lautheitsskalierung bei der Rehabilitation mit technischen Hörhilfen im Vordergrund stehen. Dabei sind primär Hörgeräte gemeint, obwohl die kategoriale Lautheitsskalierung sich auch bei der Konstruktion und Anpassung von Cochlea-Implantaten für beidseitig taube Patienten eignet und auch in der einschlägigen Literatur beschrieben wurde (z. B. *Lehnhardt*, 1996, *Müller-Deile et al.*, 1996). In Abschnitt 5.1. steht dabei die Anpassung von konventionellen Hörgeräten im Vordergrund, die präskriptiv (d. h. anhand von audiometrischen Daten wie z. B. dem Tonschwellenaudiogramm und der kategorialen Lautheitsskalierung) vorausgewählt und eingestellt werden. Dabei wird anhand empirischer Daten die für die Praxis wichtige Tatsache beleuchtet, daß zwei Patienten mit gleichem Tonaudiogramm sich durchaus in den Ergebnissen der kategorialen Lautheitsskalierung deutlich unterscheiden können und dementsprechend auch eine andere Voreinstellung des Hörgeräts benötigen. Über diese Bedeutung der kategorialen Lautheitsskalierung für die Hörgeräteversorgung hinaus stehen im darauffolgenden Abschnitt 5.2. Überlegungen und Untersuchungen im Vordergrund, bei denen es um die Verbesserung von Hörgeräte-Algorithmen geht, die für den Einsatz in zukünftigen Hörgeräten konzipiert wurden. Insbesondere wird auf die Bedeutung von Modellen des ungestörten und gestörten Hörvorgangs eingegangen, die auf der kategorialen Lautheitsskalierung basieren und die wichtige Konsequenzen für den »optimalen« Ausgleich einer Hörstörung mit einem »intelligenten« Hörgerät haben. Abschließend werden in Abschnitt 5.3. mehrere Methoden zur präskriptiven und adaptiven Hörgeräteeinstellung vorgestellt und diskutiert, die eine direkte praktische Umsetzung der kategorialen Lautheitsskalierung für die Hörgeräte-Anpassung beinhalten. Obwohl in diesem Kapitel nicht die kategoriale Lautheitsskalierung, sondern ihre Anwendung in der Hörgeräteversorgung mit derzeitigen und zukünftigen Hörgeräten behandelt wird, stellt diese Thematik eine wichtige Erweiterung und Ergänzung der bisher behandelten Grundlagen und Anwendungen der kategorialen Lautheitsskalierung dar, so daß die folgenden Abschnitte dieses Kapitels zur Abrundung der Thematik des vorliegenden Buches beitragen sollten.

5.1. Bedeutung der Lautheitsskalierung für die Hörgeräteversorgung (J. Kießling)

Einleitung

Der überschwellige Lautheitsanstieg bei Normal- und Schwerhörigen ist unter verschiedenen Gesichtspunkten von besonderem Interesse. In erster Linie bietet die pegel- und frequenzbezogene Lautheit eine Möglichkeit zur Beschreibung des jeweiligen Resthörfeldes. So dient das Studium des überschwelligen Lautheitsanstiegs der Grundlagenforschung sowie der Entwicklung und experimentellen Überprüfung von Modellvorstellungen (vgl. Abschnitt 2.3., *Hellman und Meiselman,* 1990 und 1993, *Hellman,* 1993, *Launer,* 1995). Damit kann ein Beitrag zur Klärung von Schädigungsmechanismen geleistet werden, was wiederum unmittelbar der audiologischen Topodiagnostik dienlich ist. Schließlich ist die Kenntnis der überschwelligen Lautheitsentwicklung eine Grundvoraussetzung zur lautheitsgerechten Anpassung von Hörhilfen (Hörgeräte, Cochlea-Implantate).

Dementsprechend finden sich in der Literatur zahlreiche Arbeiten (*Hellbrück und Moser,* 1985, *Pascoe,* 1986, 1988; *Pluvinage und Benson,* 1988; *Pluvinage,* 1989, *Allen et al,.* 1990, *Dillier,* 1992, *Moore et al,.* 1992, *Hohman,* 1993, *Kießling und Schubert,* 1995), in denen der Lautheitsanstieg unter dem Gesichtspunkt der Hörgeräteversorgung diskutiert wird. Der vorliegende Beitrag befaßt sich mit dem überschwelligen Anstieg der direkt ermittelten Kategorial-Lautheit und leitet auf der Basis eines repräsentativen Datenbestands Konsequenzen für die Entwicklung und Anpassung von Hörgeräten ab (*Kießling,* 1995).

5.1.2. Probanden und Methoden

An insgesamt 190 Probanden (15 Normalhörende und 175 Schallempfindungsschwerhörige) wurden frequenzspezifische Lautheitsskalierungen mit Schmalband-Rausch-Bursts der Mittenfrequenzen 500, 1 500 und 4 000 Hz durchgeführt. Zu diesem Zweck wurden die schwerhörgen Versuchsteilnehmer willkürlich unter den Hörgeräteträgern und potentiellen Hörgerätekandidaten der Ambulanz der Hals-Nasen-Ohrenklinik der Universität Gießen ausgewählt. So entspricht die Verteilung der Hörverluste dem typischen audiometrischen Profil von Hörgeräteträgern. Die Teilnahme an der Untersuchung erfolgte freiwillig.

Bei den meisten Probanden (n = 160) wurde jeweils nur ein Ohr in die Untersuchung einbezogen. Lediglich bei den 15 Normalhörenden und weiteren 15 Schallempfindungsschwerhörigen wurde der überschwellige Lautheitsanstieg beider Ohren untersucht. Die Studie umfaßt insgesamt 550 Hörfeldmessungen an 220 Ohren: 205 bei 500 Hz, 219 bei 1 500 Hz und 126 bei 4 000 Hz. Die unterschiedliche Verteilung auf die einzelnen Meßfrequenzen resultiert in der Hauptsache daraus, daß in manchen Frequenzen wegen einer zu geringen Restdynamik keine Hörflächenmessung durchgeführt werden konnte. Das trifft wegen der vorherrschenden Hochtonabfälle insbesondere auf die Untersuchungen bei 4 000 Hz zu. Die Kategorial-Lautheitsskalierungen wurden mit Hilfe des einstufigen Verfahrens zur Kategorienunterteilung durchgeführt, wie es eingangs ausführlich beschrieben worden ist.

5.1.3. Ergebnisse

Ein typisches Resultat einer Lautheitsskalierung für die Mittenfrequenzen 500, 1 500 und 4 000 Hz ist in Abbildung 5.1.1. dargestellt. Die Untersuchungen haben gezeigt, daß die Pegel-Lautheitsfunktionen bei pathologischem Gehör grundsätzlich einen linearen Verlauf aufweisen. Insbesondere konnte die herkömmliche Vorstellung vom »schwellennahen« und »schwellenfernen« Recruitment, die durch nicht-lineare Lautheitsfunktionen gekennzeichnet wären, nicht bestätigt werden. Dementsprechend wurden die Kennlinien mittels linearer Regression approximiert und deren Steigung sowie deren Schnittpunkt mit der Pegelachse (= Schwellenwert) bestimmt und ausgewertet.

Kapitel 5

Trägt man die so ermittelten Steigungen der Pegel-Lautheitsfunktionen, die ein Maß für den individuellen, überschwelligen Lautheitsanstieg darstellen, in Abhängigkeit vom jeweiligen Hörverlust auf, so ergibt sich ein Streudiagramm (Abb. 5.1.2.), das folgende Fakten erkennen läßt:

1. Die Steigung der Lautheitsfunktion für normales Gehör liegt in der Größenordnung 0,5 KU-Lautheitseinheiten pro dB.

2. Mit zunehmendem Hörverlust nimmt der überschwellige Lautheitsanstieg tendenziell zu, wobei

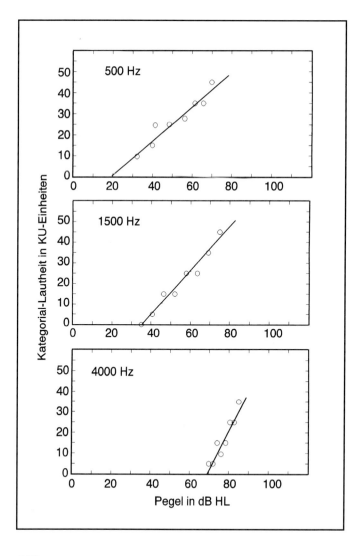

Abb. 5.1.1. Typische Pegel-Lautheitsfunktionen für die Beschallung mit Schmalband-Rausch-Bursts (500, 1 500, 4 000 Hz) am Beispiel eines Probanden mit Hochtonhörverlust und ausgeprägtem Recruitment

3. die interindividuelle Streuung drastisch anwächst.

4. Dieses Verhalten ist für die Meßfrequenzen 500, 1 500 und 4 000 Hz (unterschiedliche Symbole in Abb. 5.1.2.) sehr einheitlich.

Das bedeutet, daß bei gegebenem Hörverlust die Steigung der Pegel-Lautheitsfunktion extrem unterschiedlich sein kann und daß der überschwellige Lautheitsanstieg auch nicht annähernd aus dem Hörverlust zu prognostizieren ist. Auch unter Berücksichtigung der Ätiologie der Hörstörungen reduziert sich die interindividuelle Streuung des Lautheitsanstiegs nicht. So kann zum Beispiel der Lautheitsanstieg bei einem Hörverlust von 60 dB HL ebenso 0,5 wie auch 1,7 KU-Einheiten/dB betragen. Die Konsequenzen für die Hörgeräteanpassung sind von großer Tragweite und werden im folgenden zu diskutieren sein. In welcher Weise die hörgeräterelevanten Daten aus den individuellen Lautheitskennlinien zu ermitteln sind, läßt sich anhand der Abbildung 5.1.3. erläutern. Geht man davon aus, daß das Hörgerät im Sinne einer notwendigen (wenn auch nicht hinreichenden) Bedingung die pathologisch veränderten Pegel-Lautheitsfunktionen durch geeignete Verstärkung in den Bereich der Norm transferieren soll, so kann der

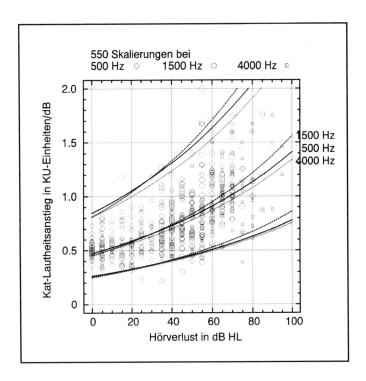

Abb. 5.1.2. Anstieg von Pegel-Lautheitsfunktionen in Abhängigkeit vom tonaudiometrischen Hörverlust als Scattergramm mit Angabe der frequenzbezogenen Regressionskurven und der Streubereiche

Kapitel 5

eingangspegelabhängige Verstärkungsbedarf (g_{15}, g_{25}, g_{35}) aus Abb. 5.1.3. abgelesen werden. In erster Linie ist anzustreben, daß mittellaute Eingangssignale (L_{25}) adäquat verstärkt werden. Ähnliche Überlegungen können für leisere (L_{15}) und lautere (L_{35}) Schallereignisse angestellt werden.

In Abbildung 5.1.4. sind die Pegel gleicher Kategorial-Lautheit (L_{15} = leise, L_{25} = mittellaut, L_{35} = laut) und der daraus resultierende Verstärkungsbedarf (g_{15}, g_{25}, g_{35}) für verschiedene Hörverlustklassen dargestellt. Dazu wurden der besseren Übersichtlichkeit wegen die Hörverluste in 10 dB-breite Klassen zusammengefaßt. Eingezeichnet sind die Medianwerte (Horizontalteilungen der Boxen) sowie obere und untere Quartile (obere und untere Kanten der Boxen), innerhalb derer 50 % aller Werte liegen. Die Kerben in den Rechtecken kennzeichnen die 95 %-Konfidenzintervalle der Medianwerte. Auch in den folgenden Abbildungen werden gleichartige Darstellungen verwendet. Wegen der mit zunehmendem Hörverlust tendenziell steiler verlaufenden Lautheitsfunktionen schieben sich die Medianwerte für L_{15}, L_{25} und L_{35} und die damit gekoppelten Verstärkungswerte g_{15}, g_{25} und g_{35} mit anwachsendem Hörverlust zusammen. Diese Tendenz ist jedoch lediglich im statistischen Mittel gültig; die Streuungen signalisie-

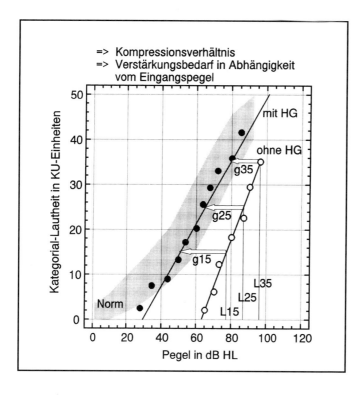

Abb. 5.1.3. Bestimmung des eingangspegelabhängigen Verstärkungsbedarfs g_{15}, g_{25} und g_{35} aus der Verschiebung der vorsorgten (mit Hörgerät) gegenüber der unversorgten (ohne Hörgerät) Pegel-Lautheitsfunktion

ren, daß der eingangspegelabhängige Verstärkungsbedarf im Einzelfall sehr unterschiedlich sein kann.

Bei genauerer Analyse der Daten wird deutlich, daß der Verstärkungsbedarf bei L_{25} für einen vorgegebenen Hörverlust frequenzabhängig ist. Dieser Sachverhalt ist in Abbildung 5.1.5. für die Frequenzen 500 und 4 000 Hz exemplarisch wiedergegeben: Im Mittel steigt der Verstärkungsbedarf, wie er sich aus der Lautheitsskalierung bestimmt (SKAL .5 bzw. SKAL 4 kHz), mit zunehmendem Hörverlust bei 500 Hz weniger stark an als bei 4 000 Hz. Auffällig ist auch, daß bei 500 Hz Hörverluste bis zu 30 dB im allgemeinen keiner Verstärkung bedürfen. Dieser Frequenzeinfluß ist zu beobachten, obwohl, wie aus Abb. 5.1.2. ersichtlich, sich die Steigungen frequenzunabhängig verhalten. Daraus ergibt sich durchaus kein Widerspruch, da in den Verstärkungsbedarf neben der Steigung auch der Schwellenwert der betreffenden Pegel-Lautheitsfunktion eingeht (vgl. Abb. 5.1.3.). In jedem Fall liefert die Lautheitsskalierung tendenziell einen deutlich geringeren Verstärkungsbedarf als zum Beispiel die POGO-Regel (Abb. 5.1.5.). Wohlgemerkt handelt es sich bei diesen Betrachtungen ausschließlich um Zentraltendenzen, also um das Verhalten im statistischen Mittel. Die beträchtli-

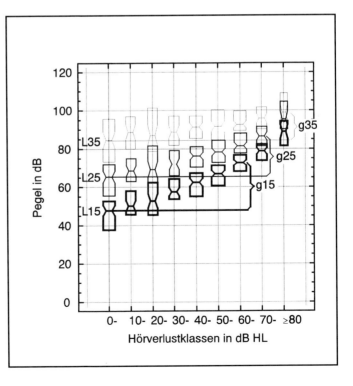

Abb. 5.1.4. Pegel gleicher Lautheit (L_{15}, L_{25} und L_{35}) und eingangspegelabhängiger Verstärkungsbedarf (g_{15}, g_{25} und g_{35}) in Abhängigkeit vom tonaudiometrischen Hörverlust. Dargestellt sind die Medianwerte (Horizontallinien im Zentrum), obere und untere Quartile (Boxen), sowie die 95 %-Konfidenzintervalle (Einkerbungen in den Boxen)

Kapitel 5

chen Streuungen erinnern daran, daß der Verstärkungsbedarf von Fall zu Fall sehr unterschiedlich sein kann.

Von besonderer Bedeutung für die Hörgeräteentwicklung und -anpassung ist die Auswertung der Untersuchungsergebnisse im Hinblick auf die erforderliche Kompressionswirkung. Angesichts der über den gesamten Restdynamikbereich linear verlaufenden Pegel-Lautheitsfunktionen (vgl. Abb. 5.1.1.) bietet sich primär eine Betrachtung einer Kompression des gesamten Dynamikbereichs (Wide Dynamic Range Compression) an. Unter der Prämisse, daß auch die Lautheitsfunktionen bei Normakusis linear verlaufen, ergibt sich das Kompressionsverhältnis aus dem Quotienten der pathologischen Steigung zur normalen Steigung (ca. 0,5 KU-Einheiten/dB; vgl. Abb. 5.1.2.).

Die so ermittelten Kompressionsverhältnisse sind für die einzelnen Hörverlustklassen in Abbildung 5.1.6. dargestellt. Die Ergebnisse für die Meßfrequenzen 500, 1 500 und 4 000 Hz wurden zusammengefaßt, da die Stei-

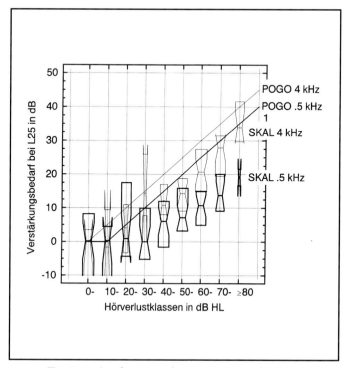

Abb. 5.1.5. Verstärkungsbedarf g_{25} bei L_{25} auf der Basis der Kategorial-Lautheitsskalierung (SKAL) als Funktion des tonaudiometrischen Hörverlusts bei 500 und 4 000 Hz im Vergleich zum Verstärkungsbedarf nach POGO („Prescription of gain and output" nach McCandless und Lyregaard 1983). Dargestellt sind die Medianwerte (Horizontallinien im Zentrum), obere und untere Quartile (Boxen), sowie die 95 %-Konfidenzintervalle (Einkerbungen in den Boxen)

gungen für alle hier untersuchten Frequenzen ein gleichartiges Verhalten zeigen (vgl. Abb. 5.1.2.). Entsprechend dem Lautheitsanstieg nimmt das erforderliche Kompressionsverhältnis mit wachsendem Hörverlust in der Tendenz zu. Neben den Medianwerten und den oberen/unteren Quartilen sind in Abb. 5.1.6. auch die Extremwerte (senkrechte Linien) eingetragen, um die immensen Streuungen zu verdeutlichen. Wegen der Varianz der Steigungen ist auch der Kompressionsbedarf bei gegebenem Hörverlust extremen interindividuellen Streuungen unterworfen und überstreicht den Wertebereich von 1 bis 4.

5.1.4. Konsequenzen für die Hörgeräteentwicklung

Die Konsequenzen der vorliegenden Ergebnisse im Hinblick auf die Entwicklung von Hörgeräten sind vielfältiger Natur. Zunächst ist festzustellen, daß das Auftreten von Lautheitsfunktionen, die bei pathologischem Gehör in erster Näherung linear verlaufen, auch von anderen Autoren (*Hohmann*, 1993, *Hohmann und Kollmeier*, 1995, *Launer*, 1995) beobachtet wird und zudem im Einklang mit elektrophysiologischen Erkenntnissen steht. So

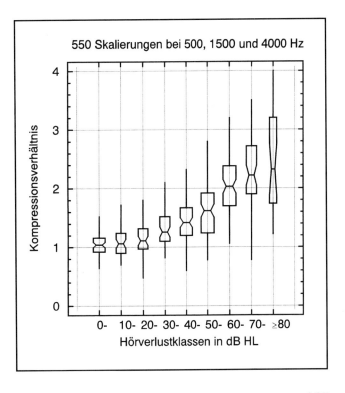

Abb. 5.1.6. Das auf der Basis der Kategorial-Lautheitsskalierung prognostizierte Kompressionsverhältnis als Funktion des tonaudiometrischen Hörverlusts. Dargestellt sind die Medianwerte (Horizontallinien im Zentrum), obere und untere Quartile (Boxen), sowie die 95 %-Konfidenzintervalle (Einkerbungen in den Boxen), schließlich die Extremwerte (senkrechte Linien)

wird zum Beispiel bei der Ableitung von akustisch evozierten Hirnstammpotentialen ebenfalls ein linearer Amplitudenverlauf in Abhängigkeit vom Reizpegel registriert, wobei die Pegel-Amplituden-Kennlinien ähnlich wie die Lautheitsfunktionen mit steigendem Hörverlust tendenziell zunehmend steiler verlaufen (*Kießling, 1983*).

Für das Design von Kompressionssystemen ergibt sich aus der Linearität der Pegel-Lautheitsfunktionen die Forderung einer bei niedrigen Eingangspegeln einsetzenden Kompression, die über den gesamten Dynamikbereich wirksam ist. Die Ergebnisse legen also eine Kompressionsstrategie nahe, die häufig als »Wide Dynamic Range Compression« bezeichnet wird. Insbesondere liegen keinerlei Hinweise darauf vor, daß Reizpegel und Lautheit über einen komplexeren funktionalen Zusammenhang verknüpft sind oder die Approximation der Lautheitsfunktion mit Hilfe mehrerer Geradenstücke unterschiedlicher Steigung besser gelingt. Auch findet man keine Pegel-Lautheitsfunktionen, die zunächst eine normale Steigung und im oberen Dynamikbereich ein »schwellenfernes« Recruitment aufweisen, und somit eine bei hohen Eingangspegeln einsetzende AGC erfordern würden.

Eng verbunden mit dem AGC-Einsatzpegel ist die Frage nach dem erforderlichen Kompressionsverhältnis. Offenbar existiert keine enge Korrelation zwischen dem überschwelligen Lautheitsanstieg und dem jeweiligen Hörverlust. Insofern können lediglich Tendenzen beschrieben werden. Und zwar steigt im Mittel das benötigte Kompressionsverhältnis mit zunehmendem Hörverlust von 1 auf 2 bis 3 an (vgl. Abb. 5.1.6.). In Fällen mit einem extremen Recruitment muß bei hohen Hörverlusten maximal mit einem Kompressionsverhältnis von 4 gerechnet werden. Interessanterweise liegen die hier ermittelten Kompressionsverhältnisse in der gleichen Größenordnung, wie die hirnstammaudiometrisch bestimmten Werte (*Kießling, 1983*).

Diese Abschätzungen gelten für eine Kompression im gesamten Dynamikbereich. Geht man realistischerweise jedoch davon aus, daß bei der Realisierung eines Silbenkompressors nicht der gesamte Dynamikbereich komprimiert, sondern eventuell ein AGC-Einsatzpegel von 40 dB angesetzt wird und daß zudem oberhalb 50 dB der Lautheitsanstieg bei Normakusis etwas steiler verläuft als im unteren Dynamikbereich (vgl. Normbereich in Abb. 5.1.3.), so reduzieren sich die in Abbildung 5.1.6. angegebenen Kompressionsverhältnisse geringfügig.

Auch bezüglich des Verstärkungsbedarfs gibt es keinen zuverlässigen Bezug zum jeweiligen Hörverlust. Erkennbar ist allerdings im Mittel ein erhöher Verstärkungsbedarf in den hohen Frequenzen (vgl. Abb. 5.1.5.). Dementsprechend sollte das Hörgerätedesign geeignete Hörer und akustische Maßnahmen vorsehen, um eine ausreichend wirksame akustische Verstärkung der Höhen zu ermöglichen.

5.1.5. Konsequenzen für die Hörgeräteanpassung

Die Folgerungen für die Anpassung von Hörgeräten ergeben sich primär aus der Tatsache, daß der überschwellige Lautheitsanstieg bei gleichem Hörverlust im Einzelfall sehr unterschiedlich sein kann und die Streuung mit wachsendem Hörverlust zunimmt. Diese Beobachtung deckt sich sehr gut mit den Ergebnissen von *Launer et al.* (1996). Damit wird deutlich, daß eine Prognose des Verstärkungsbedarfs und des Frequenzgangs auf der Basis des Hörverlusts mit großen Unsicherheiten behaftet ist. Insofern bestätigt sich, daß hörschwellenorientierte Formeln, wie zum Beispiel Berger, POGO oder NAL, allenfalls für eine Voreinstellung der Hörgeräte geeignet sind, nicht aber für die endgültige Wahl der Anpaßparameter.

Da die Pegel-Lautheitsfunktionen typischerweise linear verlaufen (vgl. Abb. 5.1.1.), könnte man argumentieren, daß es ausreicht, zwei Punkte der Lautheitsfunktion, z. B. die Hör- und die Unbehaglichkeitsschwelle, zu bestimmen und die Isophonen rechnerisch durch lineare Interpolation zu ermitteln. Dieser Arbeitshypothese widerspricht die praktische Erfahrung, daß die Bestimmung der Lautheitsfunktion auf der Basis von nur zwei Punkten deutlich unzuverlässiger ist als eine Skalierung im gesamten Restdynamikbereich. Das ist zum einen psychoakustisch bedingt, da die Aufgabenstellung bei der Schwellenbestimmung bzw. der direkten Lautheitsskalierung grundsätzlich verschieden ist. Zum anderen ist es statistisch begründet, da sich die Ermittlung der kompletten Lautheitsfunktion nicht nur auf 2, sondern auf 8 bis 10 Meßpunkte stützt.

Dies führt zu dem Schluß, daß es im Hinblick auf die Bestimmung des frequenz- und eingangspegelabhängigen Verstärkungsbedarfs in jedem Einzelfall erforderlich ist, den individuellen überschwelligen Lautheitsanstieg bei einer ausreichenden Zahl von Meßfrequenzen zu ermitteln. Beim gegenwärtigen Stand der Hörgerätetechnik erscheint eine Hörflächenskalierung in 3 bis 4 Meßfrequenzen ausreichend, um die Hörgeräteparameter im Hauptsprachbereich (500 bis 4 000 Hz) adäquat anpassen zu können. Sobald handelsübliche Hörgeräte noch differenzierter einstellbar sein werden, mag sich die Zahl der erforderlichen Stützstellen, d. h. Meßfrequenzen, durchaus noch erhöhen. Trotzdem muß man wohl kaum fürchten, daß sich der Untersuchungsumfang ad infinitum ausdehnt. In dem Vertrauen darauf, daß die Natur auch in diesem Punkt keine Sprünge macht, sollte man auch in Zukunft mit einer überschaubaren Zahl von Meßfrequenzen auskommen können.

Es ist abzusehen, daß man den Vorgang der Lautheitsskalierung noch weiter wird beschleunigen können. Einen Beitrag dazu könnten eventuell adaptive Anpaßverfahren auf der Basis der Lautheitsskalierung leisten (vgl. Abschnitt 5.3.). Dabei erfolgt die Skalierung mit eingesetztem Hörgerät und der Hörgeräte-Akustiker paßt die Hörgeräteparameter interaktiv an, bis eine ausreichende Normalisierung der frequenzspezifischen Lautheit und der Gesamtlautheit erreicht ist. Der Vorzug eines derartigen Vorgehens besteht in der Berücksichtigung sämtlicher determinierender Faktoren (Hörgerät, akustische Kopplung und pathologisches Gehör) im Sinne einer Über-Alles-Kontrolle und im damit verbundenen Zeitgewinn. Daneben sind weitere Strategien zur Beschleunigung der Lautheitsskalierung durchaus denkbar.

Zwar sind noch viele diesbezügliche Fragen offen, und es muß noch ein breites Erfahrungsfundament gelegt werden, bis die Lautheitsskalierung als integraler Bestandteil der Hörgeräteanpassung allgemein Anerkennung gefunden haben wird. Doch scheinen die hier präsentierten Belege derart überzeugend, daß man an der Notwendigkeit der individuellen Bestimmung des Lautheitsanstiegs kaum mehr Zweifel haben kann.

Literatur

Allen, J. B., Hall, J. L., Jeng, P. S. (1990). Loudness growth in 1/2-octave bands (LGOB) – A procedure for the assessment of loudness. J. Acoust. Soc. Am **88**, 745-753

Dillier, N. (1992). Mikroelektronische Hörprothesen. Informationsschrift des NFP 18 »Biomedizinische Technik« des Schweizerischen Nationalfonds

Hellbrück, J., Moser, L. M. (1985). Hörgeräte-Audiometrie: Ein computergesteuertes Verfahren zur Hörgeräte-Anpassung. Psychol. Beitr. **27**, 494-508

Hellman, R. P., Meiselman, C. H. (1990). Loudness relations for individuals in groups in normal and impaired hearing. J. Acoust. Soc. Am **88**, 2596-2606

Hellman, R. P. (1993). Can magnitude scaling reveal the growth of loudness in cochlear impairment? In Verillo, R. T. (Ed.): Sensory research. Multimodal perspectives. Lawrence Erlbaum Associates Publishers, Hillside, NJ, 1-18

Hohmann, V. (1993). Dynamikkompression für Hörgeräte – Psychoakustische Grundlagen und Algorithmen. Dissertation, Universität Göttingen

Hohmann, V., Kollmeier, B. (1995). Weiterentwicklung und klinischer Einsatz der Hörfeldskalierung. Audiol. Akust. **34**, 48-59

Kießling, J. (1983). Clinical experience in hearing aid adjustment by means of BER amplitudes. Arch. Otorhinolaryngol. **238**, 233-240

Kießling, J., Schubert, M. (1995). ScalAdapt – Ein adaptives Verfahren zur Hörgeräteanpassung mittels Lautheitsskalierung. Hörakustik Heft 3, 4-15

Kießling, J. (1995). Zum überschwelligen Lautheitsanstieg bei Schallempfindungsschwerhörigen – Konsequenzen für die Hörgeräte-Entwicklung und -Anpassung. Audiol. Akust. **34**, 82-89

Launer, S. (1995). Modelling loudness perception in sensorineural hearing-impairment. Dissertation, Universität Oldenburg

Launer, S., Holube, J., Hohmann, V., Kollmeier, B. (1996). Catecorgical loudness scaling in hearing-impaired listeners – can loudness growth be predicted from the audiogram? Audiol. Akust. **35**, 156-163

McLandless, G. A., Lyregaard, P. E. (1983). Prescription of gain output (POGO) for hearing aids. Hear. Instr. **34**, Heft 1, 16-21

Moore, B. C. J., Johnson, J. S., Clark, T. M. (1992). Evaluation of a dual-channel full dynamic range compression system for people with sensorineural hearing loss. Ear Hear. **13**, 349-370

Pascoe, D. P. (1988). Clinical measurements of auditory of the auditory dynamic range and their relation to formulas for hearing aid gain. In: Hartvig Jensen, J. (Ed.): Hearing Aid Fitting. Theoretical and Practical Views. 13th Danavox Symposium, 129-152

Pluvinage, V., Benson, D. (1988). New dimensions in diagnostics and fitting. Hear. Instr. **39** Heft 8, 28-30

Pluvinage, V. (1989). Clinical measurement of loudness growth. Hear. Instr. **40**, 28-32

5.2. Bedeutung der Lautheitsskalierung für die Hörgeräteentwicklung (B. Kollmeier)

Die Zunahme von technischen Möglichkeiten bei der Hörgeräteversorgung (insbesondere durch die Einführung der Digitaltechnik für Hörgeräte) führt zu dem Trend, daß die eigentliche Bauform des Hörgeräts (die Hardware) sich zwischen den einzelnen Hörgeräte-Typen und -Herstellern immer mehr ähnelt, während die auf dem Hörgerät laufende Software (die Signalverarbeitungsoperationen) den eigentlichen Unterschied darstellt. Angesichts der rasanten Entwicklung der Miniaturisierung und Leistungssteigerung in der Mikroelektronik ist damit zu rechnen, daß selbst komplexe, auf den individuellen Patienten anpaßbare Signalverarbeitungs-Operationen in Miniatur-Hörgeräte implementiert werden können, so daß die Qualität dieser Software und ihrer Anpassung an die Bedürfnisse des Benutzers letztendlich über den Erfolg (oder aber Mißerfolg) eines Hörgerätes entscheidet. Damit wird das Hörgerät zum integralen Teil einer audiologischen Systemtechnik, zu deren weiteren Komponenten beispielsweise die audiologischen Diagnoseverfahren, das Verständnis von Hörstörungen und ihrer Auswirkungen auf das Sprachverstehen (z. B. in Form von Modellen), sowie Methoden zur Anpassung und zur Überprüfung des Erfolges von Hörgeräten gehören. Innerhalb dieses audiologischen Gesamt-Systems spielt die Hörflächenskalierung eine wichtige Rolle, die von der Diagnostik über die Entwicklung und Anpassung von Perzeptionsmodellen bis hin zur Anpassung und Überprüfung der vom Hörgerät vorgenommenen Lautheits-Kompensation reicht. Im folgenden sollen diese Aspekte, die sämtlich Einfluß auf die Entwicklung zukünftiger Hörgeräte haben, überblickartig dargestellt werden. Dabei soll nicht auf die Rolle der Hörflächenskalierung für die Diagnostik (vgl. Kapitel 4.) und die Anpassung (vgl. Abschnitt 5.3.) eingegangen werden, sondern primär auf den Bereich der (auf der Lautheitsskalierung aufbauenden) Perzeptionsmodelle, der darauf aufbauenden Algorithmen und der Anpassung bzw. Überprüfung dieser modellbasierten Hörgeräte.

5.2.1. Bedeutung für Perzeptionsmodelle

Ein wichtiges Ziel der Audiologie ist es, das Ausmaß und die Folgen einer Hörstörung eines individuellen Patienten möglichst exakt zu erfassen, um daraus Behandlungskonzepte (z. B. ärztliche Behandlung oder Rehabilitationsmaßnahmen) abzuleiten. Dazu werden Meßmethoden, Faktoren und Modelle benötigt. Anhand der Meßmethoden, von denen die Hörflächenskalierung einen wesentlichen Vertreter darstellt, werden von den Patienten Daten erhoben, die dem erfahrenen Untersucher Informationen über die Hörstörung vermitteln. Zur Erklärung des Zusammenhangs zwischen den Ergebnissen verschiedener Meßmethoden und zur Plausibilitätskontrolle von verschiedenen Meßergebnissen werden Faktoren benutzt: Als wichtigster Faktor zur Charakterisierung eines Innenohr-Hörverlusts stellt sich immer wieder der (Knochenleitungs-)Hörverlust heraus, der auch als Abschwächungskomponente oder Sensitivitätsverlust in verschiedenen Zusammenhängen bezeichnet wird (vgl. beispielsweise Kapitel 2. und Abschnitt 4.2.). Als zweitwichtigster Faktor scheint sich der Kompressionsverlust zu bestätigen, der auch als Recruitment-Phänomen oder als Verzerrungskomponente in unterschiedlichen Zusammenhängen auftritt und relativ unabhängig vom Hörverlust sein kann (vgl. Abschnitte 2.1., 2.3., 4.1, 4.2. und 5.1.). Neben diesen Faktoren spielen eine Reihe weiterer Faktoren eine gewisse Rolle, die aber einerseits stark von den beiden erstgenannten Faktoren beeinflußt werden und andererseits eine geringere Auswirkung zeigen, so daß die Rolle dieser Faktoren noch relativ unklar ist. Zu diesen Faktoren gehört die (bei Innenohr-Schwerhörigen gestörte) Frequenzauflösung, die Zeitauflösung oder etwa das binaurale Hören. Über die jeweilige Rolle dieser Faktoren, ihren Zusammenhang untereinander und mit der Physiologie des gestörten Innenhohrs gibt es noch etliche Diskussionen (vgl. *Kollmeier*, 1996, *Moore et al.*, 1996, *Moore und Glasberg*, 1996), so daß die hier getroffene Rangfolge der Faktoren nicht als unumstößlich angesehen werden sollte.

Zur formalen (und mathematisch bzw. numerisch nachvollziehbaren) Formulierung des Zusammenhangs zwischen den verschiedenen Meßergebnissen bzw. den zugrundeliegenden Faktoren des Hörverlustes dienen schließlich Modelle, bei denen versucht wird, mit möglichst wenig Annahmen möglichst viel des verfügbaren Wissens über den Hörvorgang und seine möglichen Störungen zu erklären. Beispielsweise wurden in Abschnitt 2.3. verschiedene Versionen eines Lautheitsmodells für die bei Innenohr-Schwerhörigkeit gestörte Lautheitswahrnehmung vorgestellt und diskutiert. Diese Modelle sind in der Lage, die individuellen Meßgebnisse zur Lautheitswahrnehmung bei Signalen unterschiedlicher spektraler Zusammensetzung und bei unterschiedlichen Pegeln wiederzugeben und dabei die Faktoren »Sensitivitätsverlust« und »Kompressionsverlust« als primäre Faktoren, sowie weitere Faktoren wie Frequenzselektivität einzubeziehen (vgl. Abschnitt 2.3. und *Launer*, 1995). Diese Lautheitsmodelle beziehen sich je-

Kapitel 5

doch nur auf die Lautheitswahrnehmung und können nicht andere Eigenschaften des Gehörs (wie z. B. Detektionsleistungen oder Sprachperzeptionsleistungen) beschreiben. Für diesen Zweck wurden jeweils andere Modelle entwickelt, die dafür wiederum nicht die Lautheitswahrnehmung beschreiben können. So wurde für die Vorhersage der Sprachverständlichkeit der Artikulations-Index (vgl. Abschnitt 4.2.) und der Speech Transmission-Index (*Houtgast und Steeneken*, 1973) entwickelt, die einen eher technisch orientierten Ansatz verfolgen und die Sprachverständlichkeit aufgrund der Aufteilung der Sprachinformation in verschiedene Frequenzbänder vorhersagen. Dabei konnte bislang dem Faktor »Hörverlust« Rechnung getragen werden, der Faktor »Kompressionsverlust« und weitere Faktoren (wie z. B. Verlust an Frequenzselektivität) konnten dagegen nicht oder nur unzureichend einbezogen werden, so daß auch diese Modelle nur Teilaspekte des gestörten Hörvorgangs beschreiben können.

Einen weitergehenden Ansatz, eine möglichst große Zahl von unterschiedlichen Hörleistungen mit möglichst wenig Modellannahmen erfolgreich vorherzusagen, leistet dagegen das Perzeptionsmodell nach *Dau et al.* (1996), das aufgrund physiologischer Gegebenheiten und psychoakustischer Experimente bei Normalhörenden entwickelt wurde und für die Modellierung von Schwerhörigkeit von *Holube und Kollmeier* (1996) erfolgreich eingesetzt wurde. Dabei konnten zwar Diskriminationsleistungen und auch die Sprachverständlichkeit unter Ruhe und in Störgeräusch vorhergesagt werden, es wurde jedoch nur der Faktor »Sensitivitätsverlust« und »Frequenzselektivität« bzw. »Zeitauflösungsvermögen« einbezogen, so daß der wichtige Faktor »Kompressionsverlust« bisher noch nicht in dem Modell berücksichtigt werden konnte (vgl. *Holube*, 1996, *Kollmeier,* 1997). Außerdem ist das Modell bisher nicht in der Lage, die Lautheitsempfindung adäquat zu beschreiben. Prinzipiell sind jedoch Modifikationen an dem Modell möglich, die zu einer möglichst umfassenden Modellierung sämtlicher Faktoren und Meßergebnisse beitragen können, obwohl hier noch einiges an Forschungsarbeit geleistet werden muß.

Zusammenfassend läßt sich sagen, daß es einige erfolgversprechende Ansätze zur Modellierung der Auswirkungen eines Hörverlusts auf die Perzeptionsleistungen gibt, die jedoch jeweils nur Teilaspekte beschreiben können und nur einen Teil der zugrundeliegenden Faktoren einbeziehen und damit nur einen Teil des Zusammenhangs verschiedener Meßwerte aufarbeiten. Ein universell einsetzbares Modell mit einer möglichst vollständigen Beschreibung sämtlicher Faktoren und Meßdaten, die für die Beschreibung eines Hörverlustes Relevanz aufweisen, steht noch aus.

5.2.2. Modellbasierte Hörgeräte-Algorithmen

Hörgeräte-Algorithmen, die auf den vorstehend skizzierten Modellen beruhen und für die die Lautheitswahrnehmung (und ihre Kompensation bei Innenohr-Schwerhörigen) eine zentrale Rolle spielt, können die folgenden Ziele haben:

a. Wiederherstellung der Gesamt-Lautheit durch das Hörgerät, d. h. der individuelle Schwerhörige soll genau denselben Lautheitseindruck für jedes akustische Signal erhalten wie ein Normalhörender in derselben Situation.

b. Wiederherstellung der »internen Repräsentation« eines akustischen Signals, d. h. der individuelle Innenohr-Schwerhörende soll in jedem Frequenzband und zu jedem Zeitpunkt dieselbe sensorische Eingangsgröße erhalten, so daß die darauf aufbauende akustische Wahrnehmung möglichst gleich der eines Normalhörenden in derselben akustischen Situation ist.

c. Wiederherstellung der Sprachverständlichkeit, d. h. der individuelle Schwerhörige soll sowohl in Ruhe als auch unter Störgeräuschen dieselbe Sprachverstehens-Leistung durchführen können wie ein Normalhörender in der jeweiligen akustischen Situation.

Obwohl jedes Hörgerät das Ziel c. anstrebt und auch eine Reihe der modernsten derzeit kommerziell erhältlichen Hörgeräte das Ziel a. zu erreichen sucht, wird von keinem Hörgerät (weder von einem kommerziell erhältlichen noch von einem im Labor in der Erprobungsphase befindlichen) derzeit eines der Ziele a. bis c. vollständig erreicht. Im folgenden soll daher diskutiert werden, bis zu welchem Ausmaß diese Ziele zumindest teilweise erreicht worden sind bzw. in absehbarer Zeit erreicht werden können und welche Rolle dabei die kategoriale Lautheitsskalierung bzw. die auf ihr aufbauenden Erkenntnisse und Modellvorstellungen spielen.

Die *Lautheitsangleichung gemäß dem Ziel a.* ist die derzeit gängigste Zielvorstellung für die Konstruktion und Anpassung moderner Hörgeräte (vgl. Abschnitte 5.1. und 5.3.). Dies stößt jedoch auf einige Probleme, weil die (subjektive) Lautheitsempfindung stark von der spektralen Zusammensetzung und der zeitlichen Struktur des akustischen Signals abhängt (vgl. Abschnitt 2.3.) und damit anderen Gesetzmäßigkeiten gehorcht als die technisch relativ einfach realisierbare Schallpegel-Messung, die als Grundlage für die Verstärkungsregelung (Automatic Gain Control, AGC) in Hörgeräten verwendet wird.

Der einfachste Typ eines Hörgeräts stellt einen linearen, im Frequenzgang einstellbaren Verstärker dar, dessen Verstärkung fest eingestellt wird (z. B. nach den gängigen Anpassungsregeln wie POGO, NAL oder Berger), so daß bei mittleren Schallpegeln und einem mittleren Signalspektrum (zum Beispiel Sprache) der richtige Lautheitseindruck entsteht. Bei kleinen oder großen Schallpegeln und für Signale anderer spektraler Struktur (zum Beispiel Schmalbandsignale wie Pfeifen oder Sinustöne) ist diese Anpassung jedoch nicht richtig, so daß der Patient eine Verstärkungsregelung per Hand ausführen muß. Bei AGC-Geräten versucht man dagegen, sowohl für niedrige als auch für hohe Pegel die richtige (d. h. pegelabhängige) Verstärkung einzustellen. Bei Breitband- bzw. Einkanal-AGC-Hörgeräten gelingt dieses für Signale mit vorgegebener spektraler Struktur (zum Beispiel Sprache) wiederum sehr gut, sofern die AGC-Kennlinie sich an der individuellen Pegel-Lautheitsfunktion für entsprechende Signale orientiert (vgl. Abschnitt. 5.1.). Bei Signalen mit einer anderen spektralen Zusammensetzung wird jedoch nicht der »richtige« Lautheitswert beim individuellen Schwerhörigen erreicht.

Eine bessere Approximation erreichen Mehrkanal-AGC-Hörgeräte, bei denen die Verstärkungsregelung in jedem Frequenzkanal aufgrund der Pegel-Lautheitsfunktion für schmalbandige Signale in diesem Frequenzbereich eingestellt wird. Wenn nun allerdings ein breitbandiges Signal (zum Beispiel Sprache) mit dieser Einstellung verarbeitet wird, ist der eingestellte Verstärkungswert unter Umständen zu hoch, weil die beim Patienten noch vorhandene Lautheitssummation nicht berücksichtigt wird (d. h. der Patient nimmt aufgrund der gleichzeitigen Darbietung mehrerer Frequenzbänder eine höhere Lautheit wahr als das Hörgerät aufgrund der in den verschiedenen Frequenzkanälen unabhängig arbeitenden Verstärkungsregelungen annimmt). Das Blockschaltbild für ein derartiges Mehrkanal-AGC-Hörgerät (in diesem Fall ein Drei-Kanal-AGC-Hörgerät), das in wenigen, relativ breitbandigen Frequenzbändern einen Lautheitsangleich gemäß der kategorialen Lautheitsskalierung anstrebt, ist in Abbildung 5.2.1. angegeben (aus *Appell et al.*, 1995). Das Eingangssignal wird in drei Frequenzbereiche aufgespalten, und in jedem Frequenzbereich wird der Verstärkungsfaktor individuell durch die Festlegung einer Eingangs-Ausgangs-Kennlinie festgelegt. Der Ausgangspegel errechnet sich daher aufgrund einer Kennlinie, bei der der Einsatzpunkt und der Kompressionsfaktor der Dynamikkompression einstellbar ist. Zusätzlich findet eine statische Verstärkung jedes dieser drei Bänder statt. Diese Eingangs-Ausgangs-Kennlinie in den einzelnen Frequenzbändern (einschließlich der notwendigen statischen Verstärkung) kann durch die kategoriale Lautheitsskalierung mit schmalbandigen Signalen festgelegt werden. Appell et al. stellten jedoch fest, daß unter Zugrundelegung dieser Kennlinien bei der Verarbeitung von breitbandigen Signalen (insbesondere Sprache) eine zu hohe Gesamt-Verstärkung resultiert. Dieser Effekt einer möglichen Fehlanpassung von Mehrkanal-AGC-Hörgeräten durch Lautheitsskalierung kann wiederum für ein festes breitbandiges Signalspektrum (zum Beispiel Sprache) kompensiert werden (vgl. *Appell et al.*, 1995), so daß die Lautheitskompensation für diese breitbandigen Signale wieder »korrekt« wird, allerdings auf Kosten einer zu geringen Verstärkung für schmalbandige Signale. Eine Lösung dieses Problems erfordert daher die »intelligente« Verkopplung der Verstärkungsregelung in den unterschiedlichen Frequenzbändern, die von verschiedenen Autoren bereits gefordert und zum Teil mit unterschiedlichen Zielen eingesetzt wurde (vgl. *Dreschler und Verschuure*, 1996, *Fröhlich*, 1993, *Hohmann und Kollmeier*, 1996).

Ein entsprechender Ansatz zur »intelligenten« Kanalverkopplung, der auf einem Lautheitsmodell beruht, wurde daher von *Hohmann* (1993) entwickelt. Dieser Algorithmus ist schematisch in Abbildung 5.2.2. dargestellt. Die von den Hörgeräte-Mikrophonen (bzw. im Experiment vom Kunstkopf) aufgenommenen Schallsignale von beiden Ohren werden digitalisiert (Analog/Digital-Wandler) und mit einer Kurzzeit-Fourier-Transformation (FFT: Fast Fourier Transform) in unterschiedliche Frequenzen zerlegt. Die anschließende Verarbeitung ist nur für ein Frequenzband dargestellt, wobei jedes dieser Frequenzbänder zunächst mit einem konstanten Verstärkungsfaktor versehen wird (»statische Wichtung«) und anschließend mit einem weiteren zeitabhängigen Verstärkungsfaktor (»dynamische Wichtung«), der die nichtlineare Dynamikkompression bewirkt. Anschließend werden alle Frequenzbänder wieder zusammengefaßt mit einer inversen Kurzzeit-Fourier-Transformation und über Digital/Analog-Wandler und Kopfhörer bzw. Hörgeräte-Mikrofon dem Patienten binaural (zweiohrig) zugeführt. Das Besondere an der dabei durchgeführten Dynamikkompression ist die Verstärkungsregelung mit einem Lautheitsmodell, das auf der binauralen Kurzzeit-Energie in jedem Frequenzband aufsetzt, d. h. die jeweils zusammengehörenden Frequenzkanäle von beiden Ohren werden zu einer binauralen Kurzzeit-Energie zusammengefaßt und als Grundlage für die Verstärkungsregelung auf beiden Ohren genommen. Dabei wird die Energie in jedem Frequenzband gemessen und um den Anteil kompensiert, der durch die Lautheitsbildung von benachbarten Frequenzen zu berücksichtigen ist. Aufgrund dieser »kompensierten« Energie in jedem Frequenzband wird dann eine Verstärkungsregelung gemäß der schmalbandigen Pegel-Lautheitskennlinie durchgeführt. Auf diese Weise wird, unabhängig von der spektralen Zusammensetzung des akustischen Signals, immer derselbe Lautheitseindruck bei einem Innenohr-Schwerhörenden vermittelt wie bei einem Normalhörenden in derselben akustischen Situation. Dieser Algorithmus ist damit von allen bekannten Dynamikkompressions-Algorithmen am dichtesten beim Ziel a., sofern sich dies im Rahmen der Meßungenauigkeiten und im Rahmen der Evaluation mit schwerhörigen Versuchspersonen überhaupt nachweisen läßt (vgl. *Hohmann und Kollmeier*, 1996).

Das Ziel b. (Wiederherstellung der »internen Repräsentation« akustischer Signale bei Schwerhörigen) ist wesentlich schwieriger zu erreichen als das Ziel a., weil einerseits die Lautheitswahrnehmung direkter meßbar ist als

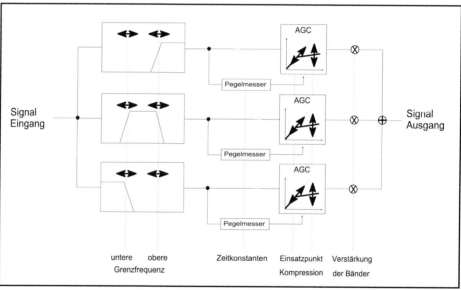

Abb. 5.2.1. *Dreikanal-Kompressionsalgorithmus nach Appell et al. (1995). Das Eingangssignal wird in drei Frequenzbereiche mit einstellbarer Trennfrequenz aufgeteilt. In jedem Kanal wird der Pegel bestimmt (mit einstellbarer Attack- und Decay-Zeitkonstante). Der gemessene Pegel wird in eine Eingangs-Ausgangs-Kennlinie mit variablem Einsatzpunkt (Knickpunkt) der Kompression und variablen Kompressionsverhältnissen umgesetzt und anschließend mit einem vorgegebenen (statischen) Verstärkungsfaktor multipliziert. Anschließend werden die drei Kanäle addiert und dem Patienten über Hörer akustisch wiedergegeben*

die »interne Repräsentation«, d. h. die (bei Schwerhörigen gestörte) Abbildung akustischer Signale auf innere neuronale Erregungsmuster, die die Grundlage von kognitiven Erkennungsleistungen (zum Beispiel Spracherkennungsleistungen) bilden. Andererseits läßt sich die gleiche Gesamt-

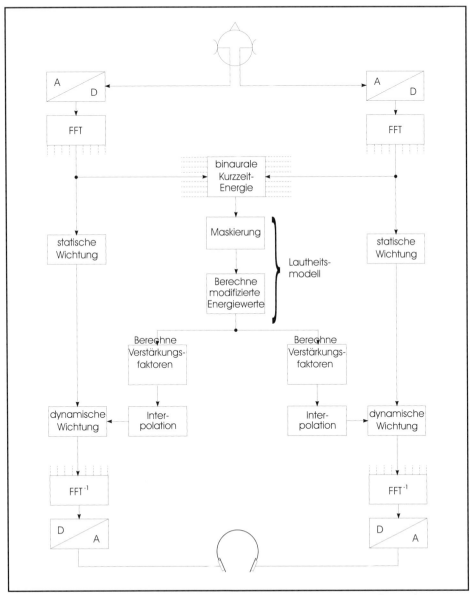

Abb. 5.2.2. Block-Diagramm des Dynamikkompressions-Algorithmus mit inkorporiertem (vereinfachtem) Lautheitsmodell nach Hohmann (1993)

Lautheit auf unterschiedliche Weise durch frequenzabhängige Teil-Lautheits-Muster zusammensetzen, so daß man Ziel a. auf unterschiedliche Weise »korrekt« erreichen kann, während es zum Erreichen von Ziel b. nur eine »korrekte« Lösung gibt. Sie setzt außerdem voraus, daß man ein richtiges Modell für die Transformation des akustischen Signals in die interne Repräsentation besitzt. Dabei kommen die Lautheitsmodelle (vgl. Abschnitt 2.3.) durchaus in Frage, weil sie versuchen, die frequenzabhängige (spezifische) Lautheitsmuster-Verteilung für ein gegebenes akustisches Signal sowohl für Normal- als auch für Schwerhörige zu berechnen. Es kommen aber auch andere Modelle (zum Beispiel das bereits aufgeführte Perzeptionsmodell nach *Dau*, 1996) in Frage. Eine konsequente und erfolgreiche Umsetzung dieser Modelle zur Erreichung des Zieles b. ist bisher nicht erfolgt, obwohl es einige durchaus erfolgversprechende Teilansätze gibt. So weist der von mehreren Autoren vorgeschlagene Algorithmus zur spektralen Verschärfung (*Beckenbauer*, 1988, *Baer und Moore*, 1996) eine Verschärfung der spektralen Energieverteilung auf, die nach Verarbeitung durch den Schwerhörenden zu einer ähnlichen frequenzabhängigen Erregungsverteilung führen soll wie beim Normalhörenden. Ein ähnlicher Ansatz im Zeitbereich zur zentralen Kontrastverschärfung wurde von *Langhans* (1984) und *Lewien* (1983) vorgestellt. Dabei ist jedoch zu bemerken, daß die Möglichkeiten zur spektralen und zeitlichen Kontrastverschärfung sehr begrenzt sind, weil keine »negative Energie« zugeführt werden kann, sondern nur eine maximale Abschwächung der nicht relevanten spektralen oder zeitlichen Information, und zugleich eine maximale Verstärkung der relevanten Information erfolgen kann, so daß diese Ansätze das Ziel b. nur in sehr eingeschränktem Maße erreichen können.

Das für den Erfolg eines Hörgerätes letztendlich wichtigste Ziel c. wurde von noch keinem Hörgerät oder Hörgeräte-Algorithmus bisher erreicht. Es bestand zwar die Hoffnung, daß diejenigen Hörgeräte-Algorithmen, die das Ziel a. zumindest teilweise erreichen, auch eine Verbesserung der Sprachverständlichkeit bewirken. Dies hat sich jedoch nur insofern bewahrheitet, als die Algorithmen die Hörbarkeit von akustischen Signalkomponenten verbesserten, d. h. der Haupteffekt bei der Sprachverständlichkeits-Erhöhung der bisher bekannten Algorithmen liegt in der Verstärkung des akustischen Signals, während die Dynamikkompression bisher zu keiner signifikanten Verbesserung der Sprachverständlichkeit geführt hat. Dies kann darauf zurückgeführt werden, daß erst dann mit einer Verbesserung der Sprachverständlichkeit (Ziel c.) gerechnet werden kann, wenn auch Ziel b. (Angleichung der internen Repräsentation) erreicht worden ist, da ein Ausgleich der Lautheit nicht notwendigerweise zu einer Verbesserung der Faktoren führt, die die Sprachverständlichkeit in Ruhe und in Störgeräusch verschlechtern (zum Beispiel die verschlechterte Frequenz- und Zeitauflösung). In der weiteren Forschungsarbeit ist daher anzustreben, das Ziel c. unter anderem dadurch zu erreichen, daß man auf der Basis von verbesserten und validierten Modellvorstellungen das Ziel b. erreicht. Die kategoriale Lautheitsskalierung spielt dabei insbesondere bei der Validierung der Modelle und der Erprobung der darauf aufbauenden Hörgeräte-Algorithmen eine große Rolle.

5.2.3. Test von Algorithmen

Die kategoriale Lautheitsskalierung kann nicht nur für die Diagnostik von Hörschäden und für die Präskription von Hörgeräten verwendet werden, sondern auch zur Überprüfung von Hörgeräten (vgl. Abschnitt 5.3.) sowie zur Überprüfung der Wirkungsweise von spezifischen Hörgeräte-Algorithmen. Dabei steht die Frage im Vordergrund, ob der anhand von Kategorial-Lautheitsmessungen an die individuelle Versuchsperson angepaßte Hörgeräte-Algorithmus tatsächlich zu einer Normalisierung der Lautheitswahrnehmung führt. Falls es zu einer Übereinstimmung zwischen Erwartung und Messung kommt, kann dies die »richtige« Wirkungsweise des Algorithmus und der zugrundeliegenden Modellannahmen bestätigen (Validierung des Hörgeräte-Algorithmus). Falls in der Kombination aus innenohrschwerhörigem Patient und Dynamikkompressions-Algorithmus dagegen eine andere Lautheitswahrnehmung als erwartet resultiert (z. B. eine höhere oder eine flachere Steigung der Pegel-Lautheitsfunktion als die von Normalhörenden) können aus der Abweichung Rückschlüsse auf eine Verbesserung des Algorithmus oder der Anpassungsvorschrift des Algorithmus an den individuellen Patienten gezogen werden. Diese Vorgehensweise soll im folgenden exemplarisch an drei unterschiedlichen Hörgeräte-Algorithmen demonstriert werden, die der Untersuchung von *Marzinzik* (1996) und *Marzinzik et al.* (1996 a,b,c) zugrundeliegen. Da die experimentellen Details in diesen Veröffentlichungen zu finden sind, wird im folgenden nur ein Überblick über diese Arbeiten gegeben.

a) Algorithmen
Es wurden drei verschiedene Hörgeräte-Algorithmen für digitale Hörgeräte miteinander verglichen. Alle drei Hörgeräte-Algorithmen werden auf der Basis von kategorialer Lautheitsskalierung mit terzbreitem Rauschen der Mittenfrequenzen 250 Hz, 500 Hz, 1 kHz, 2 kHz, 3 kHz, 4 kHz, 6 kHz und 8 kHz individuell angepaßt. Der erste Algorithmus (»LIN«) führt eine

lineare Verstärkung in 23 nicht überlappenden Bändern mit Frequenzgruppenbreite durch. Er wird individuell so eingestellt, daß der Pegel, der bei Normalhörenden im Mittel dem Lautheitseindruck »mittellaut« entspricht, auf den Pegel verstärkt wird, der bei den Schwerhörigen zu dem Eindruck »mittellaut« führt. Als zweiter Algorithmus wurde der von *Hohmann* (1993) vorgestellte Vielkanal-Dynamikkompressions-Algorithmus mit Lautheitsmodell (»M«, vgl. Abb. 5.2.2.) verwendet, der von Marzinzik et al. im Hinblick auf eine bessere Lautheitsangleichung bei geringgradig Schwerhörigen modifiziert und mit Hilfe von theoretischen Lautheits-Berechnungen evaluiert wurde (*Marzinzik et al.*, 1996 b). Mit diesem Algorithmus soll insbesondere die zu starke Verstärkung von breitbandigen Signalen vermieden werden, die bei einer frequenzabhängigen Anpassung aufgrund von schmalbandigen kategorialen Lautheitsskalierungen resultiert. Für die Zeitkonstanten der Regelung wurden 5 msec »Attack« und 40 msec »Release« gewählt. Diese relativ geringen Zeitkonstanten entsprechen der Wirkungsweise eines Silbenkompressors. Beim dritten Algorithmus (3 K) handelt es sich um den von *Appell et al.* (1994, 1995) untersuchten 3-Kanal-AVC-Algorithmus (vgl. Abb. 5.2.1.), bei dem sehr hohe Zeitkonstanten von 200 msec verwendet wurden. Dabei werden die sprachrelevanten Modulationsfrequenzen um 4 Hz nahezu linear übertragen. Das hat eine Verringerung des »effektiven« Kompressionsfaktors zur Folge, so daß eine Vergrößerung des (statischen) Kompressionsfaktors notwendig ist, um den Restdynamikbereich des individuellen Schwerhörigen nicht zu überschreiten. Es wurde hier daher ein dreifach größerer Kompressionsfaktor in den Bändern eingestellt, als durch die kategoriale Lautheitsskalierung ermittelt wurde. Die Grenzfrequenzen für die drei Bänder wurden anhand der Lautheitsskalierungen und des Audiogramms individuell festgelegt.

Sämtliche drei Algorithmen wurden auf einem Multisignalprozessorsystem in Echtzeit implementiert (*Kollmeier et al.*, 1993), das im wesentlichen aus einem Personalcomputer mit drei Signalprossor-Einsteckkarten auf der Basis des AT&T DSP 32 C bestand. Weitere Details der Implementation, der Kalibrierung, der verwendeten Versuchspersonen und weiterer Messungen wie Sprachqualitäts- und Sprachverständlichkeits-Messungen wurden von *Marzinzik et al.* (1996 b) beschrieben.

b) Kategoriale Lautheitsskalierungen
Mit insgesamt 11 sensorineural schwerhörigen Versuchspersonen wurden für jeden der drei getesteten Algorithmen kategoriale Lautheitsskalierungen mit dem breitbandigen Sotscheck-Rauschen durchgeführt, d. h. einem sprachsimulierenden Rauschen, das durch Überlagerung sämtlicher Test-

wörter des Einsilber-Reimtests erzeugt wurde (vgl. *Kollmeier*, 1996). Neben diesen breitbandigen Skalierungen wurden mit der Versuchsperson G.M. auch schmalbandige Lautheitsskalierungen mit Terzrauschen der Mittenfrequenzen 250 Hz, 1 000 Hz und 3 000 Hz durchgeführt, wobei sämtlich die in Abschnitt 3.2. vorgestellte experimentelle Methode verwendet wurde.

Abbildung 5.2.3. zeigt die Ergebnisse für die schmalbandigen Lautheitsskalierungs-Messungen (obere drei Zeilen) und die breitbandige Lautheitsskalierung (untere Zeile) für das rechte Ohr der Versuchsperson G.M. für die drei Algorithmen LIN (lineare Frequenzgangskorrektur, linke Spalte), M (Schmalband-Dynamikkompression mit Lautheitsmodell, mittlere Spalte) und 3 K (dreikanalige Dynamikkompression ohne Interaktion, rechte Spalte). Eingetragen sind dabei jeweils die Meßwerte als Quadrate, die »Zielfunktion« für normalhörende Versuchspersonen (kurz gestrichelt) und die an die Daten jeweils angepaßten Ausgleichsgraden (lang gestrichelt). Für den linearen Algorithmus (linke Spalte) zeigt sich bei tiefen Frequenzen keine Abweichung von der »Normkurve«, während bei der mittleren Frequenz (1 000 Hz) und der hohen Frequenz (3 kHz) deutliche Anzeichen eines Recruitments auftreten, so daß die gemessene Pegel-Lautheitsfunktion deutlich steiler als die »Zielfunktion« ausfällt. Derselbe Effekt ist dabei auch für die breitbandige Lautheitsskalierung zu verzeichnen, so daß der lineare Algorithmus zwar bei einem Pegel von etwa 70 dB eine optimale Verstärkung und einen optimalen Lautheitsausgleich ermöglicht (dies zeigte sich auch in den Qualitäts- und Sprachverständlichkeits-Messungen), bei höheren bzw. niedrigeren Pegeln ist die eingestellte Verstärkung jedoch nicht adäquat. Der Multiband-Dynamikkompressions-Algorithmus mit Lautheitsmodell (mittlere Spalte) erreicht dagegen sowohl für die drei schmalbandigen Lautheitsskalierungen als auch für die breitbandige Lautheitsskalierung eine recht gute Anpassung an die »Zielfunktion«. Dagegen weist der Dreikanal-Dynamikkompressions-Algorithmus (rechte Spalte) aufgrund seines sehr hohen Kompressionsfaktors für statische Kompression eine deutliche Abflachung der Pegel-Lautheitsfunktion sowohl für die schmalbandige als auch für die breitbandige Lautheitsskalierung auf (rechte Spalte). Dabei muß jedoch betont werden, daß es sich bei den Testsignalen um Ausschnitte aus einem stationären Rauschprozeß gehandelt hat (Schmalbandrauschen bzw. Breitbandrauschen), so daß hier nur die statische Dynamikkompression ausgemessen wurde, während die bei fluktuierenden Eingangssignalen (zum Beispiel Sprache) auftretende »dynamische« Dynamikkompression aufgrund der großen Zeitkonstanten bei diesem Algorithmus deutlich geringer ausfallen dürfte.

Abb. 5.2.3. Ergebnisse der kategorialen Lautheitsskalierungen mit der innenohrschwerhörigen Versuchsperson G.M. (rechtes Ohr) für terzbreites Rauschen der Mittenfrequenzen 250 Hz, 1 000 Hz und 3 000 Hz (obere drei Zeilen), sowie für breitbandiges sprachsimulierendes Sotscheck-Rauschen (untere Zeile). Linke Spalte: Linearer Frequenzgangsausgleich (Algorithmus LIN), mittlere Spalte: Multiband-Dynamikkompression mit Lautheitsmodell (Algorithmus M), rechte Spalte: Drei-Kanal-Kompression mit hohem Kompressionsfaktor (Algorithmus 3 K). Kurzgestrichelt sind die mittleren Pegel-Lautheitsfunktionen für Normalhörende (»Zielkurven«), während die Ausgleichsgeraden für die als Quadrat eingezeichneten Meßpunkte langgestrichelt eingezeichnet sind

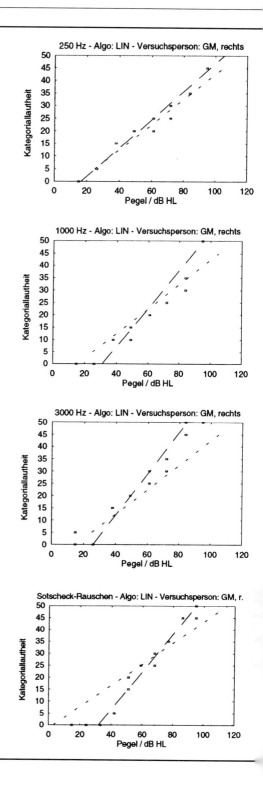

Hörflächenskalierung und Hörgeräte

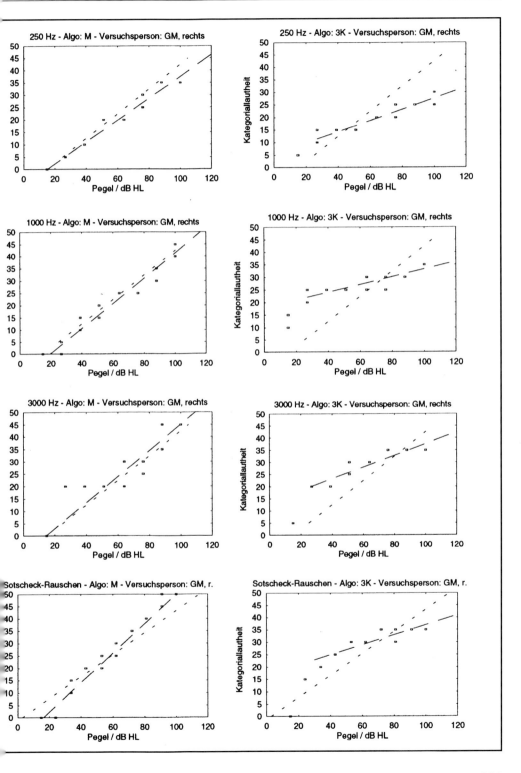

225

Tabelle 5.2.1. Kategoriale Lautheitsskalierung mit sprachsimulierendem Rauschen für 12 normalhörende Versuchspersonen (NH) und 11 schwerhörige Versuchspersonen mit drei verschiedenen Hörgeräte-Algorithmen LIN, M und 3 K (nach Marzinzik, 1996). Angegeben sind Zentralwerte und Interdezilen I_{80} (d. h. Bereiche, in denen die mittleren 80 % der Meßwerte liegen) für den Mittellaut-Pegel L_{25} (in dB SPL) und für die Steigung der Pegel-Lautheitsfunktion m (in KU pro dB)

	L_{25}		m	
	Median	I_{80}	Median	I_{80}
NH	60	15	0.450	0.106
LIN	65	14	0.795	0.540
M	62	18	0.665	0.264
3K	49	28	0.375	0.205

Die Ergebnisse von sämtlichen breitbandigen kategorialen Lautheitsskalierungen für 11 innenohrschwerhörige Versuchspersonen sind in Tabelle 5.2.1. zusammengefaßt, wobei sowohl für den »Mittellaut«-Pegel L_{25} als auch für die Steigung der Pegel-Lautheitsfunktion für die drei Hörgeräte-Algorithmen jeweils der Zentralwert von allen 11 Versuchspersonen und der Interdezilbereich I_{80} angegeben wird, d. h. der Bereich, in dem sich die mittleren 80 % der Meßwerte aufhalten. Diese Angabe ist sinnvoller als die Angabe von Mittelwert und Standardabweichungen, da auf diese Weise der Einfluß von eventuellen Ausreißern weitgehend eliminiert werden kann. Zusätzlich sind als »Zielwerte« die entsprechenden Werte von (unversorgten) Normalhörenden angegeben, für die ein Medianwert des L_{25} von 60 dB und ein Medianwert der Steigung der Pegel-Lautheitsfunktion von 0,45 KU pro dB angenommen wird. Für den linearen Frequenzgangsausgleich (Algorithmus LIN) bestätigt sich dabei die Beobachtung aus Abb. 5.2.3.,. daß die Steigung der Pegel-Lautheitsfunktion wesentlich zu hoch ist, da hier keine Dynamikkompression vorgenommen wurde. Außerdem liegt der »Mittellaut«-Pegel L_{25} um etwa 5 dB zu hoch, d. h. das aufgrund von schmalbandigen Lautheitsskalierungen eingestellte lineare Hörgerät weist für breitbandige Schalle eine um 5 dB zu hohe Verstärkung auf. Ein mit diesen Parametern eingestelltes lineares Hörgerät würde also eine zu große Verstärkung (insbesondere für hohe Eingangspegel) besitzen, so daß Signale, die von Normalhörenden als »laut« beurteilt werden, für Schwerhörige schon oberhalb der Unbehaglichkeitsgrenze liegen.

Die durch den Multiband-Dynamikkompressions-Algorithmus mit Lautheitsmodell (Algorithmus M) erzielten Werte liegen dagegen schon deutlich dichter an den Zielvorgaben (Abweichung von 2 dB für den L_{25} bzw. Unterschied von 0,215 KU pro dB bei der Steigung m). Dies stimmt mit der Beobachtung aus Abb. 5.2.3. überein, daß sich die Pegel-Lautheitsfunktionen deutlich den »Zielfunktionen« nähern, eine perfekte Angleichung wird jedoch noch nicht erreicht. Zwar werden die schmalbandigen Pegel-Lautheitsfunktionen durch diesen Algorithmus sehr gut angeglichen (vgl. Abb. 5.2.3.), bei breitbandigen Signalen ist die resultierende »effektive« Kompression jedoch noch zu gering, d. h. insbesondere wird bei hohen Pegeln und breitbandigen Signalen ein zu hoher Ausgangspegel erzeugt. Dies läßt sich darauf zurückführen, daß in dem Algorithmus eine Korrektur der Lautheitssummation über der Frequenz nur gemäß der Lautheitssummation bei Normalhörenden durchgeführt wurde, eine individuelle Berücksichtigung der beim jeweiligen Patienten vorliegenden Lautheitssummation wird jedoch nicht vorgenommen. Dieser Punkt ist daher bei einer Weiterentwicklung dieses Algorithmus definitiv zu beachten.

Bei den Lautheitsskalierungen mit dem Dreikanal-Algorithmus mit hohem Kompressionsfaktor (Algorithmus 3 K) zeigt sich (ähnlich wie in Abb. 5.2.3.) eine zu starke breitbandige Dynamikkompression (die Steigung der Pegel-Lautheits-Funktion liegt um 0,075 KU pro dB unter dem Zielwert) und eine um ca. 11 dB zu geringe Verstärkung für den »Mittellaut«-Pegel L_{25}. Wie bereits erwähnt, beruht diese Abweichung auf der Verwendung von stationären Signalen bei dieser Lautheitsskalierung, so daß bei fluktuierenden Eingangssignalen mit einer größeren Steigung der Pegel-Lautheitsfunktion zu rechnen ist. Jedoch zeigt die starke Abweichung des L_{25} von dem Zielwert hier auch eine starke prinzipielle Fehlanpassung eines derartigen dreikanaligen Systems auf: Dieser falsche Verstärkungswert beruht einerseits auf der nicht adäquaten Berücksichtigung der Lautheitssummation durch den Dreikanal-Algorithmus (s. o.) und andererseits beruht sie auf der starken Frequenzabhängigkeit des Hörverlusts, der durch einen Dreikanal-Algorithmus nicht hinreichend kompensiert werden kann. Bereits die schmalbandigen Lautheitsskalierungen in Abb. 5.2.3. zeigen, daß es aufgrund der nur drei Frequenzkanäle des 3 K-Algorithmus für die Dynamikkompression mit diesem Algorithmus nicht möglich ist, für alle Frequenzen eine gute Übereinstimmung der Lautstärkenempfindung mit derjenigen Normalhörender zu erreichen, so daß die L_{25}-Werte bei dem 3 K-Algorithmus stark mit der Frequenz variieren.

c) Diskussion
Die kategorialen Lautheitsskalierungs-Experimente für innenohrschwerhörige Versuchspersonen mit (experimentellen) Hörgeräte-Algorithmen konnten eindeutig das Ausmaß aufzeigen, in dem die Ziele der jeweiligen Algorithmen in Bezug auf die Lautheitswahrnehmung erreicht wurden. Während der lineare Frequenzgangskorrektur-Algorithmus (LIN) keinerlei Ausgleich des Recruitment-Phänomens anstrebte (was auch in den Skalierungs-Experimenten sichtbar wurde), konnte mit dem Multiband-Dynamikkompressions-Algorithmus M mit eingebautem Lautheitsmodell sowohl schmalbandig als auch breitbandig die beste Approximation an die Lautheitswahrnehmung von Normalhörenden errreicht werden. Der Dreikanal-Kompressionsalgorithmus weist dagegen für stationäre Signale einen zu großen Kompressionsfaktor auf, so daß das Recruitment-Phänomen quasi »überkompensiert« wurde. Insofern hat sich die kategoriale Lautheitsskalierung in der hier beschriebenen Studie als hilfreich bei der Bewertung von in der Entwicklung befindlichen Hörgeräte-Algorithmen erwiesen.

In der von *Marzinzik et al.* (1996 b) vorgelegten Studie über den Vergleich der verschiedenen Dynamikkompressions-Algorithmen wurden jedoch neben den kategorialen Lautheitsmessungen auch Messungen zur Bestimmung der Übertragungsqualität von verschiedenen Musiksignalen bei verschiedenen Pegeln und die Messung der Sprachverständlichkeit in Störgeräusch bei verschiedenen Sprachpegeln vorgenommen. Dabei zeigten sich für den linearen Frequenzausgleichs-Algorithmus die besten Ergebnisse für den mittleren Pegelbereich, wo die Verstärkung genau der »Zielverstärkung« entspricht und die Übertragungsqualität und Sprachverständlichkeit deutlich besser als bei den Dynamikkompressions-Algorithmen ausfiel. Diese zeigten allerdings bei niedrigen und bei hohen Pegeln ihre Vorteile, weil sie bei niedrigen Eingangspegeln eine höhere Verstärkung lieferten und bei höheren Eingangspegeln erst später die Unbehaglichkeitsschwelle erreichen als ein linearer Algorithmus. Weiterhin zeigte sich der Dreikanal-Dynamikkompressions-Algorithmus mit langer Zeitkonstante sowohl von der Sprachqualität als auch von der Sprachverständlichkeit als dem Vielkanal-Silbenkompressions-Algorithmus mit Lautheitsmodell (M) überlegen. Dies ist darauf zurückzuführen, daß der Dreikanal-Algorithmus sämtliche Eingangspegel auf einen sehr engen Bereich von Ausgangspegeln (in der Gegend des Pegels angenehmsten Hörens) komprimiert und aufgrund der sehr hohen Zeitkonstanten (ca. 200 Millisekunden) nur wenig Artefakte produziert. Der Multiband-Dynamikkompressions-Algorithmus vermag zwar die »natürliche« Lautheitsempfindung am besten wiederherzustellen, die von ihm produzierten Artefakte bzw. der im Vergleich zum Dreikanal-Algorithmus große Bereich der Ausgangspegel führt jedoch zu einer teilweisen Ablehnung der Sprachübertragungsqualität dieses Algorithmus durch die Versuchspersonen. Hier zeigt sich ein Zielkonflikt zwischen dem Anpassungsziel »optimaler Lautheitsausgleich« (»Ziel a.« in Abschnitt 5.2.2.) und einer optimalen Wiedergabequalität (verbunden mit dem Ziel der Wiederherstellung der Sprachverständlichkeit, d. h. »Ziel c.« aus Abschnitt 5.2.2.).

Dieser Zielkonflikt läßt sich aufgrund von theoretischen Überlegungen nicht lösen, da nicht beurteilt werden kann, welches der beiden Ziele für einen beliebigen Patienten zu einem bestimmten Zeitpunkt wichtiger ist. Eine Wertung zwischen diesen beiden Zielen bzw. zwischen den verschiedenen Algorithmen kann daher nur durch den subjektiven Vergleich durch den individuellen Patienten erfolgen. Es müssen daher Fallstudien durchgeführt werden, in denen Patienten zwischen diesen verschiedenen Hörgeräte-Strategien auswählen können und durch subjektive Vergleiche in realen Situationen die jeweiligen Vor- und Nachteile der Hörgeräte-Strategie bewerten. Dabei könnte es z. B. sein, daß in Situationen, bei denen es vorwiegend auf die Sprachverständlichkeit, nicht jedoch auf die natürliche Sprachlautstärke ankommt (z. B. Konversation oder in Konferenzräumen) eine stärkere Kompression mit einer längeren Zeitkonstante (gemäß dem hier benutzten Algorithmus 3 K) vorgezogen wird, während für den Fall, daß eine möglichst natürliche Abbildung der Lautstärke der akustischen Umgebung angestrebt werden sollte (zum Beispiel klassisches Konzert, komplexe akustische Situation im Freien; etwa Jahrmarkt oder Sportveranstaltung) der Algorithmus mit dem eingebauten Lautheitsmodell bevorzugt wird.

Definitiv liefert die kategoriale Lautheitsskalierung jedoch die verläßliche Grundlage für die Konstruktion und Anpassung dieser Hörgeräte-Algorithmen, und die darauf aufbauenden Lautheitsmodelle ermöglichen zudem die Abschätzung von etwaigen Verarbeitungs- bzw. Verstärkungsfehlern, die bei der Lautheitskompensation komplexer Signale auftreten.

Kapitel 5

Literatur

Appell, J., Hohmann, V., Kollmeier, B. (1994). Simulation und Optimierung verschiedener Signalverarbeitungsstrategien für Hörgeräte. In: Fortschritte der Akustik, DAGA '94, DPG-Verlag, Bad Honnef.

Appell, J., Hohmann, V., Kollmeier, B. (1995). Vergleich verschiedener digital realisierter digitaler Signalverarbeitungsstrategien für Dreikanal-Hörgeräte mit Dynamikkompression. Audiol. Akustik **34**, 134-143.

Baer, T., Moore, B .C. J. (1996) Evaluation of a scheme to compensate for reduced frequency selectivity in hearing-impaired subjects. In: W. Jestaedt (Ed.): Modeling Sensorineural Hearing loss. Lawrence Erlbaum, Hillsdale (im Druck)

Beckenbauer, T. (1988). Einfluß vielkanaliger Inhibition auf die Sprache. In: Fortschritte der Akustik – DAGA 88, DPG-Kongreß-GmbH, Bad Honnef 1988, 713-716.

Dau, T. (1996). Modeling Auditory Processing of Amplitude Modulation. Dissertation, Universität Oldenburg. Zugl.: BIS-Verlag, Oldenburg.

Dau, T., Püschel, D., Kohlrausch, A. (1996). A quantitative model of the „effective" signal processing in the auditory system. I. Model structure. J. Acoust. Soc. Am. **99**, 3615-22.

Dreschler, W. A., Verschuure, J. (1996). Psychophysical evaluation of fast compression systems. In: B. Kollmeier (Ed.): Psychoacoustics, Speech, and Hearing Aids, World Scientific, Singapur, 183-192.

Fröhlich, T. (1993). Digitale Signalverarbeitung für Hörbehinderte: Mehrkanalige Lautheitskorrektur im Frequenzbereich. Dissertation, ETH Zürich.

Hohmann, V. (1993). Dynamikkompression für Hörgeräte – Psychoakustische Grundlagen und Algorithmen. VDI-Verlag, Düsseldorf, zugleich: Dissertation, Universität Göttingen

Hohmann, V., Kollmeier, B. (1996). Perceptual models for hearing aid algorithms. In: B. Kollmeier (Ed.): Psychoacoustics, Speech, and Hearing Aids, World Scientific, Singapur,193-202.

Holube, I., Kollmeier, B. (1996). Speech intelligibility prediction in hearing-impaired listeners based on a psychoacoustically motivated perception model. J. Acoust. Soc. Am. **100**, 1703-1716.

Holube, I., (1996). Models of Speech Perception and Psychoacoustics. In: B. Kollmeier (Ed.) Psychoacoustics, Speech and Hearing Aids. World Scientific, Singapur, 111-122

Houtgast, T., Steeneken, H. J. M. (1973). The modulation transfer function in room acoustics as a predictor of speech intelligibility. Acustica **28**, 66 - 73.

Kollmeier, B., Peissig, J., Hohmann, V. (1993). Real-time multiband dynamic compression and noise reduction for binaural hearing aids. J. Reh. Res. Dev. **30**, 82-94.

Kollmeier, B. (1996). Computer-controlled speech audiometric techniques for the assessment of hearing loss and the evaluation of hearing aids. In: B. Kollmeier (Ed.), Psychoacoustics, Speech and Hearing Aids, World Scientific, Singapur, 57-68.

Kollmeier, B. (1997) Grundlagen. In: J. Kießling, B. Kollmeier, D. Diller: Versorgung und Rehabilitation mit Hörgeräten, Thieme-Verlag, Stuttgart, 1-48.

Kollmeier, B., Peissig, J., Hohmann, V. (1993) Real-time multiband-dynamic compression and noise reduction for binaural hearing aids, J. Reh. Res. Dev. **30**, 82-94

Langhans, T. (1984). Modulationswahrnehmung bei Innenohrschwerhörigkeit und Entwicklung eines Filterverfahrens zur Erhöhung der Sprachverständlichkeit. Dissertation, Universität Göttingen.

Launer, S. (1995). Loudness Perception in Listeners with Sensorineural Hearing Impairment. Dissertation, Universität Oldenburg.

Lewien, T. (1983). Filterung von Spracheinhüllenden zur Verständlichkeitsverbesserung bei Innenohrschwerhörigkeit. Dissertation, Universität Göttingen.

Marzinzik, M. (1996). Dynamikkompression für Hörgeräte, basierend auf einem psychoakustischen Modell der Lautheitswahrnehmung. Unveröffentlichte Diplomarbeit, Universität Oldenburg.

Marzinzik, M., Appell, J. E., Hohmann, V., Kollmeier, B. (1996 a). Evaluation of dynamic compression algorithms using a loudness model for hearing impaired listeners, In: B. Kollmeier (Ed.), Psychoacoustics, speech and Hearing Aids, World Scientific, Singapur, 203-208.

Marzinzik, M., Appell, J. E., Hohmann, V., Kollmeier, B. (1996 b).»Vergleich verschiedener Mehrkanal- Dynamikkompressions-Algorithmen für digitale Hörgeräte«, in: Fortschritte der Akustik, DAGA 96, Oldenburg, DEGA, 136-137.

Marzinzik, M., Hohmann, V., Appell, J.E., Kollmeier, B. (1996 c). Zur Modellierung der Lautheitswahrnehmung bei Normalhörenden und Innenohr-Schwerhörigen. Audiol. Akustik **35**, 136-144

Moore, B. C. J., Glasberg, B. R. (1996). A revision of Zwicker's loudness model. Acustica united with acta acustica **82**, 335

Moore, B. C. J., Glasberg, B. R., Vickers, D. A. (1996). Factors influencing loudness perception in people with cochlear hearing loss. In: B. Kollmeier (Ed.), Psychoacoustics, Speech and Hearing Aids, World Scientific, Singapur, 7-18.

5.3. Präskriptive und adaptive Hörgeräteanpassung (J. Kießling, M. Schubert und A. Hartmann)

Der Einsatz der Lautheitsskalierung im Rahmen der Hörgeräteversorgung ist bereits vielfach untersucht und diskutiert worden (*Moser und Hellbrück,* 1984, *Hellbrück und Moser,*1985, *Pascoe,* 1986, *Moser,* 1987, *Pluvinage und Benson,* 1988, *Pluvinage,* 1989, *Moore et al.,* 1992, *Hohmann,* 1993). In diesem Beitrag sollen die Arbeitshypothesen zur Nutzung der Kategorial-Lautheitsskalierung für Zwecke der Hörgeräteanpassung und -kontrolle dargelegt und erörtert werden. Neben dem präskriptiven Verfahren, Zielfrequenzgänge aus den Ergebnissen der Lautheitsskalierung im unversorgten Zustand abzuleiten, soll insbesondere ein adaptives Verfahren vorgestellt werden. Dieses Computer-Programm zur adaptiven Hörgeräteanpassung, im weiteren ScalAdapt (*Kießling und Schubert,* 1995, *Kießling et al.,* 1996) genannt, wurde auf der Basis der Audiometer-Software, die von der Arbeitsgruppe Medizinische Physik an der Universität Oldenburg zu Verfügung gestellt worden war (vgl. Abschnitt 3.1.), an der Universität Gießen entwickelt. Neben dieser Form der adaptiven Anpassung sind selbstverständlich auch andere adaptive Anpaßstrategien denkbar, die nicht ausschließlich auf dem Lautheitsempfinden beruhen und daneben weitere Empfindungsgrößen (Klang, Verständlichkeit etc.) sowie andere Signalformen (z. B. Sprachstimuli) einbeziehen (*Moore et al.,* 1996, *Haubold,* 1996).

Die Darstellung der Skalierungsergebnisse erfolgt meist in Form von Pegel-Lautheitsfunktionen, d. h., es wird die Lautheit als Funktion des Darbietungspegels aufgetragen. Die Ergebnisse der Skalierung können jedoch ebenso als Isophonen-Schar wiedergegeben werden. Beide Darstellungsformen sind gleichwertig und ineinander überführbar. Für normalhörende Ohren erhält man Pegel-Lautheitsfunktionen, wie sie als Mittelwerte für Schmalband-Rausch-Bursts (500, 1 000, 2 000 und 4 000 Hz) zusammen mit dem Normbereich (grau unterlegt) in Abbildung 5.3.1.a. dargestellt sind. Die gemittelten Lautheitsfunktionen für verschiedene Hörverlustklassen zeigen, daß die Kennlinien mit anwachsendem Hörverlust als Ausdruck des Recruitments tendenziell zunehmend steiler verlaufen (Abb. 5.3.1.b.). Allerdings können im Einzelfall wesentlich flachere Pegel-Lautheitsfunktionen auftreten. Dies erfordert, wie in Abschnitt 5.1. belegt werden konnte, im Hinblick auf die Hörgeräteanpassung die individuelle Messung und Berücksichtigung der jeweiligen Lautheitsentwicklung.

Das primäre Ziel einer Hörgeräteversorgung läßt sich anhand des Restdynamikbereichs beschreiben (Abb. 5.3.2.). Und zwar soll das Hörgerät durch geeignete frequenzspezifische Verstärkung das mittlere Langzeit-Sprachspektrum, das in Abb. 5.3.2. grau dargestellt ist, hörbar machen, ohne die Unbehaglichkeitsschwelle zu überschreiten, d. h. das Sprachspektrum soll in den Residualdynamikbereich transferiert werden. Bei frequenzspezifisch eingeengter Dynamik bedarf es dazu einer frequenzabhängigen Kompressionswirkung.

5.3.1. Präskriptive Anpassung

Ermittelt man für den zu versorgenden Patienten die Pegel-Lautheitsfunktionen des unversorgten Ohres, so erhält man Kennlinienverläufe, wie sie für verschiedene Mittenfrequenzen in Abbildung 5.3.3. exemplarisch gezeigt sind. Aus der Abweichung zur Norm läßt sich rechnerisch oder graphisch (Pfeile in Abb. 5.3.3.) der frequenz- und eingangspegelabhängige Verstärkungsbedarf bestimmen. Es gilt also, ein Hörgerät auszuwählen und

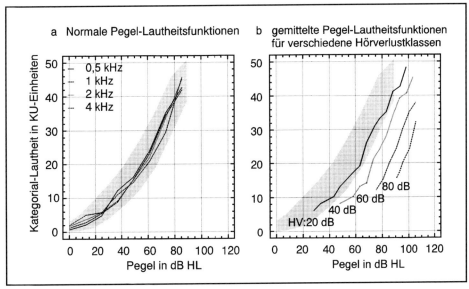

Abb. 5.3.1. Gemittelte Pegel-Lautheitsfunktionen für die Beschallung mit Schmalband-Rausch-Bursts bei
a. normalem Gehör (500, 1 000, 2 000 und 4 000 Hz)
b. tonaudiometrischen Hörverlusten von 20, 40, 60 und 80 dB HL.
Der Normbereich (doppelte Standardabweichung) ist grau dargestellt

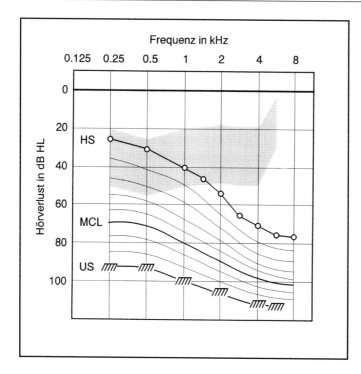

Abb. 5.3.2. Beispiel eines Hörfelds, das durch die Hörschwelle (HS), den Pegel angenehmer Lautheit (MCL) und die Unbehaglichkeitsschwelle (US) gekennzeichnet ist. Das mittlere Langzeit-Sprachspektrum ist grau dargestellt

anzupassen, das den eingangspegelabhängigen Zielfrequenzgängen (Abb. 5.3.4.) so nahe wie möglich kommt.

Zu Kontrollzwecken werden dann die Pegel-Lautheitsfunktionen mit angepaßtem Hörgerät registriert und im Bedarfsfall durch Feinanpassung an die Norm angenähert. Wie die Abbildung 5.3.5. verdeutlicht, ist es mit heute verfügbaren Hörgeräten noch immer schwierig, die frequenz- und pegelspezifischen Verstärkungsanforderungen in allen Punkten zu erfüllen. Die Norm wird recht gut angenähert, doch kann die Lautheitsempfindung nicht in idealer Weise normalisiert werden. Dabei ist zu beachten, daß das Hörgerät im Gebrauch nicht mit Schmalbandrauschen, sondern mit breitbandigen Schallereignissen (Sprache, Musik etc.) beschallt wird. Dementsprechend ist für Breitband-Beschallung die Lautheitssummation benachbarter Frequenzbänder unter Berücksichtigung der Aufwärtsverdeckung zu beachten (*Hohmann*, 1993). Dieser Effekt gewinnt mit zunehmender Anzahl von Frequenzbändern (= Kanälen) an Bedeutung, macht sich also bei 2- bis 3-kanaliger Verarbeitung nur wenig bemerkbar. Die Erfahrung zeigt außerdem, daß im Tieftonbereich grundsätzlich eine geringere Verstärkung indiziert ist, als es sich aus der Normalisierung der Pegel-Lautheitsfunktionen rechnerisch ergibt.

Abb. 5.3.3. Frequenzbezogene Pegel-Lautheitsfunktionen für die Situation ohne Hörgerät bei Beschallung mit Schmalband-Rausch-Bursts. Die Pfeile deuten den eingangspegelabhängigen Verstärkungsbedarf an

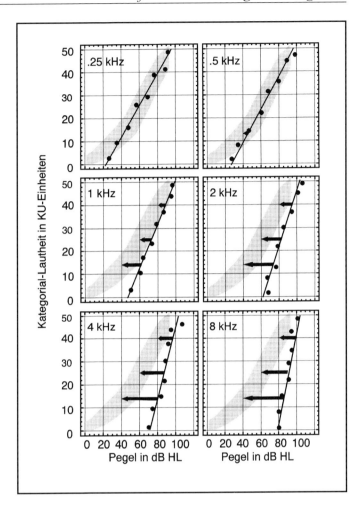

5.3.2. ScalAdapt: Ein Verfahren zur adaptiven Anpassung

Anders als das präskriptive Vorgehen basiert das hier vorgestellte Anpaßverfahren auf einem adaptiven Procedere, bei dem der Skalierungsprozeß interaktiv mit der Hörgeräte-Programmierung verflochten ist. Dieses adaptive Verfahren, von uns ScalAdapt genannt, wurde in der ersten Entwicklungsstufe für Dreikanal-AGC-Geräte konzipiert, um seine Verwendbarkeit zunächst an einem Hörgerätetyp mit möglichst vielen digital programmierbaren Anpaßparametern exemplarisch zu erproben. Eine Erweiterung auf andere digital programmierbare Hörgeräte ist problemlos möglich.

ScalAdapt ist ein Computerprogramm auf der Grundlage der Basis-Software des von uns verwendeten Oldenburger Forschungsaudiometers. Die

Kapitel 5

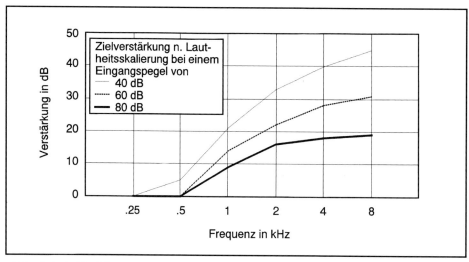

Abb. 5.3.4. Zielfrequenzgänge für unterschiedliche Eingangspegel (40, 60 und 80 dB), die auf der Basis der unversorgten Pegel-Lautheitsfunktionen aus Abb. 5.3.3. ermittelt wurden

Reihenfolge der Parameterkorrekturen ist so gewählt, daß deren Einfluß auf die Lautheitsempfindung von Anpaßschritt zu Anpaßschritt geringer wird: 1. Trennfrequenzen, 2. Grundverstärkung, 3. Kanalverstärkungen, 4. AGC-Einsatzpegel. Mit dieser Strategie kann die Wechselwirkung zwischen den einzelnen Parameterkorrekturen weitgehend vernachlässigt werden.

Der adaptive Anpaßprozeß sieht Lautheitsskalierungen im Freifeld mit Hörgerät vor. Dazu wird der Proband im vorgesehenen Abstand vor dem Lautsprecher plaziert, der vom Audiometer (hier: Forschungsaudiometer) angesteuert wird. Er hat die Antwort-Eingabeeinheit zur Hand (hier: Touch-Screen), mit der er seine Lautheitsbewertungen eingibt. Gleichzeitig ist das anzupassende Hörgerät (hier: Dreikanal-AGC-Gerät) mittels Maßotoplastik eingesetzt und mit dem Programmer verbunden. Abhängig vom Hörvermögen des Gegenohres ist dieses zu verschließen (gegebenenfalls mit ausgeschaltetem Hörgerät), um ausschließlich Höreindrücke vom versorgten Ohr zu erhalten. Der Anpasser sitzt in unmittelbarer Nähe, idealerweise schräg hinter dem Probanden, um ihn nicht abzulenken, und bedient das Audiometer sowie die Programmiereinheit.

Hörflächenskalierung und Hörgeräte

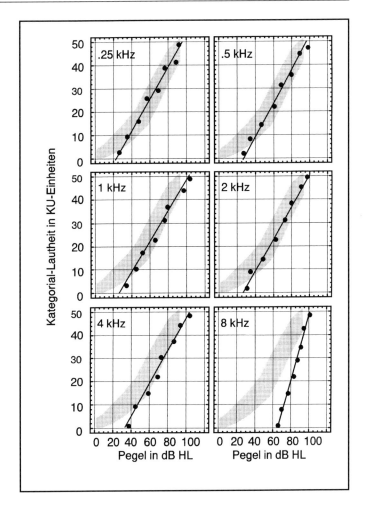

Abb. 5.3.5. Frequenzbezogene Pegel-Lautheitsfunktionen für die Situation mit angepaßtem Hörgerät bei Beschallung mit Schmalband-Rausch-Bursts im Falle des Beispiels aus Abb. 5.3.3.

a. Ablauf des Verfahrens

Die Trennfrequenzen f_u und f_o zwischen den Kanälen sind die einzigen Anpaßparameter, deren Programmierung nicht von ScalAdapt unterstützt wird. Sie sind nach herkömmlichen Gesichtspunkten anhand des Tonaudiogramms, besser noch auf der Grundlage der Kontur mittlerer Lautheitsempfindung (L_{25}), auszuwählen. Die Erfahrung zeigt, daß man in den meisten Fällen mit den vom Hersteller empfohlenen Standardeinstellungen zu guten Resultaten kommt. Nach der Programmierung der Grenzfrequenzen werden die Kanalverstärkungen im Tiefpaß (TP), Bandpaß (BP) und Hochpaß (HP) entweder in Mittelstellung gebracht oder entsprechend den Vorgaben des Anpaßprogramms des Herstellers voreingestellt. Die AGC-Wirkung wird zunächst in allen drei Kanälen ausgeschaltet. Sofern aufgrund

Kapitel 5

des Sprachaudiogramms eine Begrenzung des Ausgangschalldruckpegels angezeigt ist, wird die PC entsprechend eingestellt.

Nach der Programmierung der Grenzfrequenzen erfolgt im ersten Schritt die Wahl der Grundverstärkung. Dazu wird dem Probanden über Lautsprecher kontinuierliche Sprache, eventuell Sätze eines Satztests, mit einem Pegel von 60 dB angeboten und die Potentiometereinstellung solange nachgeregelt, bis die Sprache mittellaut (»angenehm«) wahrgenommen wird. Im Denkmodell, auf der Basis der Pegel-Lautheitsfunktion, wird so der Lautheitseindruck für breitbandige Beschallung annähernd normalisiert (Abb. 5.3.6.).

Bis zu diesem Punkt unterscheidet sich ScalAdapt nicht oder nicht wesentlich vom herkömmlichen Anpaßvorgehen, doch gibt die Einstellung der Grundverstärkung bereits einen ersten Einblick in die immer wiederkehrende Anpaßstrategie: 1. Darbietung eines akustischen Reizes mit konstantem Pegel, 2. Lautheitsbewertung durch den Hörgeräteträger, 3. Korrektur des betreffenden Hörgeräteparameters (hier: Grundverstärkung) durch den

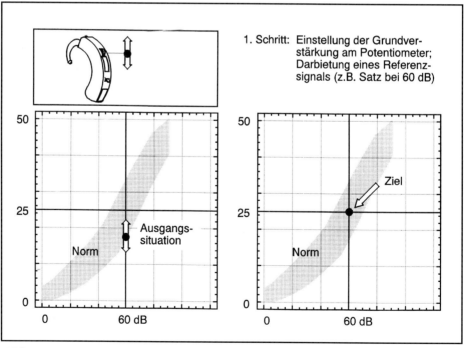

Abb. 5.3.6. Einstellung der Hörgerätegrundverstärkung (in diesem Fall am Potentiometer) mit dem Ziel eines mittellauten Höreindrucks (L_{25}, vgl. auch Abb. 5.1.3.) bei der Darbietung eines 60 dB-Sprachsignals

Anpasser und 4. Beendigung der Parameterkorrektur, sobald die gewünschte Lautheitsempfindung hinreichend approximiert ist. Dabei werden die Punkte 1. bis 3. bedarfsweise mehrfach als Schleife durchlaufen, bis das Abbruchkriterium erreicht ist.

Dieser Strategie folgt man im zweiten Schritt auch zur Programmierung der Kanalverstärkungen. Dabei hat sich gezeigt, daß dies am günstigsten in der Reihenfolge BP, HP, TP geschehen sollte. Für die Einstellung der BP-Verstärkung wird dem Probanden ein schmalbandiger Doppel-Rausch-Burst (2 s Rauschen – 1 s Pause – 2 s Rauschen) der Mittenfrequenz 1 500 Hz mit 60 dB dargeboten, dessen Lautheit vom Hörgeräteträger skaliert wird. Der Anpasser hat die Möglichkeit, diesen Prozeß mehrfach zu wiederholen, um die Zuverlässigkeit der Skalierung beurteilen zu können, oder direkt eine Korrektur der Kanalverstärkung mittels Programmer vorzunehmen und den Lautheitseindruck erneut zu kontrollieren.

Dieser Prozeß, der in Abbildung 5.3.7. skizziert ist, wird so oft wiederholt, bis der Proband die Schmalband-Rausch-Bursts etwa »mittellaut« (= L_{25}) empfindet. In der Regel reichen pro Kanal 3 bis 5 Iterationsschritte aus. Da die direkte Lautheitsskalierung mit einer Standardabweichung von etwa 10 % der Gesamtdynamik behaftet ist, liegt der Toleranzbereich auf der 50-Kategorien-Skala zwischen L_{20} und L_{30}. Da wir mit einem einstufigen Skalierungsverfahren auf der Grundlage von 10 (+ 1) Lautheitskategorien (unhörbar, sehr leise, Zwischenstufe, leise, Zwischenstufe, mittellaut, Zwischenstufe, laut, Zwischenstufe, sehr laut, zu laut) arbeiten, entspricht dies einer erlaubten Abweichung von maximal einer Kategorie nach oben oder unten.

Nachdem die Lautheitskompensation im BP abgeschlossen ist, wird das gleiche Vorgehen im HP praktiziert. In diesem Frequenzbereich muß man sich häufig mit Skalierungsergebnissen an der unteren Grenze des Toleranzbereichs begnügen. Und zwar dann, wenn die maximale Kanalverstärkung erreicht ist und die otoplastischen Modifikationsmöglichkeiten zur Höhenanhebung ausgeschöpft sind. Danach schließt sich die Verstärkungsanpassung im TP an. Im Tieftonbereich ist es zweckmäßig, auf einen geringeren Lautheitseindruck (L_{15}) zu korrigieren, um die negativen Effekte der Aufwärtsverdeckung gering zu halten. Andernfalls ist insbesondere das Sprachverstehen im Störschall eingeschränkt. Nach Abschluß dieser Prozedur ist das lineare Verstärkungsverhalten des Hörgerätes im Sinne eines Equalizers komplett frequenzkorrigiert und es sollten, wie in Abbildung

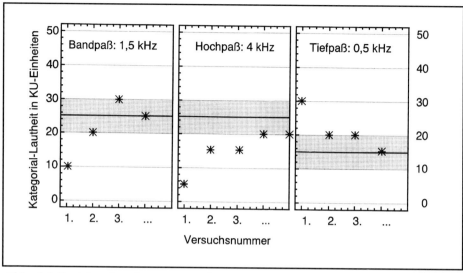

Abb. 5.3.7. Adaptive Anpassung der Kanalverstärkungen mit dem Ziel, daß 60 dB-Schmalband-Rauschbursts im Band- sowie im Hochpaß mittellaut (L_{25}) und im Tiefpaß leise (L_{15}) empfunden werden

5.3.8. angedeutet, in den drei Frequenzbereichen Eingangspegel um 60 dB »mittellaut« (BP und HP) bzw. »leise« (TP) wahrgenommen werden.

Im dritten Schritt schließt sich die Einstellung der AGC-Einsatzpegel an, die nach ähnlichen Kriterien durchgeführt wird wie die Anpassung der Kanalverstärkungen. Dazu werden zunächst die Einsatzpegel in allen drei Kanälen auf den niedrigsten Wert voreingestellt. Für die BP-Anpassung werden 1 500 Hz-Doppel-Rausch-Bursts mit einem Pegel von 85 dB dargeboten und der Einsatzpegel solange unter Skalierungskontrolle angehoben, bis der Hörgeräteträger die Lautheit des Reizes mit L_{45} bewertet (Abb. 5.3.9.). Das Vorgehen erfolgt analog zu dem zuvor beschriebenen Procedere. Dann folgt die AGC-Anpassung im HP ebenfalls auf L_{45} und im TP auf L_{35}. Auch bei der Anpassung des AGC-Einsatzpegels gilt als Abbruchkriterium, daß der Patient die gewünschte Lautheit mit einer Abweichung von höchstens einer Kategorie (= 5 KU-Einheiten) erreicht.

Sowohl bei der Anpassung der Kanalverstärkung als auch bei der AGC-Anpassung schlägt das Programm ScalAdapt dem Anpasser, abhängig von der Abweichung vom Sollwert (L_{25} bzw. L_{45}), die Größenordnung der erforderlichen Korrektur vor. Dieser Vorschlag basiert auf der hörverlust-

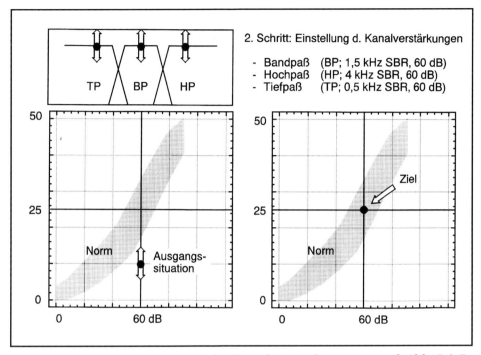

Abb. 5.3.8. Adaptive Anpassung der Kanalverstärkungen gemäß Abb. 5.3.7., dargestellt anhand der Pegel-Lautheitsfunktion (SBR: Schmalband-Rausch-Bursts)

typischen Steigung der Pegel-Lautheitsfunktionen (vgl. Abb. 5.3.1.b.). Diese Hilfe ist erfahrungsgemäß sogar verzichtbar, da der Anpasser nach kurzer Einarbeitungszeit auch ohne Programmunterstützung intuitiv geeignete Korrekturen vornimmt, die eine schnelle Konvergenz des Verfahrens sicherstellen.

Abschließend wird im vierten Schritt eine komplette Pegel-Lautheitsfunktion für breitbandige Rausch-Bursts registriert, um der individuellen Lautheitssummation in benachbarten Bändern gegebenenfalls durch Korrektur Rechnung tragen zu können. Bei beidohrigen Versorgungen geschieht dies zunächst seitenspezifisch unter Ausschluß des Gegenohres. Abschließend erfolgt ein Seitenabgleich mit breitbandigen Signalen, was insbesondere bei Hörgeräten ohne Verstärkungsregler unverzichtbar ist, da der Hörgeräteträger die Verstärkung der Geräte nachträglich nicht abgleichen kann.

Kapitel 5

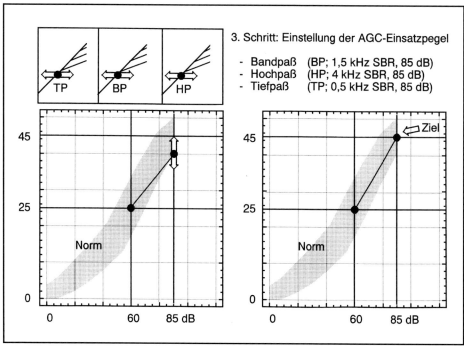

Abb. 5.3.9. Adaptive Anpassung der Kompressionswirkung (hier: AGC-Einsatzpegel) mit dem Ziel, daß 85 dB-Schmalband-Rausch-Bursts (SBR) im Band- sowie im Hochpaß sehr laut (L_{45}) und im Tiefpaß laut (L_{35}) empfunden werden, dargestellt anhand der Pegel-Lautheitsfunktion

Idealerweise erhält man versorgte Pegel-Lautheitsfunktionen, die der Norm schon sehr nahekommen. Ein derartiges Beispiel ist in Abbildung 5.3.10. dargestellt, wo zumindest im Bereich mittlerer bis hoher Eingangspegel ein voll zufriedenstellendes Ergebnis für Breitbandsignale zu verzeichnen ist. Bei niedrigen Eingangspegeln ergibt sich häufig ein gewisses Verstärkungsdefizit. Diese Einschränkung gilt interessanterweise auch für Hörgeräte mit K-Amp, obwohl man theoretisch in diesen Versorgungsfällen im Bereich niedriger Pegel eine bessere Lautheitskompensation erwarten würde. Bei 500 Hz ist, wie bereits ausgeführt wurde, eine geringere Verstärkung anzustreben: In diesem Frequenzbereich sollen Eingangspegel von 60 dB »leise« L_{15} anstatt »mittellaut« L_{25} und Eingangspegel von 85 dB lediglich »laut« L_{35} anstelle von »sehr laut« L_{45} empfunden werden. Diese korrigierten Zielvorgaben entspringen unserer praktischen Erfahrung, da andernfalls durch Aufwärtsverdeckung verständlichkeitsrelevante Sprachkomponenten im Hochtonbereich verdeckt würden.

Abb. 5.3.10. Kontrolle und, falls erforderlich, Korrektur der Hörgerätegrundverstärkung mit dem Ziel, daß die Pegel-Lautheitsfunktion mit angepaßtem Hörgerät bei Beschallung mit breitbandigen Rausch-Bursts der Norm (grau) möglichst dicht angenähert wird

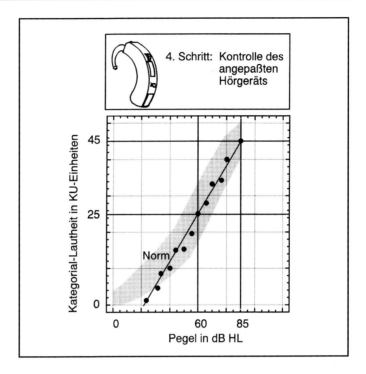

b. Klinische Erprobung

Das adaptive Anpaßverfahren ScalAdapt wurde an 17 erfahrenen Hörgeräteträgern mit mittelgradigen Schallempfindungsstörungen im Rahmen eines Feldtests erprobt. Das mittlere Alter der Probanden betrug 60 Jahre. Neun der Versuchspersonen waren beidohrig versorgt und erhielten im Feldtest demzufolge beidseits 3-Kanal-AGC-Hörgeräte (Danavox AURA 143 U oder 143 X). Die restlichen sieben wurden monaural mit AURA 143-Hörgeräten versorgt.

In der ersten Anpaßsitzung wurden Art und Grad der Hörstörung erfaßt und der Versorgungserfolg mit den eigenen Hörgeräten evaluiert. Dann wurden die 3-Kanal-AGC-Hörgeräte entweder 1. nach NAL mit Hilfe der Anpaßsoftware Danafit des Herstellers oder 2. mittels ScalAdapt angepaßt. Die Anpaßverfahren 1. und 2. wurden abwechselnd als erstes verwendet, um Sequenzeffekte auszuschließen. Die ermittelten Hörgeräteeinstellungen wurden in das Basis-Hörprogramm programmiert. Zusätzlich wurde in einem zweiten Hörprogramm eine Einstellung für die Kommunikation im Störschall abgelegt, die von Danafit auf der Grundlage des Basis-Programms errechnet worden war. Dann hatten die Probanden die Möglichkeit, beide Hörprogramme für die Dauer von 10 bis 14 Tagen im täglichen Leben zu erproben.

Kapitel 5

Danach wurde in einer zweiten Sitzung der Hörverlust für Sätze im Störschall (SRT: Speech Recognition Threshold; Signal-Rauschverhältnis S/N für fünfzigprozentiges Satzverstehen) ermittelt und ein Selbsterfahrungs-Fragebogen (»Göteborger Profil«) ausgefüllt. Dieses Frageninventar umfaßt je 5 Fragen zum Sprachverstehen, zum Richtungshören, zu den zwischenmenschlichen Beziehungen und zur psychosozialen Situation. Die ersten beiden Dimensionen erfassen die subjektiv empfundene Hörstörung, während die beiden letzten das daraus resultierende individuelle Handicap beschreiben. Dann wurde(n) das (die) Hörgerät(e) nach dem Verfahren 1. oder 2., das in der ersten Sitzung nicht verwendet worden war, angepaßt und die Probanden hatten weitere 10 bis 14 Tage Zeit, diese Hörgeräteeinstellungen zu erproben. In einer dritten Sitzung wurde dann der Hör- und Versorgungserfolg mit diesen Einstellungen evaluiert.

Die Resultate der Satzverständlichkeitsmessungen sind in Form von Notched Box-Plots in Abbildung 5.3.11. dargestellt. Die Boxen geben die

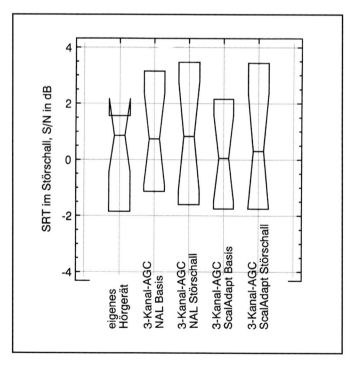

Abb. 5.3.11. Signal-Rauschverhältnis für 50%-iges Satzverstehen (SRT: Speech Recognition Threshold) für die verschiedenen Versorgungen bzw. Anpaßstrategien (eigene(s) Hörgerät(e), 3-Kanal-AGC-Hörgerät(e) im Basis- bzw. Störschallprogramm gemäß NAL angepaßt, 3-Kanal-Hörgerät(e) im Basis- bzw. Störschallprogramm gemäß ScalAdapt angepaßt). Dargestellt sind die SRT-Medianwerte (Horizontallinien im Zentrum), obere und untere Quartile (Boxen), sowie die 95 %-Konfidenzintervalle (Einkerbungen in den Boxen)

244

oberen und unteren Quartile an, die Mediane sind als Horizontalteilungen der Boxen eingezeichnet und die Einkerbungen kennzeichnen die 95 %-Konfidenzintervalle. Obwohl sich die S/N-Werte für ein 50 %-iges Satzverstehen nicht signifikant ($p \leq 0{,}05$) unterscheiden, ist doch eine eindeutige Tendenz erkennbar, daß die mit ScalAdapt angepaßten Hörgeräte niedrigere S/N-Werte erlauben. Diese S/N-Verbesserung beträgt annähernd 1 dB, was angesichts der steilen Diskriminationskurven für Sätze als ganz erheblich anzusehen ist.

Auch bezüglich der subjektiv empfundenen Hörstörung und des Handicaps, die durch Befragung der Probanden unter Verwendung eines standardisierten Frageninventars (»Göteborger Profil«) ermittelt wurden, ergibt sich ein vergleichbarer Trend (Abb. 5.3.12.). Lediglich der unversorgte Zustand erweist sich als signifikant ($p \leq 0{,}05$) schlechter gegenüber sämtlichen Versorgungssituationen. Unter den verschiedenen Anpaßstrategien erbringen die Anpassungen nach ScalAdapt tendenziell den besten Versorgungserfolg. Gegenüber der Versorgung mit 3-Kanal-AGC-Hörgeräten, die gemäß NAL angepaßt worden waren, zeigen sich um bis zu 8 % geringere Hörstörungen/Handicaps, gegenüber den eigenen Hörgeräten der Probanden sogar um bis zu 12 % geringere Hörstörungen/Handicaps.

c. Bewertung des Verfahrens
Bei Weiterentwicklung des Verfahrens auf der Basis eines breiteren Erfahrungsschatzes kann diese Kontrollprozedur sicher noch verkürzt werden, um den Zeitaufwand zu reduzieren. Eventuell wird man sogar zugunsten einer noch ausführlicheren sprachaudiometrischen Kontrolle auf diese Form der abschließenden Lautheitskontrolle verzichten können. In jedem Fall ist, heute wie in Zukunft, eine differenzierte sprachaudiometrische Kontrolle sowie eine subjektive Befragung bezüglich des Versorgungserfolgs unverzichtbar, da eine gelungene Lautheitskompensation durchaus nicht zwangsläufig zum besten Sprachverstehen und zu hochgradiger Akzeptanz führen muß. Dies ist eine zwar notwendige, aber nicht immer hinreichende Bedingung!

Der wesentliche Vorzug des beschriebenen adaptiven Anpaßverfahrens besteht darin, daß es eine »Über-Alles«-Kontrolle und -Kompensation der Lautheit vorsieht. Anders als bei den herkömmlichen Verfahren, bei denen die frequenz- und eingangspegelabhängigen Verstärkungen aus den Pegel-Lautheitsfunktionen des unversorgten Ohres berechnet und umgesetzt werden müssen, ergeben sich hier keine Umrechnungs- und Kalibrierungsprobleme. ScalAdapt erfaßt die gesamte Verarbeitungskette (Hörgerät plus

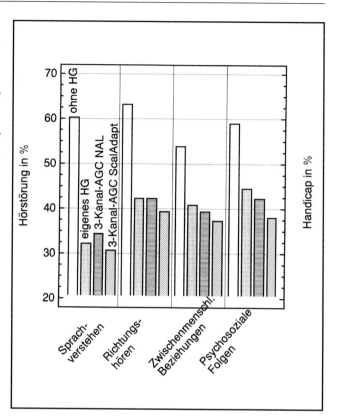

Abb. 5.3.12. Ergebnisse der Patientenbefragung hinsichtlich subjektiv empfundener Hörstörungen und Handicaps (»Göteborger Profil«) für die verschiedenen Versorgungen bzw. Anpaßstrategien (ohne Hörgerät(e), eigene(s) Hörgerät(e), 3-Kanal-AGC-Hörgerät(e) gemäß NAL angepaßt, 3-Kanal-Hörgerät(e) gemäß ScalAdapt angepaßt). Dargestellt sind die Medianwerte der subjektiv empfundenen Hörstörung bzw. des Handicaps

Gehör) und berücksichtigt die Eigenschaften des Hörgerätes, die akustische Ankopplung an das individuelle Ohr (Schallführung, Otoplastik) sowie die jeweiligen Gehöreigenschaften bis hin zur Lautheitsbildung.

Hörgeräteanpassung mittels Lautheitsskalierung wird häufig zu Unrecht als zeitraubend angesehen. Für ScalAdapt gilt dieser Einwand sicher nicht, denn nach unseren Erfahrungen benötigt man z. B. für die *individuelle* Anpassung eines Dreikanal-AGC-Gerätes lediglich 15 bis 20 Minuten. Sofern nach der Anpassung zu Kontrollzwecken komplette Pegel-Lautheitsfunktionen mit angepaßten Hörgeräten registriert werden sollen (vierter Schritt), sind dafür pro Meßfrequenz etwa fünf Minuten anzusetzen. Bei typischerweise drei bis vier Frequenzen ergibt sich ein Zeitbedarf von weiteren 15 bis 20 Minuten pro Ohr. Kontrolluntersuchungen mit Hilfe anderer Verfahren (Sondenmikrofonmessung, Sprachaudiometrie, Befragung nach dem subjektiven Hörempfinden) kommen bei herkömmlicher Anpassung wie auch bei Verwendung der Lautheitsskalierung hinzu und fallen nicht zusätzlich ins Gewicht. Dieser Zeitaufwand erscheint durchaus vertretbar, wenn man berücksichtigt, daß darin die komplette Feinanpassung der Parameter enthalten ist.

Selbstverständlich ist dieses Anpaßkonzept auch auf andere digital programmierbare Hörgeräte anzuwenden, wenn entsprechende Programm-Modifikationen an ScalAdapt vorgenommen werden. Das gilt sowohl für Geräte mit 1 bis n Kanälen, wie auch für Hörgeräte, deren Kompressionsverhältnis in verschiedenen Kanälen und Dynamikbereichen unterschiedlich eingestellt werden kann. Grundsätzlich dürfte der Einsatz von ScalAdapt auf programmierbare Hörgeräte beschränkt bleiben, da diese Form der interaktiven Feinanpassung bei herkömmlichen Geräten kaum realisierbar scheint.

Letzlich muß der Wert der adaptiven Anpaßmethode auf der Basis der Lautheitsskalierung am Versorgungserfolg gemessen und mit den herkömmlichen Anpaßverfahren verglichen werden. Ermutigend stimmt, daß sowohl die subjektive Beurteilung des Versorgungserfolgs durch die Hörgeräteträger wie auch die sprachaudiometrische Kontrolle in der vorliegenden Studie durchweg bessere Resultate als mit konventionellen, hörschwellenbezogenen Anpaßverfahren ergab. In einer darauf aufbauenden Studie wird derzeit der Versorgungserfolg mit 3-Kanal-AGC-Geräten, die zum einen mit Hilfe eines Anpaßprogramms des Herstellers auf der Basis von NAL, zum andern mit ScalAdapt angepaßt sind, in ähnlicher Weise wie in der vorliegenden Studie im Alltag verglichen. Die Ergebnisse werden weitere Erkenntnisse vermitteln, welche praktische Bedeutung dem adaptiven Anpaßverfahren zukommt.

Damit sind die nächsten Schritte weitgehend vorgezeichnet: 1. Validierung des Verfahrens und 2. Erweiterung auf andere programmierbare Hörgerätetypen. Eine weitere Verfeinerung des Verfahrens bietet sich dahingehend an, daß während der Skalierung der tatsächliche Pegel mittels Sondenmikrofon-Schlauch im Gehörgang gemessen wird. Dadurch können Kalibrierungs- und Umrechnungsfehler noch stärker reduziert werden. Eine solche Erweiterung der Lautheitsskalierung, die bereits an anderer Stelle vorgeschlagen wurde (*Kießling,* 1987) und die letztlich eine Kombination aus In-situ-Audiometrie (*Kießling,* 1993) und Lautheitsskalierung darstellt, ist inzwischen unter der Bezeichnung »Real Ear Loudness Mapping (RELM)« vorgestellt worden (*Humes et al.*, 1994). Da auch andere Arbeitsgruppen an der Einführung der Lautheitsskalierung für Zwecke der Hörgeräteauswahl, -anpassung und -kontrolle arbeiten, ist sicher davon auszugehen, daß dieses Verfahren zunehmende Verbreitung in der Hörgeräte-Akustik finden wird.

Kapitel 5

Literatur

Haubold, J. (1996). A-life 9000 – individuelle Optimierung von Hörsystemen unter Berücksichtigung der akustischen Umwelt. Geers Hörbericht 60/96

Hellbrück, J., Moser, L. M. (1985). Hörgeräte-Audiometrie: Ein computergesteuertes Verfahren zur Hörgeräte- Anpassung. Psychol. Beitr. **27**, 494-508

Hohmann, V. (1993). Dynamikkompression für Hörgeräte – Psychoakustische Grundlagen und Algorithmen. Dissertation, Universität Göttingen

Humes, L., Pavlovic, C., Pluvinage, V. (1994). Real ear loudness mapping: RELM. Informationsschrift der Fa. Resound, Redwood City, CA

Kießling, J. (1987). In situ audiometry (ISA): A new frontier in hearing aid selection. Hear. Instr. **38**, Heft 1: 28-29

Kießling, J. (1993). Current approaches to hearing aid evaluation. J Speech Lang Pathol Audiol, Monogr. Suppl. 1: 39-49

Kießling, J., Schubert, M. (1995). ScalAdapt – Ein adaptives Verfahren zur Hörgeräteanpassung mittels Lautheitsskalierung. Hörakustik Heft 3: 4-15

Kießling, J. (1995). Zum überschwelligen Lautheitsanstieg bei Schallempfindungsschwerhörigen – Konsequenzen für die Hörgeräte-Entwicklung und -Anpassung. Audiol. Akust. **34**, 82-89

Kießling, J., Schubert, M., Archut, A. (1996). Adaptive fitting of hearing instruments by category loudness scaling (ScalAdapt). Scand. Audiol. 25, 153-160

Moore, B. C. J., Johnson, J. S., Clark, T. M. (1992). Evaluation of a dual-channel full dynamic range compression system for people with sensorineural hearing loss. Ear Hear. **13**, 349-370

Moore, B. C. J., Glasberg, B. R., Alcantara, J. I. (1996). Adaptive procedure for fitting two-channel compression hearing devices using speech stimuli. Persönliche Mitteilung

Moser, L. M., Hellbrück, J. (1984). The functional gain of hearing aids measured with a psycho-acoustical scaling test. Vortrag auf dem XVII. International Congress of Audiology, Santa Barbara, CA

Moser, L. M. (1987). Das Würzburger Hörfeld, ein Test für prothetische Audiometrie. HNO **35**, 318-321

Pascoe, D. P. (1986). Hörgeräte-Auswahlverfahren am Central Institute for the Deaf in Saint Louis. Audiol. Akust. **25**, 90-106

Pluvinage, V., Benson, D. (1988). New dimensions in diagnostics and fitting. Hear. Instr. **39**, Heft 8: 28-30

Pluvinage, V. (1989). Clinical measurement of loudness growth. Hear. Instr. **40**, Heft 3: 28-32

Vitae autorum

Stephan Albani, Dipl.-Phys.; geboren 1968; studierte von 1988 bis 1994 Physik an der Universität Göttingen. Diplomarbeit über »Modell des binauralen Hörens beim Menschen – Echtzeitimplementation und Test« bei Prof. Dr. Dr. B. Kollmeier am Dritten Physikalischen Institut Göttingen. Wechsel an die Universität Oldenburg als wissenschaftlicher Mitarbeiter der Arbeitsgruppe »Medizinische Physik« im BMBF-Projekt »Entwicklung und Bewertung von digitalen Hörgeräte-Algorithmen, Anpassungsverfahren und Prototypen« und Entwicklung von Hörgeräte-Algorithmen zur Störgeräusch-Reduktion. Seit Gründung im Februar 1996 Geschäftsführer der Hörzentrums Oldenburg GmbH. Anschrift: Hörzentrum Oldenburg GmbH, Carl von Ossietzky-Straße 9-11, D – 26111 Oldenburg (E-Mail: stephan@medi.physik.uni-oldenburg.de).

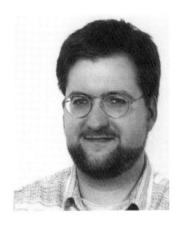

Thomas Brand, Dipl.-Phys.; geboren 1969, studierte Physik an der Georg-August-Universität in Göttingen und schloß 1994 mit dem Diplom ab. Seit 1994 ist er Doktorand an der Carl von Ossietzky Universität in Oldenburg. Er arbeitet in der Arbeitsgruppe für medizinische Physik an der Entwicklung von Meßmethoden für die Audiologie. Anschrift: AG Medizinische Physik, FB 8, Universität Oldenburg, D-26111 Oldenburg (E-Mail: tom@medi. physik.uni-oldenburg.de).

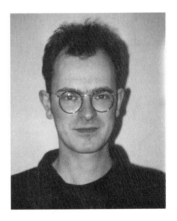

Vitae autorum

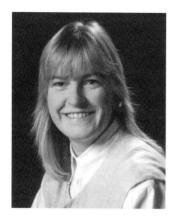

Birgitta Gabriel, Dipl.-Phys. Dr. rer. nat.; geboren am 3. Mai 1967 in Bremen. Studium der Physik an der TU Braunschweig und der Universität Göttingen. Diplom auf dem Gebiet der Flüssigkeitsphysik 1992 bei Prof. Dr. R. Pottel. Als Stipendiatin im Graduiertenkolleg »Psychoakustik« an der Universität Oldenburg Promotion in Physik bei Prof. Dr. Dr. Kollmeier und Prof. Dr. Mellert. 1996 Fertigstellung der Dissertation »Equal-loudness Level Contours: Procedures, Factors and Models«. Nach der Promotion als wissenschaftliche Mitarbeiterin im Hörzentrum Oldenburg tätig, dort verantwortlich für Feldtests (Evaluationen) sowie für alle patientenorientierten audiologischen Messungen. Anschrift: Hörzentrum Oldenburg GmbH, Carl von Ossietzky-Straße 9–11, 26111 Oldenburg.

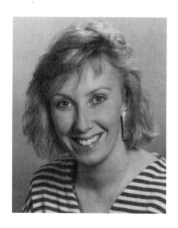

Anja Hartmann; geboren am 11. September 1964 in Gießen. Von 1982 bis 1991 Ausbildung und Tätigkeit als Zahnarzthelferin am Zentrum für Zahn-, Mund- und Kieferheilkunde in Gießen. Nach der zweiten Ausbildung zur Medizinischen Dokumentarin seit 1994 Beschäftigung im Funktionsbereich Audiologie der Hals-Nasen-Ohrenklinik in Gießen. Mitarbeit bei einem Forschungsprojekt zur Entwicklung und Bewertung digitaler Hörgeräte-Algorithmen und Anpassungsverfahren in der Klinik. Anschrift: Großer Garten 2, D – 35644 Hohenahr.

Vitae autorum

Volker Hohmann, Dr. rer. nat., Diplom-Physiker; geboren 1962 in Bad Pyrmont. Ab 1983 Studium der Physik an der Technischen Universität Braunschweig und der Universität Göttingen, 1989 Diplom und 1993 Promotion am III. Physikalischen Institut der Universitä Göttingen, seitdem wissenschaftlicher Mitarbeiter an der Carl von Ossietzky-Universität Oldenburg, Arbeitsgruppe Medizinische Physik. Anschrift: Universität Oldenburg, Fachbereich Physik, D – 26111 Oldenburg (E-Mail: vh@medi.physik.uni-oldenburg.de).

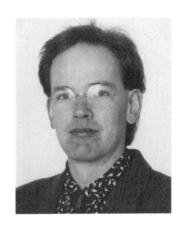

Silke Hornig, Ärztin; geboren 22.12.1966, Assistenzärztin an der Klinik für Phoniatrie und Pädaudiologie am HNO-Zentrum, Evang. Krankenhaus Oldenburg. Studium der Humanmedizin in Hamburg und Köln 1986 bis 1993. Approbation 1995. Promotionsstipendiatin der DFG im Graduiertenkolleg »Psychoakustik« an der Carl-von-Ossietzky-Universität Oldenburg 1995 bis 1996. Zur Zeit laufendes Promotionsverfahren über das Thema »Hörflächenskalierung – klinische Anwendung und Aussagefähigkeit«. Anschrift: HNO-Klinik, Evang. Krankenhaus Oldenburg, Steinweg 13–17, D – 26122 Oldenburg.

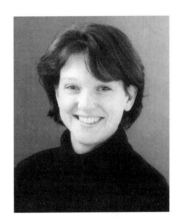

Vitae autorum

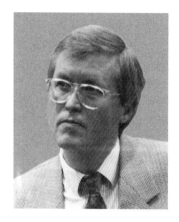

Jürgen Kießling, Prof. Dr. rer. nat.; geboren 1947. 1968 bis 1975 Physikstudium, 1975 Promotion zum Dr. rer. nat., 1975 bis 1977 wissenschaftlicher Mitarbeiter mit audiologischen Aufgaben an der Hals-Nasen-Ohrenklinik der Universität Gießen, seit 1977 dort Leiter des Funktionsbereichs Audiologie. 1982 Habilitation im Fach Audiologie mit einer Habilitationsschrift zum Thema »Hörgeräteanpassung auf der Grundlage objektiver audiometrischer Verfahren« und Ernennung zum Privatdozenten, 1989 Ernennung zum apl. Professor an der Universität Gießen. Seit 1996 Professor für Audioöogie an der Universität Gießen Mitglied des Redaktionsgremiums der Zeitschrift »Audiologische Akustik«, Sprecher des Arbeitskreises »Audiologie« der Deutschen Gesellschaft für Medizinische Physik (DGMP). Anschrift: HNO-Klinik der Universität Gießen, Funktionsbereich Audiologie, Feulgenstraße 10, D-35385 Gießen (E-Mail: juergen.kiessling @hno.med.uni-giessen. de).

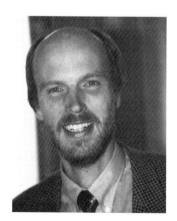

Birger Kollmeier, Prof. Dr. rer. nat., Dr. med.; geboren 1958 in Minden. Er studierte Physik von 1976 bis 1982 und Medizin von 1977 bis 1986 an der Universität Göttingen. Von 1982 bis 1983 war er Fulbright-Stipendiat an der Washington University und dem Central Institute for the Deaf in St. Louis, MO, USA. Promotion in Physik 1986 und in Medizin 1989. Von 1986 bis 1993 Hochschulassistent und -dozent am Dritten Physikalischen Institut der Universität Göttingen. 1991 Habilitation in Physik über »Meßmethodik, Modellierung und Verbesserung der Verständlichkeit von Sprache«. Seit April 1993 Professor für Angewandte Physik/Experimentalphysik an der Universität Oldenburg, Leiter der interdisziplinären Arbeitsgruppe »Medizinische Physik« mit den Forschungsschwerpunkten Psychoakustik, Sprachperzeption, Digitale Sprachverarbeitung, Hörgeräte und otoakustische Emissionen. Wiss. Leiter des Hörzentrums Oldenburg. Vizepräsident der Deutschen Gesellschaft für Audiologie. Anschrift: Carl-von-Ossietzky-Universität, AG Medizinische Physik, FB 8/Physik, D-26111 Oldenburg (E-Mail: biko@medi.physik.uni-oldenburg.de).

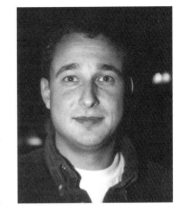

Stefan Launer, Dr. rer. nat.; studierte von 1986 bis 1991 Physik in Würzburg mit einer Diplomarbeit über Phasenübergänge in ferroelektrischen Kristallen. 1991 bis 1992 unterrichtete er Physik in der städtischen Schule für Hauswirtschaft in Würzburg. 1992 bis 1995 Promotionsarbeit als Stipendiat des Oldenburger Graduiertenkollegs »Psychoakustik: Schallwirkung und Schallbewertung« über das Thema »Loudness perception in Listeners with Sensorineural Hearing Impairment« (Betreuer: Prof. Dr. Dr. B. Kollmeier). Seit Mitte 1995 wissenschaftlicher Mitarbeiter der Phonak AG. Adresse: Phonak AG, Laubisrütistraße 28, CH – 8712 Stäfa, Schweiz (E-Mail: stefl@phonak.ch).

Mark Marzinzik, Diplom-Physiker; geboren 1970 in Bremen. Ab 1990 Studium der Physik an der Carl von Ossietzky-Universität Oldenburg, 1996 Diplom, seitdem wiss. Mitarbeiter an der Universität oldenburg, Arbeitsgruppe Medizinische Physik. Arbeitsschwerpunkte: Dynamikkompression und Störgeräuschreduktion für digitale Hörgeräte. Anschrift: Carl von Ossietzky-Universität Oldenburg Fachbereich 8, AG Medizinische Physik. D – 26111 Oldenburg (E-Mail:mark@medi.physik.uni-oldenburg.de).

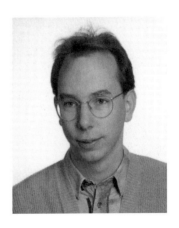

Vitae autorum

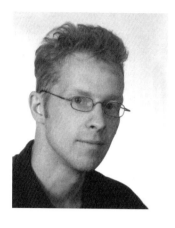

Hartmut Meister, Dipl.-Ing.; geboren 1963 in Siegen. Studium der Allgemeinen Elektrotechnik mit den Schwerpunkten Nachrichtentechnik und Biomedizinische Technik an den Universitäten Siegen und Wuppertal. Seit 1992 in verschiedenen Forschungsprojekten der Universitäts-HNO-Klinik Köln tätig. Anschrift: Universitäts-HNO-Klinik Köln, Forschungsabteilung, Josef-Stelzmann-Straße 9, D – 50931 Köln. (E-mail: hartmut.meister@uni-koeln.de).

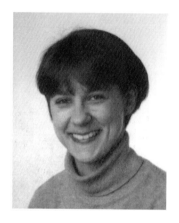

Christina Pfreimer; geboren 1971, MTA-Ausbildung von 1992 bis 1994 in Giessen; von 1994 bis 1996 Mitarbeiterin an einem vom BMBF geförderten, audiologischen Forschungsprojekt im Funktionsbereich Audiologie der Universität Giessen; seit 1996 pädaudiologische Assistentin, verantwortlich für die Pädaudiologie der Abteilung Phoniatrie/Pädaudiologie der Karl-Hansen-Klinik Bad Lippspringe. Adresse: Abteilung Phoniatrie/Pädaudiologie, Lippe-Institut, Arminuspark 7, D – 33175 Bad Lippspringe.

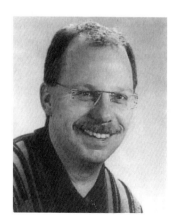

Rüdiger Schönfeld, Dr. med.; geboren am 11. November 1956 in Bremen. Chefarzt für Phoniatrie, Pädaudiologie und spezielle Neurootologie am HNO-Zentrum des Evangelischen Krankenhauses Oldenburg. Ärztlicher Leiter des Hörzentrums Oldenburg und der Logopädischen Lehranstalt Oldenburg. Anschrift: Auguststraße 12, D – 26121 Oldenburg.

Manfred Schubert, Dipl.-Ing.; geboren 1961. Studium der Elektrischen Nachrichtentechnik an der Fachhochschule Gießen-Friedberg mit Abschluß zum Diplom-Ingenieur (FH). Nach verschiedenen Tätigkeiten in der EDV-Branche Mitarbeit an mehreren Forschungsprojekten am Max-Planck-Institut für Physiologische und Klinische Forschung in Bad Nauheim. von 1991 bis 1996 als Projektingenieur an einem vom BMFT geförderten, audiologischen Forschungsprojekt im Funktionsbereich Audiologie der Universitäts-HNO-Klinik Gießen. Seit 1996 dort Ingenieur mit audiologischem Aufgabengebiet. Anschrift: HNO-Klinik der Universität Gießen, Funktionsbereich Audiologie, Feulgenstraße 10, D-35385 Gießen. E-mail manfred.schubert@hno.med.uni-giessen.de

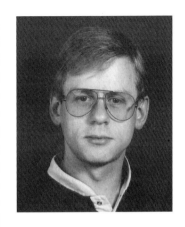

Thomas Steffens, Dipl.-Ing.; geboren 1960 in Hilden. Studierte von 1982 bis 1987 Biomedizintechnik in Gießen. Nach seiner Diplomarbeit über Systemanalyse des auditorischen Systems des Menschen arbeitete er an Problemen der Schallapplikation bei audiologischen Meßverfahren. Ab 1987 tätig an der Universitäts-HNO-Klinik Gießen, seit 1992 Leiter der Audiologischen Abteilung der Universitäts-HNO-Klinik Regensburg. Anschrift: HNO-Klinik der Universität Regensburg, Audiologie, Franz Josef Strauß-Allee 11, 93053 Regensburg.

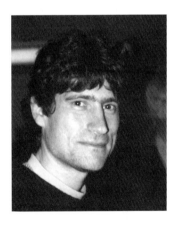

Vitae autorum

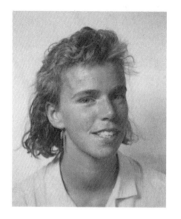

Ina Wagner; geboren 1965, MTA-Ausbildung von 1984 bis 1986; von 1986 bis 1990 Tätigkeit als MTA in verschiedenen Positionen, 1991 bis 1993 Mitarbeiterin an einem vom BMFT geförderten, audiologischen Forschungsprojekt am Funktionsbereich Audiologie der Universität Gießen. Adresse: HNO-Klinik der Universität Gießen, Funktionsbereich Audiologie, Feulgenstraße 10, D – 35385 Gießen.

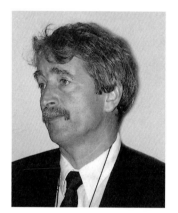

Hasso von Wedel, Prof. Dr. phil., Dipl.-Ing.; geboren 1943 in Kolberg, studierte an der Technischen Hochschule Aachen Elektrotechnik (Fachrichtung Nachrichtentechnik; Abschluß als Dipl.-Ing.). Von 1973 bis 1985 wissenschaftlicher Angestellter und Leiter der Audiologie der HNO-Klinik Bonn. Bis 1976 Studium der Kommunikationsforschung und Phonetik an der Universität Bonn. Abschluß als Dr. phil. mit einer Dissertation über »Zeitauflösungsphänomene beim dichotischen Hören«. Seit 1985 Leiter der Audiologie und Pädaudiologie an der Universitäts-HNO-Klinik Köln; seit 1985 apl. Professor. Anschrift: Universitäts-HNO-Klinik Köln, Joseph-Stelzmann-Straße 9, 5000 Köln 41.